主　编：李生财
副主编：陈光顺　王凤仪
编　委：徐　中　蔺美玲

胃十二指肠病千问

本书反映了当代医学和传统中医学对胃十二指肠疾病的基本认识，对该类疾病的西医诊治及中医诊疗知识做了全面系统地介绍，书中内容由浅入深，不仅可供初级医师阅读参考，也可为广大群众了解相关知识提供帮助。

甘肃科学技术出版社

图书在版编目(CIP)数据

胃十二指肠病千问 / 李生财主编. -- 兰州：甘肃科学技术出版社，2013.12（2021.8 重印）
ISBN 978-7-5424-1875-3

Ⅰ.①胃… Ⅱ.①李… Ⅲ.①胃疾病－诊疗－问题解答②十二指肠疾病－诊疗－问题解答 Ⅳ.①R573-44②R574.51-44

中国版本图书馆CIP数据核字(2013)第296429号

胃十二指肠病千问

李生财　主编

责任编辑　马婧怡　毕　伟
封面设计　黄　伟

出　版	甘肃科学技术出版社
社　址	兰州市读者大道568号　730030
网　址	www.gskejipress.com
电　话	0931-8125130(编辑部)　0931-8773237(发行部)
京东官方旗舰店	https://mall.jd.com/index-655807.html

发　行	甘肃科学技术出版社	印　刷	三河市华东印刷有限公司
开　本	787毫米×1092毫米 1/16	印　张　21.75　插　页　1　字　数　430千	
版　次	2014年5月第1版		
印　次	2021年8月第2次印刷		
印　数	501~1250		
书　号	ISBN 978-7-5424-1875-3　　定　价　88.00元		

图书若有破损、缺页可随时与本社联系：0931-8773237
本书所有内容经作者同意授权，并许可使用
未经同意，不得以任何形式复制转载

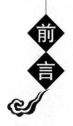

前言

消化系统疾病种类繁多，并且多数为常见病和多发病，在内科临床实践中占有重要地位。不断总结这些疾病的临床诊疗经验，宣传和普及预防健康知识，介绍最新的研究成果和学科进展，具有重要的现实意义。

随着现代医学科学的发展，消化系统疾病在基础及临床治疗中有了长足进步。然而，深奥晦涩的医学专业知识对于广大患者及一般群众依旧存在着难以理解的情况，基于此，我们尝试编写一本面向广大群众的科普图书，使大家能够轻松方便地了解相关消化系统疾病的防治常识。

本书在编写上突出实用性要求，从胃和十二指肠的组织生理和解剖基础知识入手，步步深入，详细介绍了胃和十二指肠常见疾病的西医诊治要点及中医防治知识。在编写方式上采用了通俗易懂的问答形式，内容通俗易懂，易于理解，既可供初级医师阅读参考，也可为广大群众了解相关知识提供帮助。

本书内容反映了当代医学和传统中医学对胃和十二指肠疾病的基本认识，对该类疾病从识病、诊病、治病、预防及中医诊疗知识做了全面系统地介绍，希望对提高胃十二指肠常见疾病诊疗水平发挥积极作用。

编　者
2013 年 11 月

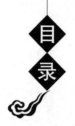

基础篇

1. 消化系统是如何发生的？ /1
2. 胃的胚胎起源是怎样的？ /1
3. 十二指肠的胚胎起源是怎样的？ /2
4. 先天性胃疾病及发育异常有哪些？ /2
5. 十二指肠的发育异常有哪些？ /4
6. 胃的位置和毗邻关系如何？ /5
7. 胃分为哪几部分？ /5
8. 胃的形态是怎样的？ /5
9. 胃的形态有哪些类型？ /5
10. 十二指肠的位置及其分部如何？ /6
11. 胃壁的结构是怎样的？ /7
12. 十二指肠肠壁的结构有哪些？ /7
13. 十二指肠悬韧带是什么？ /8
14. 什么是Oddi括约肌？其功能有哪些？ /8
15. Oddi括约肌的解剖如何？ /8
16. Oddi括约肌的巨微解剖如何？ /9
17. Oddi括约肌正常运动是怎样的？ /9
18. Oddi括约肌的运动调节有哪些？ /9

19. 胃的血液供应有哪些？／10
20. 胃的淋巴引流途径是怎样的？／11
21. 胃的神经支配如何？／11
22. 十二指肠的血液供应和神经支配是怎样的？／11
23. 胃的静脉回流有哪些？／12
24. 十二指肠的静脉回流有哪些？／13
25. 何为胃液？／13
26. 胃液的成分及作用有哪些？／13
27. 胃液分泌的调节机制是怎样的？／14
28. 刺激胃液分泌的因素有哪些？／14
29. 抑制胃液分泌的因素有哪些？／15
30. 胃酸的具体作用有哪些？／16
31. 胃酸的分泌机制如何？／16
32. 胃酸分泌的细胞内机制是怎样的？／17
33. 胃酸分泌的受体机制是怎样的？／17
34. 胃黏膜的防御机制有哪些？／17
35. 胃的运动形式有哪些？／18
36. 什么是胃的容受性舒张？／18
37. 什么是胃的紧张性收缩？／19
38. 什么是胃的蠕动？／19
39. 什么是胃的排空？动力来自哪儿？／19
40. 促进胃排空的主要因素有哪些？／19
41. 抑制胃排空的主要因素有哪些？／19
42. 糖尿病胃轻瘫的发病机制是什么？／20
43. 何谓缺血性胃轻瘫？／20
44. 何谓特发性胃轻瘫？／20
45. 什么是胃十二指肠协调运动？／20
46. 影响胃十二指肠协调运动的因素有哪些？／21
47. 胃十二指肠运动的异常表现有哪些？／21
48. 十二指肠的功能有哪些？／21
49. 胃黏膜腺体有哪些细胞？／22
50. 胃黏膜的自我保护机制是什么？／22
51. 非甾体抗炎药如何诱发消化性溃疡？／22
52. 遗传及应激因素在消化性溃疡发病中的作用如何？／23

53. 胃十二指肠运动异常与消化性溃疡的发病关系？ /23
54. 什么情况下组织学检查不能诊断萎缩性胃炎？ /23
55. 环境因素对慢性胃炎有何影响？ /23
56. 胃黏膜萎缩的定义是什么？ /23
57. 怎么判断胃黏膜萎缩的程度？ /23
58. 何谓胃黏膜上皮内瘤变？ /24
59. 上皮内瘤变与异型增生、不典型增生是一样的吗？ /24
60. 十二指肠炎的病理改变有哪些？ /24
61. 什么是十二指肠闭锁与狭窄？ /25
62. 十二指肠闭锁与狭窄的常见类型有哪些？ /25
63. 什么是十二指肠胃黏膜异位？ /25
64. 什么是十二指肠胰腺异位？ /26
65. 胃溃疡的病理表现是怎样的？ /26
66. Dieulafoy 溃疡的内镜特征如何？ /26
67. Dieulafoy 溃疡的病理学特征如何？ /27
68. 早期胃癌的病理分型有哪些？ /27
69. 胃癌常见的转移途径有哪些？ /27
70. 胃溃疡和胃癌内镜下如何鉴别？ /28
71. 什么是胃癌的癌前疾病？ /28
72. 什么是胃癌的癌前病变？ /29
73. HP 的致病因素有哪些？ /29
74. HP 为什么可以定植于胃黏膜上皮？HP 如何导致疾病发生？ /29
75. HP 感染的病理表现如何？ /30
76. 为什么说消化性溃疡的发病与 HP 有关？ /30
77. HP 感染是怎样导致消化性溃疡的？ /30
78. HP 感染与慢性胃炎之间有何关系？ /30
79. HP 和胃癌有何关系？ /31
80. 胃黏膜血液循环是怎样的？ /31
81. 胃息肉的病理表现是怎样的？ /32
82. 增生性或再生性胃息肉的病理是怎样的？ /32
83. 腺瘤性胃息肉的病理是怎样的？ /32
84. 乳头状腺瘤的病理有何特点？ /32
85. 错构瘤性胃息肉的病理改变是怎样的？ /32
86. 异位性胃息肉的病理是怎样的？ /33

87. 炎性纤维性胃息肉的病理是怎样的？ / 33
88. 十二指肠息肉的病理是怎样的？ / 33
89. 十二指肠的消化功能是怎样的？ / 33
90. 十二指肠消化功能障碍包括哪些？ / 34
91. 十二指肠化学消化功能障碍的原因有哪些？ / 34
92. 十二指肠机械消化功能障碍的原因有哪些？ / 34
93. 哪些因素能影响十二指肠吸收功能障碍？ / 34
94. 十二指肠的吸收功能是怎样的？ / 34
95. 十二指肠的运动形式是怎样的？ / 35
96. 血浆胃动素与十二指肠溃疡有何关系？ / 35
97. 十二指肠运动的神经调节有哪些？ / 35
98. 十二指肠运动的体液调节有哪些？ / 36
99. 十二指肠的外分泌功能有哪些？ / 36
100. 十二指肠的内分泌功能有哪些？ / 36
101. 什么是促胰液素？ / 36
102. 什么是胆囊收缩素CCK？ / 36
103. 什么是胃动素？ / 37
104. 什么是抑胃肽GIP？ / 37
105. 什么是促胃液素？ / 37
106. 十二指肠的屏障有哪些？ / 37
107. 十二指肠的机械屏障是怎样的？ / 37
108. 十二指肠的化学屏障是怎样的？ / 37
109. 十二指肠的生物屏障是怎样的？ / 38
110. 十二指肠的免疫屏障是怎样的？ / 38
111. 影响十二指肠屏障功能的原因有哪些？ / 38
112. 什么是胃肠的内分泌细胞？ / 38
113. 什么是肠黏膜屏障？ / 39
114. 肠黏膜屏障的构成有哪些？ / 39
115. 消化性溃疡心理社会因素致病的生物学基础有哪些？ / 40
116. 消化性溃疡的心理治疗有哪些？ / 41
117. 艾滋病的胃十二指肠病变有哪些？ / 41
118. 何为急性胃炎？急性胃炎分为哪些？ / 41
119. 急性胃炎的常见病因有哪些？ / 42
120. 引起急性胃炎的常见药物有哪些？ / 42

121. 药物引起急性胃炎的机制是什么？ /42
122. 哪些急性应激可以导致急性胃炎？ /42
123. 急性应激引起急性胃炎的机制是什么？ /42
124. 乙醇如何导致急性胃炎？ /42
125. 急性胃炎的发病机制是什么？ /42
126. 什么是胃肠激素？ /42
127. 胃肠激素的特点有哪些？ /43
128. 什么是肠促胰岛素？ /43
129. 什么是脑-肠肽？ /43
130. 胃肠激素的家族有哪些？ /43
131. 胃肠激素与免疫细胞的相互作用如何？ /44
132. 一氧化氮如何引起功能性消化不良？ /44
133. 肥大细胞如何引起功能性消化不良？ /44
134. FD重叠症的基础如何引起功能性消化不良？ /45
135. HP感染引起功能性消化不良的机制是什么？ /45
136. 精神社会心理因素如何引起功能性消化不良？ /45
137. 胃动素的改变如何引起功能性消化不良？ /45
138. 内脏感觉敏感性的增高如何引起功能性消化不良？ /45
139. 胃肠运动障碍如何引起功能性消化不良？ /46
140. 硒在抗消化道肿瘤中有何作用？ /46
141. 硒在治疗萎缩性胃炎中有何作用？ /47
142. 硒在治疗消化性溃疡中有何作用？ /47
143. 硒在治疗幽门螺杆菌相关性胃炎中有何作用？ /47
144. 过敏性胃肠炎的发病机制是怎样的？ /47
145. 嗜酸性粒细胞性胃肠炎的病理改变有何特点？ /48

疾病篇

1. 什么是胃轻瘫？ /49
2. 胃轻瘫有哪些临床表现？ /49
3. 诱发胃轻瘫的因素有哪些？ /49
4. 怀疑胃轻瘫应该做哪些检查？ /50
5. 如何诊断胃轻瘫？ /50
6. 如何治疗胃轻瘫？ /51

7. 什么是反刍综合征？ /51
8. 反刍综合征症状有什么表现？ /51
9. 如何鉴别反刍综合征与胃食管反流病？ /52
10. 如何防治反刍综合征？ /52
11. 何为功能性消化不良？ /52
12. 功能性消化不良的病因和发病机制是什么？ /52
13. 功能性消化不良的临床表现有哪些？ /53
14. 功能性消化不良如何分型？ /53
15. 如何诊断功能性消化不良？ /53
16. 功能性消化不良应该和哪些疾病相鉴别？ /53
17. 如何治疗功能性消化不良？ /54
18. 如何预防功能性消化不良？ /54
19. 什么是慢性胃炎？ /55
20. 引起慢性胃炎的病因有哪些？ /55
21. 十二指肠液反流导致慢性胃炎发病机制是什么？ /55
22. 导致慢性胃炎发生的免疫因素有哪些？其发病机制是什么？ /55
23. 导致慢性胃炎发生的遗传因素及发病机制是什么？ /55
24. 导致慢性胃炎发生的物理因素及其致病机制是什么？ /56
25. 导致慢性胃炎发生的化学因素及发病机制是什么？ /56
26. 导致慢性胃炎发生的其他因素及发病机制是什么？ /56
27. 慢性胃炎是怎样分类的？ /56
28. 慢性胃炎的病理改变有哪些？ /57
29. 慢性胃炎黏膜慢性炎症有哪些病理表现？ /57
30. 如何在显微镜下对慢性胃炎炎症进行分级？ /57
31. 什么是腺体萎缩？ /57
32. 腺体萎缩有哪些病理表现？ /58
33. 什么叫胃黏膜的肠化生？ /58
34. 什么是假幽门腺化生？ /58
35. 肠腺化生有哪些病理表现？ /58
36. 肠腺化生有什么临床意义？ /58
37. 何谓异型增生？ /59
38. 异型增生（上皮内瘤变）有哪些病理表现？ /59
39. 慢性胃炎的临床表现有哪些？ /59
40. 诊断慢性胃炎要做哪些检查？ /59

41. 胃酸测定对判断慢性胃炎有何意义？ / 59
42. 血清学检测如何判断胃炎？ / 60
43. 在 X 线钡餐检查下，慢性胃炎有何表现？ / 60
44. 非萎缩性（浅表性）胃炎的内镜表现有哪些？ / 60
45. 萎缩性胃炎的内镜表现有哪些？ / 60
46. 如何提高慢性胃炎诊断的正确率？ / 61
47. 慢性胃炎应与哪些疾病相鉴别？ / 61
48. 慢性胃炎如何治疗？ / 61
49. 慢性胃炎的饮食治疗包括哪些？ / 61
50. 慢性胃炎的病因治疗包括哪些？ / 61
51. 慢性胃炎的对症治疗包括哪些？ / 62
52. 慢性胃炎的预后如何？ / 62
53. 特殊类型胃炎包括哪些？ / 63
54. 什么是慢性糜烂性胃炎？ / 63
55. 慢性糜烂性胃炎在人群分布上有什么特点？ / 63
56. 慢性糜烂性胃炎在病理上有何特征？ / 63
57. 慢性糜烂性胃炎有哪些临床表现？ / 63
58. 慢性糜烂性胃炎确诊依据是什么？ / 63
59. 内镜下慢性糜烂性胃炎有何特征？ / 63
60. 根据病变的内镜下形态特征，慢性糜烂性胃炎是如何分型的？ / 64
61. 慢性糜烂性胃炎应与哪些疾病相鉴别？ / 64
62. 慢性糜烂性胃炎如何治疗？ / 64
63. 感染性胃炎包括哪几种？ / 64
64. 胃结核是怎么引起的？ / 64
65. 胃结核分为几种类型？ / 65
66. 胃结核有哪些临床特征？ / 65
67. 除临床特征外，胃结核的诊断还需依赖哪些检查方法？ / 65
68. 胃结核有哪些并发症？ / 65
69. 胃结核如何治疗？ / 65
70. 什么是胃梅毒？ / 65
71. 胃梅毒是怎样发生的？ / 66
72. 胃梅毒如何诊断？ / 66
73. 胃梅毒如何治疗？ / 66
74. 病毒性胃炎有什么特征？ / 66

75. 胃真菌感染发生的病理机制是什么？ /66
76. 胃真菌感染如何诊断？ /67
77. 胃真菌感染临床分哪几型？ /67
78. 真菌性胃炎有何特征？ /67
79. 真菌性溃疡、慢性消化性溃疡合并真菌感染与消化性溃疡如何鉴别？ /67
80. 胃真菌感染患者如何治疗？ /67
81. 胃血吸虫病是怎样发生的？ /67
82. 胃血吸虫病有何病理特征？ /68
83. 胃血吸虫病有哪些临床特征？ /68
84. 胃血吸虫病如何诊断？ /68
85. 胃血吸虫病如何治疗？ /68
86. 胃异尖线虫病是怎样引起的？ /68
87. 胃异尖线虫病有何特征？ /68
88. 什么是胃痉挛？ /69
89. 胃痉挛的发病原因有哪些？ /69
90. 胃痉挛的危害有哪些？ /69
91. 胃痉挛容易与哪些症状混淆？ /70
92. 有哪些慢性疾病会伴发胃痉挛？ /70
93. 胃痉挛的患者一定要做胃镜吗？ /70
94. 胃痉挛的治疗方法有哪些？ /70
95. 胃痉挛有哪些预防措施呢？ /71
96. 胃痉挛忌食的食物有哪些？ /71
97. 胃痉挛患者的饮食需要注意哪些？ /71
98. 什么是嗜酸粒细胞性胃炎？ /71
99. 嗜酸粒细胞性胃炎有何临床特点？ /71
100. 嗜酸粒细胞性胃炎有哪些病理特征？ /72
101. 如何诊断嗜酸粒细胞性胃炎？ /72
102. 嗜酸粒细胞性胃炎应与哪些疾病相鉴别？ /72
103. 嗜酸粒细胞性胃炎如何治疗？ /72
104. 什么是胃扭转？ /72
105. 胃扭转的发病机制如何？ /72
106. 胃扭转的发病原因有哪些？ /73
107. 胃扭转临床症状有哪些？ /73
108. 如何明确诊断胃扭转？ /73

109. X线征象对胃扭转有重要的诊断意义，具体征象是什么？ /73
110. 胃扭转与急性心肌梗死、急性胰腺炎、慢性胃炎、胃及十二指肠穿孔等如何鉴别？ /74
111. 胃扭转的并发症有哪些？ /74
112. 急性胃扭转特征性的三联征是什么？ /74
113. 胃扭转如何治疗呢？ /75
114. 胃扭转治疗时需注意什么？ /75
115. 胃扭转有哪些预防方法呢？ /75
116. 胃扭转保守复位治疗措施如何？ /75
117. 什么是消化性溃疡？ /76
118. 消化性溃疡是由什么原因引起的？ /76
119. 消化性溃疡的发病机理如何？ /76
120. 引起胃酸异常分泌的机理是什么？ /77
121. 吸烟对消化性溃疡有何影响？ /77
122. 饮食因素对消化性溃疡有什么影响？ /77
123. 精神因素可以导致消化性溃疡吗？机理如何？ /77
124. 哪些药物可以导致消化性溃疡？ /78
125. HP在消化性溃疡发病中的作用如何？ /78
126. 消化性溃疡出现的腹痛有什么特点？ /79
127. 消化性溃疡的检查项目有哪些？ /80
128. 胃镜下消化性溃疡的表现如何？ /81
129. 如何预防消化性溃疡？ /81
130. 消化性溃疡预后如何？ /81
131. 消化性溃疡主要并发症有哪些？ /82
132. 消化性溃疡合并出血的临床表现如何？ /82
133. 消化性溃疡合并穿孔的临床表现如何？ /83
134. 消化性溃疡合并穿孔的临床检查有何异常？ /83
135. 消化性溃疡合并幽门梗阻的临床表现如何？ /83
136. 消化性溃疡患者饮食应该注意什么？ /84
137. 治疗消化性溃疡的药物有哪些？ /84
138. 制酸药治疗消化性溃疡的作用机理是什么？如何选用？ /85
139. 常见制酸药物的作用及特点如何？ /86
140. 常用H2受体拮抗剂有哪些？机理如何？ /86
141. 常用H2受体拮抗剂如何应用？ /87

142. 常用抑酸药质子泵抑制剂有哪些？机理如何？ /87
143. 常用质子泵抑制剂有何共同特点？ /87
144. 常用质子泵抑制剂如何应用？ /88
145. 常用胃黏膜保护剂有哪些？如何应用？ /88
146. 消化性溃疡合并大出血如何处理？ /89
147. 消化性溃疡合并穿孔如何治疗？ /90
148. 消化性溃疡合并穿孔非手术治疗适应证如何？ /90
149. 消化性溃疡合并穿孔手术治疗方式有哪些？ /91
150. 消化性溃疡并发幽门梗阻如何治疗？ /91
151. 消化性溃疡外科治疗的适应证有哪些？ /92
152. 胃手术后常见并发症有哪些？ /92
153. 胃手术后并发出血的主要原因是什么？ /93
154. 胃手术后并发出血如何处理？ /93
155. 胃手术后并发吻合口瘘的主要原因是什么？ /93
156. 胃手术后并发吻合口瘘如何处理？ /93
157. 胃手术后并发肠梗阻如何处理？ /94
158. 胃手术后并发胃瘫如何处理？ /94
159. 什么是残胃癌？残胃癌的发病原因是什么？ /94
160. 残胃癌有哪些临床表现？如何明确诊断？ /95
161. 什么叫倾倒综合征？ /95
162. 倾倒综合征有何临床表现？ /95
163. 如何预防倾倒综合征？ /96
164. 倾倒综合征如何注意饮食保健？ /96
165. 倾倒综合征如何用药治疗？ /96
166. 何为吻合口溃疡？ /96
167. 吻合口溃疡诊断要点有哪些？ /97
168. 何为盲袢综合征？ /97
169. 盲袢综合征病因与发病机制如何？ /97
170. 盲袢综合征临床表现如何？ /98
171. 哪些辅助检查有助于诊断盲袢综合征？ /98
172. 如何治疗盲袢综合征？ /99
173. 如何预防治疗盲袢综合征？ /99
174. 何为残窦综合征？有何临床表现？ /99
175. 残窦综合征病因是什么？ /100

176. 残窦综合征如何治疗？　／100
177. 什么是十二指肠壅滞症？　／100
178. 十二指肠壅滞症是由什么原因引起的？　／100
179. 十二指肠壅滞症的发病机理如何？　／101
180. 十二指肠壅滞症的类型有哪些？　／101
181. 十二指肠壅滞症有哪些临床表现？　／101
182. 十二指肠壅滞症在X线钡餐造影时有哪些表现？　／102
183. 十二指肠壅滞症的检查项目有哪些？　／102
184. 十二指肠壅滞症如何诊断？　／102
185. 十二指肠壅滞症与哪些疾病鉴别？　／102
186. 十二指肠壅滞症的并发症有哪些？　／103
187. 内科如何治疗十二指肠壅滞症？　／103
188. 十二指肠壅滞症哪种情况下考虑手术治疗？　／103
189. 十二指肠壅滞症常用手术方式有哪些？　／103
190. 针灸如何治疗十二指肠壅滞症？　／103
191. 中药如何治疗十二指肠壅滞症？　／103
192. 十二指肠壅滞症的日常防护有哪些？　／104
193. 十二指肠壅滞症的预后如何？　／104
194. 十二指肠壅滞症患者饮食应该注意什么？　／104
195. 什么是幽门螺杆菌？　／105
196. HP的发现有什么重要意义？　／105
197. HP如何传染？　／105
198. HP的流行病学在全球范围内呈现怎样的趋势？　／105
199. 感染HP的症状有哪些？　／106
200. 感染HP后如何检查？　／106
201. 根除HP有何益处？哪些人群需要根除HP？　／107
202. 感染HP后如何治疗？　／108
203. 根除HP的同时应如何注意个人生活？　／109
204. 常用的根除HP感染药物有哪些？　／109
205. HP的一线治疗方案是什么？　／109
206. HP的二线治疗方案是什么？　／109
207. HP的三线治疗方案是什么？　／110
208. 初次治疗HP失败后的补救疗法是什么？　／110
209. 治疗HP感染的服药方式有哪些？　／110

210. HP 感染的治愈经验有哪些？ /110
211. HP 治疗级联化流程的注意事项有哪些？ /110
212. 根除 HP 选择治疗方案需考虑哪些因素？ /111
213. HP 久治不愈的原因是什么？ /111
214. 如何预防 HP 感染？ /112
215. 根除 HP 推荐方案有哪些最新补充？ /113
216. HP 感染的科研检测诊断标准是什么？ /113
217. HP 感染的临床诊断检测标准是什么？ /113
218. 什么是上消化道出血？ /114
219. 上消化道出血的病因有哪些？ /114
220. 上消化道出血的临床表现有哪些？ /114
221. 如何明确诊断上消化道出血？ /115
222. 上消化道出血患者周围循环衰竭有何特点？ /115
223. 上消化道出血患者为什么会出现发热？ /115
224. 上消化道出血后血象会有哪些变化？ /115
225. 上消化道出血的治疗原则是什么？ /115
226. 上消化道出血如何分度？ /116
227. 如何判断有无上消化道活动性出血？ /116
228. 上消化道出血有什么特殊的检查方法？ /116
229. 食管静脉曲张出血时，三腔管压迫止血的并发症有哪些？ /116
230. 上消化道出血是否停止如何判断？ /116
231. 如何治疗上消化道出血？ /117
232. 静脉曲张出血时降低门静脉压力的药物有哪些？ /117
233. 食管、胃底曲张破裂大出血时，其止血措施有哪些？ /118
234. 在治疗上消化道出血期间患者是否都应禁食？ /118
235. 垂体后叶素的使用剂量是多少？有什么不良反应？ /118
236. 上消化道 X 线钡餐检查、胃镜检查及 X 线上消化道透视检查各有何优缺点？ /119
237. 呕血一定是上消化道出血引起的吗？ /119
238. 黑便一定是下消化道出血所致吗？ /120
239. 什么叫肠源性氮质血症？ /120
240. 上消化道出血有哪些预防方法？ /120
241. 当遇到上消化道出血的病人时，如何进行急救？ /120
242. 小儿消化道出血常见病因是什么？ /121

243. 如何判断上消化道还是下消化道出血？ / 121
244. 什么叫应激性溃疡？ / 121
245. 应激性溃疡有哪些主要特点？ / 121
246. 引起应激性溃疡的原因有哪些？ / 121
247. 应激性溃疡的形成机制如何？ / 122
248. 应激性溃疡临床表现如何？ / 122
249. 应激性溃疡病理演变如何？ / 123
250. 应激性溃疡如何进行检查？ / 123
251. 如何诊断应激性溃疡？ / 123
252. 应激性溃疡内科治疗的方法包括哪些？ / 124
253. 应激性溃疡手术治疗的指征是什么？ / 124
254. 应激性溃疡手术方式如何选择？ / 124
255. 应激性溃疡预后如何？ / 125
256. 如何预防应激性溃疡？ / 125
257. 什么是卓-艾综合征（ZES）？ / 125
258. 卓-艾综合征发病机理如何？ / 126
259. 卓-艾综合征有何临床表现？ / 126
260. 如何定性诊断卓-艾综合征？ / 127
261. 定位诊断卓-艾综合征有何意义？ / 127
262. 卓-艾综合征如何分型？ / 127
263. 针对卓-艾综合征的理化检查有哪些？ / 127
264. 定位诊断卓-艾综合征有何方法？ / 128
265. 卓-艾综合征如何治疗？ / 128
266. 卓-艾综合征非手术如何治疗？ / 129
267. 卓-艾综合征预后如何？ / 129
268. 什么是克罗恩病？ / 129
269. 胃克罗恩病如何诊断？ / 130
270. 胃克罗恩病在内镜和活组织检查上有何特点？ / 130
271. 胃克罗恩病应与哪些疾病相鉴别？ / 130
272. 胃克罗恩病如何治疗？ / 130
273. 胃平滑肌肉瘤一般特征有哪些？ / 130
274. 如何诊断胃平滑肌肉瘤？ / 131
275. 胃息肉分为哪些？ / 131
276. 腺瘤性息肉有何特征？ / 131

277. 增生性息肉有何特征？ /131
278. 胃息肉如何诊断？ /131
279. 胃息肉如何治疗？ /132
280. 什么是胃食管反流病？ /132
281. 胃食管反流病内镜下如何分类？ /132
282. 胃食管反流病发病机制是什么？ /132
283. 胃食管反流病的临床表现如何？ /132
284. 非糜烂性胃食管反流病诊断要点有哪些？ /133
285. 胃食管反流病内镜检查有何表现？ /133
286. 反流性食管炎病变程度内镜下如何分级？ /133
287. 关于食管下段 pH 测定对反流性食管炎有何意义？ /134
288. 如何进行反流性食管炎诊断性治疗试验？ /134
289. 胃食管反流应进行哪些检查？ /134
290. 胃食管反流病的治疗要点有哪些？ /134
291. 胃食管反流病的治疗策略如何？ /135
292. 胃食管反流病饮食习惯注意什么？ /135
293. 胃食管反流病生活方式注意什么？ /135
294. 治疗胃食管反流病抑酸剂有哪些？ /135
295. 治疗胃食管反流病如何使用抑酸剂？ /136
296. 什么叫夜间酸突破？ /136
297. 夜间酸突破发生的原因有哪些？ /136
298. 夜间酸突破如何用药？ /137
299. 胃食管反流病如何应用促动力药物？ /137
300. 胃食管反流病如何应用黏膜保护剂？ /138
301. 胃食管反流病能手术治疗吗？ /138
302. 胃食管反流病常用药物有哪些？ /138
303. 什么是恶心、呕吐？ /139
304. 引起恶心、呕吐的原因是什么？ /139
305. 恶心、呕吐主要发病机制是什么？ /140
306. 如何根据呕吐物的性质进行鉴别诊断？ /140
307. 如何根据呕吐时的伴随症状进行鉴别诊断？ /140
308. 如何根据呕吐的时间进行鉴别诊断？ /141
309. 如何根据呕吐的方式进行鉴别诊断？ /141
310. 呕吐时腹部体查常见阳性体征的临床意义如何？ /141

311. 恶心、呕吐时如何选择辅助检查？ /142
312. 消化系统常伴见呕吐特点的疾病有哪些？各自特点如何？ /142
313. 长期呕吐有什么后果？ /144
314. 什么是急性胃肠炎？ /144
315. 引起急性胃肠炎的主要原因是什么？ /144
316. 急性胃肠炎主要有哪些临床表现？ /144
317. 急性胃肠炎应该做哪些检查项目？ /144
318. 急性胃肠炎诊断要点有哪些？ /145
319. 如何鉴别急性胃肠炎和细菌性痢疾？ /145
320. 急性胃肠炎如何治疗？ /145
321. 如何预防急性胃肠炎？ /146
322. 巨大胃黏膜肥厚症有什么特点？ /146
323. 如何诊断巨大胃黏膜肥厚症？ /146
324. 巨大胃黏膜肥厚症为什么会出现低蛋白血症和水肿？ /147
325. 巨大胃黏膜肥厚症如何治疗？ /147
326. 什么是慢性淋巴细胞性胃炎？ /147
327. 慢性淋巴细胞性胃炎的发病机制是什么？ /147
328. 慢性淋巴细胞性胃炎有何病理变化？ /147
329. 如何诊断慢性淋巴细胞性胃炎？ /147
330. 为什么慢性淋巴细胞性胃炎术前诊断困难？ /147
331. 慢性淋巴细胞性胃炎应与哪些疾病相鉴别？ /148
332. 慢性淋巴细胞性胃炎如何治疗？ /148
333. 什么是门脉高压性胃病？ /148
334. 门脉高压性胃病是怎样发生的？临床表现如何？ /148
335. 门脉高压性胃病在内镜下有何特征？ /148
336. 门脉高压性胃病内科治疗措施有哪些？ /148
337. 门脉高压性胃病介入治疗措施有哪些？ /149
338. 什么叫十二指肠炎？ /149
339. 十二指肠炎分几种类型？ /150
340. 什么是原发性十二指肠炎？ /150
341. 什么是继发性十二指肠炎？ /150
342. 十二指肠炎患者为什么越来越多？ /150
343. 十二指肠炎有什么特点？ /150
344. 十二指肠炎发病的原因是什么？ /150

345. 十二指肠炎的发病机制是什么？ / 150
346. 十二指肠炎在病理上分几型？ / 150
347. 十二指肠炎病理分型的依据是什么？ / 151
348. 浅表性十二指肠炎有哪些特征？ / 151
349. 间质性十二指肠炎有哪些特征？ / 151
350. 萎缩性十二指肠炎有哪些特征？ / 151
351. 十二指肠炎有哪些临床表现？ / 151
352. 十二指肠炎的临床表现有何特征？ / 151
353. 诊断十二指肠炎应做哪些检查？ / 151
354. 如何确诊十二指肠炎？ / 151
355. 十二指肠炎的内镜检查有哪些表现？ / 152
356. 十二指肠炎X线钡餐造影有何征象？ / 152
357. 十二指肠炎气钡双重造影有何征象？ / 152
358. 十二指肠炎应与哪些疾病相鉴别？ / 152
359. 十二指肠炎如何与其他疾病相鉴别？ / 152
360. 十二指肠炎的治疗原则是什么？ / 152
361. 十二指肠炎治疗用药有哪些？ / 152
362. 什么是胃黏膜脱垂症？ / 152
363. 胃黏膜脱垂症是怎么发生的？ / 153
364. 引起胃黏膜脱垂症的原因有哪些？ / 153
365. 单纯性的胃黏膜脱垂症有哪些临床表现？ / 153
366. 典型的胃黏膜脱垂症有哪些临床表现？ / 153
367. 胃黏膜脱垂症应做哪些检查？ / 153
368. 如何诊断胃黏膜脱垂症？ / 153
369. 胃黏膜脱垂症确诊依据是什么？ / 154
370. 胃黏膜脱垂症胃镜检查有什么意义？ / 154
371. 胃黏膜脱垂症临床上常与哪些疾病进行鉴别？ / 154
372. 胃黏膜脱垂症与胃息肉、十二直肠球部息肉怎样鉴别？ / 154
373. 胃黏膜脱垂症与消化性溃疡怎样鉴别？ / 154
374. 胃黏膜脱垂症与幽门括约肌肥大怎样鉴别？ / 154
375. 胃黏膜脱垂症与幽门前区癌怎样鉴别？ / 154
376. 胃黏膜脱垂症与慢性胃炎、功能性消化不良怎样鉴别？ / 155
377. 胃黏膜脱垂症该如何治疗？ / 155
378. 胃黏膜脱垂症一般治疗的方法有哪些？ / 155

379. 胃黏膜脱垂症的药物治疗包括哪些？ / 155
380. 胃黏膜脱垂症治疗有何用药禁忌？ / 155
381. 胃黏膜脱垂症能不能采用外科手术治疗？ / 155
382. 胃黏膜脱垂症有哪些手术适应证？ / 155
383. 胃黏膜脱垂症是否有并发症？ / 155
384. 胃黏膜脱垂症并发胃炎如何治疗？ / 156
385. 胃黏膜脱垂症并发消化性溃疡如何治疗？ / 156
386. 胃黏膜脱垂症并发上消化道出血如何治疗？ / 156
387. 胃黏膜脱垂症为什么容易被人们忽视？ / 156
388. 何谓胃异物？ / 156
389. 胃异物如何分类？ / 156
390. 导致外源性异物的原因有哪些？ / 156
391. 外源性异物如何诊断？ / 157
392. 外源性异物患者的病史特征有哪些？ / 157
393. 胃异物如何询问病史？ / 157
394. 外源性胃异物的临床表现如何？ / 157
395. 外源性胃异物的X线表现如何？ / 157
396. 内镜检查胃异物的适应证有哪些？ / 157
397. 外源性胃异物临床如何治疗？ / 158
398. 外源性胃异物内科治疗方法有哪些？ / 158
399. 胃异物外科手术治疗的原则是什么？ / 158
400. 胃异物外科手术治疗的适应证有哪些？ / 158
401. 何谓内源性胃异物？ / 159
402. 内源性胃异物有何特征？ / 159
403. 什么是胃石？ / 159
404. 胃石分哪几类？ / 159
405. 胃石的发病机制是什么？ / 159
406. 怎样诊断胃石？ / 160
407. 胃石如何治疗？ / 160
408. 什么是胃潴留？ / 161
409. 如何判断胃潴留？ / 161
410. 胃潴留分为几种？ / 161
411. 器质性胃潴留包括哪些？ / 161
412. 哪些原因可导致功能性胃潴留的发生？ / 161

413. 功能性胃潴留发生的机理是什么？ /161
414. 功能性胃潴留有哪些临床表现？ /161
415. 功能性胃潴留的临床症状有何特点？ /161
416. 从体征上能否判断引起胃潴留的原因？ /162
417. 怎样诊断胃潴留？ /162
418. 如何鉴别器质性胃潴留和功能性胃潴留？ /162
419. 胃潴留如何治疗？ /162
420. 外科手术如何预防胃潴留的发生？ /162
421. 什么是急性胃扩张？ /162
422. 急性胃扩张容易导致哪些后果？ /163
423. 哪些人群易患急性胃扩张？ /163
424. 急性胃扩张发病的原因有哪些？ /163
425. 手术后发生的胃扩张有什么特点？ /163
426. 急性胃扩张有哪些临床表现？有何特征？ /163
427. 什么是"巨胃窦症"？ /164
428. 急性胃扩张的实验室检查有哪些？ /164
429. 急性胃扩张 X 线检查有什么特征？ /164
430. 急性胃扩张腹部 B 超检查有何特征？ /164
431. 如何诊断急性胃扩张？ /164
432. 急性胃扩张需与哪些疾病相鉴别？ /165
433. 急性胃扩张与弥漫性腹膜炎如何鉴别？ /165
434. 急性胃扩张与高位机械性肠梗阻如何鉴别？ /165
435. 急性胃扩张如何诊断？ /165
436. 急性胃扩张与急性胃炎如何鉴别？ /165
437. 急性胃扩张发生后，应该怎么治疗？ /165
438. 急性胃扩张内科治疗有哪些措施？ /166
439. 急性胃扩张手术指征有哪些？ /166
440. 急性胃扩张外科手术治疗的原则是什么？ /166
441. 急性胃扩张外科治疗的手术方法包括哪些？ /166
442. 急性胃扩张手术后有哪些注意事项？ /166
443. 急性胃扩张预后如何？ /167
444. 胃癌有哪些流行病学特征？ /167
445. 胃癌在我国有哪些流行病学特征？ /167
446. 年轻的胃癌患者有什么特征？ /167

447. 导致胃癌发生的因素有哪些？ /167
448. 哪些地理土壤因素易致胃癌的发生？ /168
449. 哪些饮食因素容易致胃癌的发生？其发病机制是什么？ /168
450. 哪些饮食具有防癌作用？ /168
451. 胃癌是否与吸烟有关？ /168
452. 导致胃癌发生的感染因素包括哪些？ /168
453. HP 与胃癌相关性证据有哪些？ /169
454. HP 感染的致癌机制是什么？ /169
455. 胃癌发病遗传因素的机制是什么？ /169
456. 免疫因素致胃癌的机制是什么？ /169
457. 在胃癌的癌变过程中基因是如何调控的？ /169
458. 胃的癌前期状态包括哪些？ /170
459. 为什么认为慢性萎缩性胃炎是胃癌前期状态？ /170
460. 恶性贫血与胃癌的发生有何关系？ /170
461. 胃黏膜肥厚与胃癌的发生有何关系？ /171
462. 胃息肉与胃癌的发生有何关系？ /171
463. 良性胃溃疡与胃癌的发生有何关系？ /171
464. 残胃导致胃癌发生有哪些特点？ /171
465. 胃癌好发于哪些部位？ /171
466. 根据胃癌的部位如何判断其预后？ /171
467. 胃癌是如何分类的？ /172
468. 按组织学特征，我国胃癌的分类是如何划分的？ /172
469. 腺癌按分化程度划分为三种，其超微结构有何特征？ /172
470. 印戒细胞癌有哪些特点？ /172
471. 根据胃癌的组织类型如何判断其预后？ /173
472. 什么是早期胃癌？ /173
473. 早期胃癌肉眼分型包括哪些？ /173
474. 早期胃癌各型的特征是什么？ /173
475. 怎样发现早期胃癌？包括哪些？ /173
476. 什么是进展期胃癌？ /173
477. 进展期胃癌（中晚期胃癌）如何分型？有何特点？ /174
478. 影响胃癌预后的因素有哪些？ /174
479. 胃癌的临床病理分期（TNM 分期）如何划分？ /174
480. 根据胃癌分期（TNM 分期）如何判定其预后？ /175

481. 早期胃癌有哪些临床表现？ /175
482. 进展期胃癌（中晚期胃癌）有哪些临床表现？ /176
483. 进展期胃癌（中晚期胃癌）的常见症状有何特点？ /176
484. 什么叫胃癌伴癌综合症？ /177
485. 胃癌伴癌综合症有哪些表现？ /177
486. 胃癌的辅助检查包括哪些？ /177
487. 早期胃癌在内镜下的表现有何特点？ /177
488. 进展期胃癌（中晚期胃癌）在内镜下的表现有何特点？ /178
489. X线钡餐检查在诊断胃癌方面有哪些优势和不足？ /178
490. 怎样进行胃癌气钡双重对比造影检查？ /178
491. 早期胃癌的X线表现有何特征？ /179
492. 进展期胃癌（中晚期胃癌）的X线表现有何特征？ /179
493. 运用X线钡餐检查诊断胃癌时需注意哪些问题？ /179
494. CT和MRI检查能否诊断胃癌？ /180
495. 什么是PET？ /180
496. 细胞学检查对胃癌的诊断有何价值？ /180
497. 细胞学检查如何收集细胞样本？ /180
498. 胃癌在B超检查下有哪些表现？ /181
499. 内镜超声检查有何优点？ /181
500. 内镜超声检查的使用方法与普通胃镜有何异同？ /181
501. 内镜超声检查如何诊断胃癌？ /181
502. 胃癌的免疫学检查有哪些？ /181
503. 为什么诊断胃癌要采用多种检查方法？ /182
504. 内镜下进行活体染色对诊断早期胃癌有何价值？ /182
505. 如何诊断胃癌？ /182
506. 与癌肿有关的基因有哪些？ /183
507. 与胃癌发生关系密切的基因有哪些？ /183
508. 基因突变的检测方法有哪些？ /183
509. 胃癌须与哪些疾病相鉴别诊断？ /183
510. 胃癌的治疗总原则是什么？ /184
511. 如何选择胃癌的治疗方案？ /184
512. 胃癌的治疗方法有哪些？ /184
513. 胃癌的手术治疗原则是什么？ /184
514. 胃癌开腹探查时应注意什么？ /184

515. 为什么要进行胃癌的手术前评估？ /184
516. 胃癌手术分哪几类？ /185
517. 如何选择胃癌的手术方式？ /185
518. 胃癌手术前后有哪些注意事项？ /185
519. 根据外科手术类型如何判断胃癌的预后？ /185
520. 早期胃癌内镜治疗的适应证有哪些？ /186
521. 胃癌的内镜治疗包括哪几种？ /186
522. 在胃癌的治疗中，内镜根治术有哪些？ /186
523. 胃癌的内镜姑息治疗有哪些？ /187
524. 何谓EMR？其适应证及禁忌证有哪些？ /187
525. 何谓ESD？其适应证及禁忌证有哪些？ /187
526. 在胃癌治疗中如何应用化学疗法？ /187
527. 胃癌的化疗方法有哪些？如何给药？ /188
528. 治疗胃癌常见的化疗药物有哪些？ /188
529. NCCN胃癌临床实践指南（2007）包括哪些内容？ /188
530. 治疗胃癌常用的化疗方案有哪些？ /189
531. 挽救治疗的临床常用方案有哪些？ /189
532. 化疗药物有哪些毒副作用？化疗期间应注意什么？ /190
533. 在胃癌的治疗中如何应用放射治疗？有何意义？ /190
534. 胃癌的靶向治疗有哪些？ /191
535. 胃癌的生物治疗包括哪些？ /191
536. 胃癌的综合治疗包括哪些？ /191
537. 胃癌复发的原因是什么？ /191
538. 胃癌复发后如何预防？ /191
539. 如何划分胃癌复发的时期？ /192
540. 胃癌复发如何诊断？ /192
541. 复发的胃癌该如何治疗？ /192
542. 如何预防胃癌的发生？ /192
543. 其他胃恶性肿瘤包括哪些？ /193
544. 何谓原发性胃淋巴瘤？ /193
545. 原发性胃淋巴瘤有何特点？ /193
546. 如何诊断原发性胃淋巴瘤？ /193
547. 胃类瘤分哪几型？ /194
548. 胃类瘤在内镜下有何特征？如何治疗？ /194

549. 胃转移性癌有何特征？　／194
550. 胃黏膜下肿瘤有哪些特征？　／194

中医篇

1. 如何认识脾的概况？　／195
2. 脾的生理特性是什么？　／195
3. 如何理解脾的生理特性"脾气主升"？　／195
4. 如何理解脾的生理特性"喜燥恶湿"？　／196
5. 脾的生理功能有哪些？　／196
6. 脾主运化包括哪些内容？　／196
7. 如何理解脾运化水谷？　／196
8. 如何理解脾运化水液？　／197
9. 如何理解脾运化水谷和运化水液的关系？　／197
10. 如何理解"脾主统血"？　／197
11. 如何理解脾的系统联系——"在志为思"？　／198
12. 如何理解脾的系统联系——"脾主肌肉"？　／198
13. 如何理解脾的系统联系——"脾主四肢"？　／198
14. 如何理解脾的系统联系——"脾，其华在唇"？　／198
15. 如何理解脾的系统联系——"脾，开窍于口"？　／199
16. 如何理解脾的系统联系——"脾，在液为涎"？　／199
17. 胃的概况如何？　／199
18. 胃的生理特性如何？　／199
19. 如何理解"胃主通降"？　／199
20. 如何理解胃"喜润恶燥"？　／200
21. 胃的生理功能有哪些？　／200
22. 如何理解胃主"受纳水谷"？　／200
23. 如何理解胃主"腐熟水谷"？　／200
24. 小肠的概况如何？　／200
25. 如何理解小肠的生理功能"主受盛化物"？　／201
26. 如何理解小肠的生理功能"泌别清浊"？　／201
27. 大肠的概况如何？　／201
28. 如何理解大肠的生理功能"传导糟粕、吸收津液"？　／202
29. 肝的概况如何？　／202

30. 肝的生理特性包括哪些方面？ /202
31. 如何理解"肝为刚脏、体阴用阳"？ /202
32. 如何理解肝气升发？ /203
33. 如何理解肝喜条达而恶抑郁？ /203
34. 肝的生理功能包括哪些方面？ /203
35. 如何理解肝的生理功能"主疏泄"？ /203
36. 如何理解肝"主疏泄"派生的四个方面作用？ /204
37. 如何理解肝的生理功能"主藏血"？ /205
38. 如何理解肝的系统联系——"肝在志为怒"？ /205
39. 如何理解肝的系统联系——"肝在体合筋，其华在爪"？ /206
40. 如何理解肝的系统联系——"肝在窍为目"？ /206
41. 如何理解肝的系统联系——"肝在液为泪"？ /206
42. 胆的概况如何？ /206
43. 如何理解胆的生理特性？ /207
44. 如何理解胆的生理功能——贮藏和排泄胆汁？ /207
45. 如何理解胆的生理功能——主决断？ /207
46. 常见的与脾胃病相关的脏腑有哪些？ /208
47. 如何理解脾与胃的生理、病理联系？ /208
48. 如何理解脾（胃）与心的生理、病理联系？ /208
49. 如何理解脾（胃）与肺的生理、病理联系？ /209
50. 如何理解脾（胃）与肝的生理、病理联系？ /210
51. 如何理解脾（胃）与肾的生理、病理联系？ /210
52. 如何理解脾胃与胆的生理、病理联系？ /211
53. 如何认识脾胃与小肠、大肠的功能联系？ /211
54. 如何认识脾胃与膀胱、三焦的功能联系？ /212
55. 如何认识脾胃与脑、骨髓、脉、女子胞的功能联系？ /212
56. 如何认识脾胃与咽的关系？ /212
57. 如何认识脾胃与脘腹的关系？ /212
58. 舌的形态结构怎样？ /212
59. 为什么查舌可以诊病？ /213
60. 舌面脏腑部位分属是如何划分的？ /214
61. 舌诊的方法怎样？ /214
62. 望舌的注意事项有哪些？ /215
63. 舌诊包括哪些内容？ /216

64. 正常舌象如何？ / 216
65. 怎样望舌质颜色——舌色？ / 216
66. 怎样望舌质的形状——舌形？ / 216
67. 怎样望舌体的动态——舌态？ / 217
68. 怎样望舌下络脉？ / 218
69. 什么是舌苔？ / 218
70. 怎样望舌苔的质地——苔质？ / 218
71. 怎样望舌苔的颜色——苔色？ / 221
72. 怎样理解脾胃与舌质的密切关系？ / 222
73. 怎样理解胃与舌苔的密切关系？ / 222
74. 如何通过舌色变化诊查脾胃病？ / 223
75. 如何通过舌形变化诊查脾胃病？ / 223
76. 如何通过苔色变化诊查脾胃病？ / 224
77. 如何通过苔质变化诊查脾胃病？ / 224
78. 脾经的循行部位如何？ / 225
79. 足太阴脾经的重要穴位"井"、"荥"、"输"、"经"、"合"穴是哪些？ / 226
80. 胃经的循行部位如何？ / 227
81. 足阳明胃经的重要穴位"井"、"荥"、"输"、"经"、"合"腧穴是哪些？ / 227
82. 脾胃经络的病候如何？ / 228
83. 脾胃病病因有哪些？ / 228
84. 何谓六淫？其致病特点及与脾胃病的关系如何？ / 228
85. 何谓七情？与脾胃病的关系如何？ / 229
86. 何谓饮食不节？与脾胃病的关系如何？ / 230
87. 何谓劳逸所伤？与脾胃病的关系如何？ / 231
88. 虫积的原因是什么？虫积与脾胃病的关系如何？ / 231
89. 何谓痰饮？痰饮与脾胃病的关系如何？ / 231
90. 何谓瘀血？瘀血与脾胃病的关系如何？ / 232
91. 与脾胃病相关的其他因素有哪些？ / 233
92. 什么是中医学的病机概念？ / 233
93. 中医学中脾胃病的病机主要有哪些？ / 233
94. 如何理解脾胃病"清浊不分"的病机？ / 233
95. 如何理解脾胃病"纳化失常"的病机？ / 234

96. 如何理解脾胃病"升降失司"的病机？ /234
97. 如何理解脾胃病"润燥失济"的病机？ /235
98. 临床如何辨脾胃病口味异常？ /235
99. 临床如何辨脾胃病呕吐？ /236
100. 临床如何辨脾胃病呃逆？ /237
101. 临床如何辨脾胃病嗳气？ /237
102. 什么是心下痞？ /238
103. 临床如何辨脾胃病胃脘硬？ /239
104. 临床如何辨脾胃病胃脘痛？ /239
105. 临床如何辨脾胃病腹满？ /240
106. 临床如何辨脾胃病腹痛？ /241
107. 临床如何辨脾胃病出血？ /242
108. 临床如何辨脾胃病头痛？ /243
109. 临床如何辨脾胃病积聚？ /243
110. 临床如何辨脾胃病口渴与饮水异常？ /244
111. 何谓食欲？何谓食量？食欲、食量异常与脾胃病有何关系？ /245
112. 什么是食欲减退？临床表现如何？ /245
113. 什么是厌食？临床表现如何？ /245
114. 什么是消谷善饥？临床表现如何？ /246
115. 什么是饥不欲食？临床表现如何？ /246
116. 什么是偏嗜食物或异物？临床表现如何？ /246
117. 如何判断食欲、食量与疾病的预后转归？ /246
118. 为什么脾胃病临床需要询问大便？如何询问？ /247
119. 健康人大便特点如何？ /247
120. 便次异常的临床表现有哪些？ /247
121. 什么是便秘？其病机和常见类型有哪些？ /247
122. 什么是泄泻？其病机和常见类型有哪些？ /248
123. 便质异常临床表现有哪些？ /249
124. 排便感异常临床表现有哪些？ /249
125. 临床如何辨脾胃病小便异常？ /250
126. 临床如何辨脾胃病寒热？ /250
127. 什么是中医学"神"？ /251
128. 什么是望"神"？ /251
129. 为什么望神可以诊病？ /252

130. 神的具体表现如何？ / 252
131. 临床如何通过望神诊断脾胃病？ / 252
132. 什么是望色？ / 253
133. 色、泽的意义与关系如何？ / 253
134. 面部分候脏腑如何划分？ / 254
135. 常色的特点及分类如何？ / 254
136. 病色的特点及分类如何？ / 255
137. 五色与脾胃病的关系如何？ / 255
138. 何谓脾气虚证？ / 257
139. 何谓脾气下陷证？ / 257
140. 何谓脾不统血证？ / 257
141. 何谓脾阴虚证？ / 258
142. 何谓脾阳虚证？ / 258
143. 何谓脾虚湿困证？ / 258
144. 何谓脾虚气滞证？ / 259
145. 何谓脾虚水停证？ / 259
146. 何谓脾虚湿热证？ / 259
147. 何谓脾虚痰湿证？ / 259
148. 何谓脾虚食积证？ / 259
149. 何谓脾经湿热证？ / 260
150. 何谓寒湿困脾证？ / 260
151. 何谓胃气虚证？ / 260
152. 何谓胃阴虚证？ / 260
153. 何谓胃阳虚证？ / 261
154. 何谓胃气上逆证？ / 261
155. 何谓胃气痞塞证？ / 261
156. 何谓胃热证？ / 262
157. 何谓大肠湿热证？ / 262
158. 何谓大肠热结证？ / 262
159. 何谓大肠津亏证？ / 262
160. 何谓大肠虚寒证？ / 263
161. 何谓大肠不固证？ / 263
162. 何谓小肠虚寒证？ / 263
163. 何谓小肠气滞证？ / 263

164. 何谓心胃火盛证？ / 263
165. 何谓肝胃不和证？ / 264
166. 何谓食伤脾胃证？ / 264
167. 何谓脾胃湿热证？ / 264
168. 何谓胃强脾弱证？ / 264
169. 何谓脾胃阳虚证？ / 265
170. 何谓脾胃气虚证？ / 265
171. 何谓热结胃肠证？ / 265
172. 何谓阳明腑实证？ / 266
173. 何谓上热下寒证？ / 266
174. 何谓脾约证？ / 266
175. 何谓寒热错杂痞证？ / 266
176. 何谓水停食滞痞证？ / 266
177. 何谓胃虚气逆痞证？ / 267
178. 常见脾胃病治疗原则有哪些？ / 267
179. 临床如何"升降结合"治疗脾胃病？ / 267
180. 临床如何"润燥相宜"治疗脾胃病？ / 268
181. 临床如何"温清并举"治疗脾胃病？ / 268
182. 临床如何"消补兼顾"治疗脾胃病？ / 269
183. 临床如何通过调治五脏治疗脾胃病？ / 269
184. 脾胃病常用治法有哪些？ / 270
185. 临床怎样使用补气健脾法治疗脾胃病？ / 270
186. 临床怎样使用温中健脾法治疗脾胃病？ / 270
187. 临床怎样使用升阳举陷法治疗脾胃病？ / 271
188. 临床怎样使用滋阴养胃法治疗脾胃病？ / 271
189. 临床怎样使用温中固涩法治疗脾胃病？ / 272
190. 临床怎样使用理气降逆法治疗脾胃病？ / 272
191. 临床怎样使用活血化瘀法治疗脾胃病？ / 273
192. 临床怎样使用祛湿利水法治疗脾胃病？ / 273
193. 临床怎样使用温化痰饮法治疗脾胃病？ / 274
194. 临床怎样使用清热泻火法治疗脾胃病？ / 274
195. 临床怎样使用通腑泻热法治疗脾胃病？ / 275
196. 临床怎样使用辛开苦降法治疗脾胃病？ / 275
197. 临床怎样使用消食导滞法治疗脾胃病？ / 276

198. 何谓饮食疗法？ /276
199. 食疗法有哪些作用？ /277
200. 食疗法有哪些特点？ /277
201. 饮食调理的主要内容有哪些？ /278
202. 如何进行饮食调配以预防脾胃病？ /278
203. 合理的饮食烹调原则是什么？ /279
204. 什么是饮食有节？饮食有节与脾胃病的关系如何？ /279
205. 怎样认识饮食有方？ /279
206. 饮食卫生与脾胃病的关系如何？ /279
207. 常用食物属性是如何划分的？ /280
208. 常见食疗方法有哪些？ /280
209. 何谓饮疗法？ /280
210. 何谓粥疗法？ /281
211. 何谓汤疗法？ /281
212. 何谓糕疗法？ /281
213. 何谓羹疗法？ /281
214. 何谓饼疗法？ /282
215. 何谓胶疗法？ /282
216. 何谓粉疗法？ /282
217. 饮食宜忌与脾胃病的关系如何？ /282
218. 脾胃病防护要点有哪些？ /283
219. 如何调畅情志防护脾胃病？ /283
220. 如何调节饮食防护脾胃病？ /283
221. 如何调适寒温防护脾胃病？ /284
222. 如何调理起居劳逸防护脾胃？ /284

附：常用方剂 /286

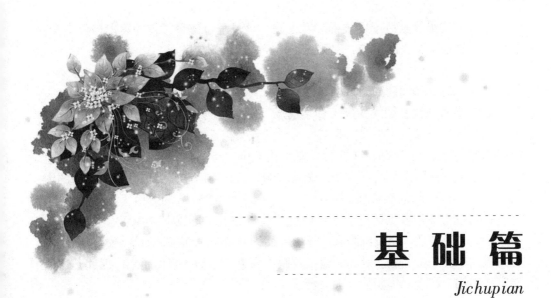

基 础 篇
Jichupian

1. 消化系统是如何发生的?

消化系统由原始消化管分化而成。人胚第 3~4 周,胚盘向腹侧卷折,形成圆柱状胚体,内胚层被卷入胚体内,形成一条头尾走向的封闭管道,称为原始消化管。其头端起自口咽膜,尾端止于泄殖腔膜,它们分别于第 4 周和第 8 周破裂、消失,原始消化管遂与外界相通。从头端至尾端,原始消化管依次分为 3 段,分别为前肠、中肠、后肠。中肠的腹侧与卵黄囊相通,随着胚体和原始消化管的增长,卵黄囊相对变小,它与中肠的连接部逐渐变细,形成卵黄蒂。卵黄蒂于第 6 周闭锁并逐渐退化消失。前肠将分化为部分口腔底、舌、咽至十二指肠乳头之间的消化管、肝、胆囊、胆管、下颌下腺、舌下腺、胰腺、喉及其以下的呼吸道、肺、胸腺、甲状腺和甲状旁腺等器官。中肠将分化为自十二指肠乳头至横结肠右 2/3 之间的消化管。后肠将分化为自横结肠左 1/3 至肛管上段的消化管以及膀胱和尿道的大部。消化管与呼吸道上皮及腺的实质大多来自原始消化管的内胚层,而结蹄组织和肌组织则来自脏壁中胚层。

2. 胃的胚胎起源是怎样的?

胃是一个"J"形的消化道空腔脏器,空虚时呈管状,中等充盈程度时呈钩状。可在妊娠第 4 周辨识出,为前肠远端的一段膨胀。随着胃腔的不断扩大,其背侧比腹侧生长更快,这就形成了较多的弯曲。此外,胃在扩张过程中沿着其纵轴旋转 90 度,使其大弯侧向左转,小弯侧右转。旋转和进行性的差异性生长联合作用，使胃最终横卧于中腹部和左上腹。该过程也解释了胃的迷走神经支配：右侧迷走神经支配胃的后壁，左侧迷走神经支配胃的前壁。

3. 十二指肠的胚胎起源是怎样的？

十二指肠是在妊娠第4周由远端前肠、近端中肠和邻近的内脏间充质形成。前肠和中肠接合部位于十二指肠第二部，大乳头稍远端。伴随着胃的旋转，十二指肠也相应旋转，发育成"C"形外观。由于十二指肠自身的旋转和胰头的迅速生长，使十二指肠由腹腔正中转到腹腔右侧，后来，由于十二指肠背系韧带的消失，使十二指肠大部固定于腹膜后位。在胚胎发育的5~6周，由于黏膜层增生，十二指肠发生一过性的闭塞。在之后的几周，腔空泡形成，一些增生细胞退化，导致十二指肠再通。上皮细胞和腺体由胚胎内胚层发育而来，而结缔组织、肌肉和浆膜则来源于中胚层。肝、胆道以及胰均为十二指肠壁衍化而来，因此，这些器官在结构上与十二指肠关系极为密切。

4. 先天性胃疾病及发育异常有哪些？

胃发育异常的机制尚不清楚。一般存在胃的发育异常，也同时存在其他脏器的发育异常。

（1）幽门狭窄

①婴儿型幽门狭窄：婴儿型幽门狭窄多有家族性，发病率约为活产儿的0.3%，以第一胎男婴为主。临床为生后第3周出现喷射性呕吐。可见胃蠕动，胃幽门可扪及。大体上为幽门部见2~3厘米卵圆形包块，并像塞子一样突向十二指肠内，组织学上为幽门环形肌的肥大和增生，肌间神经丛无异常。

②成人型幽门狭窄：成人型幽门狭窄多为轻型婴儿型幽门狭窄迁延而来，非常少见。临床上表现为恶心、呕吐。大体上见幽门管变长而狭窄，组织学上为环形肌的肥大与增生。

（2）胃胰腺组织异位 以在胃黏膜下或在肌层出现胰腺组织为其特征，病理变化：迷入的胰腺组织可发生于胃各部分，其中绝大多数见于幽门窦和幽门。大都在胃黏膜下形成半球形或圆锥形小结节，结节中央有时可见迷入胰腺组织的导管开口。多数病例为单发性，少数可多发，后者在胃中同时可见若干胰腺组织结节。结节大小不一，最小者在显微镜下偶然发现，最大者直径可达5厘米，大都在0.5~3厘米。表面被覆黏膜大都完整，仅少数病例有溃疡形成。切片镜检，由胰腺小叶组成，导管常扩张，一般不见胰岛组织存在。有时可见 Brunner 腺或胃黏膜腺同时出现，有时迷入的胰腺组织同时有新生平滑肌束混合存在，此时有人称之为腺肌瘤。文献中有少数胰腺组织发生癌变的报道。

(3)胃憩室　在消化道憩室中，胃憩室较少见。胃憩室可分为先天性和获得性两种。先天性胃憩室，是胃先天发育异常所致，憩室壁中有正常三层肌组织存在；获得性胃憩室继发于胃或胃外疾病，憩室壁肌层变薄或离断。

(4)胃闭锁　胃闭锁很少见，大体上分为：

①胃完全性闭锁：胃内出现纤维性条索，可以是黏膜层组织，也可以是肌层及浆膜层；

②胃蹼：临床上依据闭锁的程度而出现不同的症状。一般在婴儿多为完全型闭锁为主，成人则为不完全闭锁而以消化性溃疡症状出现。病理组织学上多为胃黏膜组织，偶见鳞状上皮组织。

(5)黄色斑　也称黄色瘤或类脂岛，大体表现为黄色斑块，直径小于5毫米，多数发生于胃窦部小弯侧，可以单发或多发。组织学检查，黄色斑由位于固有膜上部的疏松而有序排列的泡沫状组织细胞组成，胞核无异型，胞质含有脂质，PAS染色阴性。这些特征有助于黄色斑和分泌黏液的腺癌鉴别诊断。黄色斑的发病机制不明。生物化学分析显示黄色斑是由胆固醇、中性脂肪、低密度脂蛋白以及氧化低密度脂蛋白组成的，而与任何类型的遗传性高胆固醇血症均无联系。

(6)化生

①幽门腺化生：幽门腺化生是一种与年龄有关的改变，表现为分泌胃酸和胃蛋白酶的胃底腺细胞逐渐被分泌黏液的幽门型腺体所替代。

②纤毛细胞化生：是新近在北美、欧洲和日本病人中发现的一种病变。多数病例为肿瘤或消化性溃疡胃切除标本的偶尔发现。纤毛细胞可内衬于扩张的胃窦腺。这种改变的原因和意义尚不清楚。

③核下空泡细胞：胃黏膜的这种改变严格说来不是一种化生，因为它并不具有任何其他类型正常细胞的外观。尽管它可能是细胞损害造成的一种变性反应，但是因其可能与真正的肠上皮化生混淆。

④胰腺腺泡化生：表现为胃腺之中或胃腺基底出现单发或多发性胰腺腺泡组织细胞巢或小叶。这些腺泡细胞巢周围绕以薄层纤维和平滑肌间隔，没有胰岛。最初胃黏膜的胰腺腺泡分化被认为是真正的化生，是慢性胃炎作用的结果。

⑤肠上皮化生：伴有萎缩性胃炎的胃还可能显示肠上皮化生。肠上皮化生是一个复杂的过程，表现为表浅上皮和小凹内衬上皮发生了形态学和组织化学改变。肠上皮化生主要有两种类型：小肠化生和大肠化生。两种化生均可以表现为完全性、不完全性或混合性。不完全性肠化生柱状细胞的黏液成分减少，并从正常胃的中性黏液变为酸性黏液。完全性肠化生可从形态学上认出，因为分泌黏液的柱状细胞丢失，代之含有杯状细胞和吸收细胞的上皮。

(7)小胃　多为胚胎期前肠发育障碍所致，有家族性。临床上十分少见，出

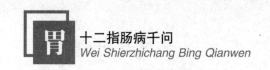

现进食困难。大体上胃体积小，而且解剖分区不明显，并有胃旋转不到位。往往还同时有其他器官的先天畸形。

(8)胃重复畸形　由于胚胎期胃上皮小结未能完全消退而残留下来，约占胃肠道重复畸形的4%，女性多于男性。临床多为年轻人，症状依重复畸形的位置、大小而定，主要是胃排空延迟、上腹部包块、穿孔、腹膜炎等。大体上表现为不同大小的囊肿，以大弯多见，一般与胃腔不通。组织学上见到由胃壁全层结构，偶见鳞状上皮被覆。也可见于食管，1/3的病人有其他异常同时存在。

(9)胃错位　胃的位置异常见于右置胃及幽门贲门倒置，此两种情况均十分少见。

(10)胃肌层缺乏　胃在发育过程中肌层未发育而出现胃肌层缺乏，临床可出现穿孔，尤以未成熟儿为多。病变以大弯为主，出现胃壁破裂或穿孔。

(11)胃扭转　由于胃系膜过长而易导致胃扭转。临床出现呕吐，大体上见胃窦部转向左上或右上部。

5. 十二指肠的发育异常有哪些？

主要有以下几种：

(1)肠狭窄　先天性肠狭窄系指肠腔某部分狭窄导致不完全性肠梗阻。病因病理由于引起的原因不同，临床上分为三种类型：

①管腔内隔膜型狭窄：约为44%，狭窄程度颇为不一致，轻度狭窄者仅略呈收缩状态，严重狭窄者在隔膜中央有一小孔，直径2～3毫米，仅能通过探针。狭窄近端肠道扩张、肠壁肥厚水肿，远端肠道较细。其发病原因与先天性肠闭锁相同，但病损程度较轻。

②管腔外压迫型狭窄：占33%，管腔内正常，管腔外病变，如畸形、血管压迫、肠重复畸形、先天性腹腔内及腹膜外囊实性肿物等压迫造成肠狭窄。

③管腔内外联合因素引起的狭窄：占22%，如十二指肠式狭窄并有肠回转不良及环形胰腺。轻度狭窄者多在1岁以后呕吐症状逐渐加重，表现为部分肠梗阻的症状。患儿常有营养不良、慢性脱水及消瘦等全身症状。X线钡剂造影可明确狭窄部位。

(2)组织异位

①胃黏膜异位：比胰腺组织异位少见。异位的胃黏膜灶可以表现为十二指肠散在的小结节或无蒂的息肉。镜下，黏膜为胃底型，具有主细胞和壁细胞。异位胃黏膜可以发生增生和腺瘤性改变，并且需要与幽门腺化生区分开来。小肠的胃黏膜异位常并发溃疡和出血，少数可发生肿瘤，其类型与胃黏膜发生的相同。

②胰腺异位：是指肠壁内存在灶性的胰腺组织。在小肠中，胰腺异位以十二

指肠壁最为常见，发生于其余小肠段者向回盲瓣逐渐减少。异位胰腺主要由导管和腺泡组成，通常没有胰岛组织，可异位于肠壁各层，但一般以黏膜下层最为常见，呈小结节状。最常见于十二指肠，尤其是肝胰壶腹，也可以出现在空肠和回肠，但非常罕见。

(3)十二指肠憩室　少见，发生在1%～2%的所有个体。多数为单发性，位于十二指肠的第二部分，憩室可以很大，并能引起梗阻性黄疸、胰腺炎、十二指肠梗阻、瘘管、出血和穿孔。组织学上，憩室黏膜与十二指肠黏膜相同，无异位黏膜或异位胰腺组织。半数以上的病例显示黏膜下层有泡沫样巨噬细胞聚集。

6. 胃的位置和毗邻关系如何？

胃的位置常因体型、体位和充盈程度不同而有较大的变化。通常胃大部分位于左季肋区，小部分位于腹上区。胃的前壁在右侧与肝左叶贴近，在左侧与膈相邻，为左肋弓所掩盖，介于肝左叶与左肋弓之间的胃前壁，直接与腹前壁相贴。胃后壁与胰、横结肠、左肾和左肾上腺相邻，胃底与膈和脾相邻。贲门与幽门的位置比较固定，贲门位于第11胸椎左侧，幽门在第1腰椎右侧附近。胃大弯的位置较低，其最低点一般在脐平面。

7. 胃分为哪几部分？

胃可分为4部分：进贲门的部分称贲门部；自贲门平面向左上方膨隆的部分称胃底，新生儿和小儿的胃底不明显；胃的中部为胃体；进幽门的部分为幽门部（又称胃窦部），即由角切迹向胃大弯膨隆处作一连线的右侧为幽门部。幽门部的大弯侧常有一浅沟称中间沟，借此沟可将幽门部分为左侧的幽门窦和右侧的幽门管，幽门管长约2～3厘米，终止于幽门。此外，临床上尚可应用以下一些解剖标志：胃靠近前腹壁的一面称胃前壁，相对的称胃后壁，胃前壁和胃后壁相连的上缘称胃小弯，下缘称胃大弯，胃小弯在离幽门2.5～3厘米处，有一凹入痕迹称胃角或胃角切迹。

8. 胃的形态是怎样的？

胃是消化管最膨大的部分，上连食管，下续十二指肠，其大小和形态因胃充盈程度、体位以及体型等状况而不同。成年人胃在中等度充盈时，平均长度（胃底至胃大弯下端）为25～30厘米，胃容量约1500毫升。胃在完全空虚时略呈管状，高度充盈时可呈球囊形。

9. 胃的形态有哪些类型？

在站立位时X线钡餐透视，可将胃分为四型：

(1)角型胃 位置较高，胃底和胃体几乎成横位，整个胃上宽下窄，胃角钝，呈牛角型，多见于体质矮胖者。

(2)钩型胃 胃底和胃体斜向右下或垂直，幽门部转向右上方，形似钩，角切迹明显，胃下极达髂嵴水平。多见于中等体型的人。

(3)瀑布型胃 胃底呈囊袋状，向后倾倒，胃泡大，亦多见于正常人。

(4)长型胃 胃呈垂直位，全胃几乎位于腹腔左侧，只有幽门位于右侧，胃下缘可在髂嵴连线水平以下，甚至进入盆腔，上窄下宽。多见于无力型体质瘦长及衰弱者。

10. 十二指肠的位置及其分部如何？

十二指肠介于胃与空肠之间，十二指肠成人长度为20～25厘米，管径4～5厘米，紧贴腹后壁，是小肠中长度最短、管径最大、位置最深且最为固定的小肠段。胰管与胆总管均开口于十二指肠，因此，它既接受胃液，又接受胰液和胆汁的注入，所以十二指肠的消化功能十分重要。十二指肠整体上呈"C"形，包绕胰头，可分为上部、降部、水平部和升部4部。

(1)上部 长约5厘米，起自胃的幽门，走向右后方。至胆囊颈的后下方，急转成为降部，转折处为十二指肠上曲。十二指肠球部为近幽门约2.5厘米一段肠管，壁较薄，黏膜面较光滑，没有或甚少环状襞，此段称十二指肠球部，是十二指肠溃疡及其穿孔的好发部位。

(2)降部 是十二指肠的第2部，长约7～8厘米，由十二指肠上曲沿右肾内侧缘下降，至第3腰椎水平，弯向左侧，转折处为十二指肠下曲。降部左侧紧贴胰头，此部的黏膜有许多环状皱襞，其后内侧壁有胆总管沿其外面下行，致使黏膜呈略凸向肠腔的纵行隆起，称十二指肠纵襞。纵襞的下端为圆形隆起，称十二指肠大乳头，是胆总管和胰管的共同开口。胆总管和胰管在此处组成肝胰壶腹。十二指肠大乳头附近有一壶瓣，可以关闭胆总管或胰管大乳头稍上方，有时可见十二指肠小乳头，这是副胰管的开口之处。

(3)水平部 又称下部，长约10厘米，自十二指肠下曲起始，向左横行至第3腰椎左侧续于升部。肠系膜上动脉与肠系膜上静脉紧贴此部前面下行。肠系膜上动脉夹持部分的胰腺组织，称钩突。此处若病变，早期和中期症状不明显，晚期可表现为阻塞性黄疸。肠系膜上动脉可以压迫水平部，引起肠梗阻。

(4)升部 长约2～3厘米，自第3腰椎左侧向上，到达第2腰椎左侧急转向前下方，形成十二指肠空肠曲，移行为空肠。十二指肠空肠曲由十二指肠悬肌连于膈右脚。此肌上部连于膈脚的部分为横纹肌，下部附着于十二指肠空肠曲的部分为平滑肌，并有结缔组织介入。十二指肠悬肌（又称Treitz韧带）是一个重要标志，手术时用以确定空肠的起点。

11. 胃壁的结构是怎样的？

胃壁共分四层，自内向外依次为黏膜层、黏膜下层、肌层和浆膜层。

（1）黏膜层 即胃壁的最内层，它是由表层上皮、固有层和黏膜肌层构成，厚约0.5～0.7毫米。黏膜肌由二束平滑肌纤维组成。表层上皮下面为腺体和固有膜，含有结缔组织基质、浆细胞、淋巴细胞、少数嗜酸细胞、肥大细胞以及神经和血管。用胃镜观察胃黏膜为微红的橙黄色。在空腹时，黏膜形成许多皱襞。当胃被食物充满后，皱襞即变平或全部消失。胃黏膜被许多纵横沟分成若干小块，称为胃区。每区有许多小窝，叫胃小凹，胃腺即开口于胃小凹的底部。胃大约有300多万个胃小凹，一个胃小凹底部有3～5条胃腺共同开口。临床上，胃黏膜皱襞的改变，常表示有病变的发生。分泌胃液的腺体有3种，即贲门腺、胃底腺和幽门腺。胃腺是胃黏膜上皮向结缔组织中深入凹陷而形成的。它是由主细胞、壁细胞和颈黏液细胞3种构成。胃小弯、幽门部的黏膜较平滑，神经分布丰富，是酸性食糜必经之路，易受机械损伤及胃酸消化酶的作用，所以易发生溃疡。

（2）黏膜下层 由疏松结缔组织和弹力纤维组成，起缓冲作用。当胃扩张或蠕动时，黏膜可伴随这种活动而伸展或移位。此层含有较大的血管、神经丛和淋巴管。胃黏膜炎或黏膜癌时可经黏膜下层扩散。

（3）肌层 胃壁的肌层很发达，由三层平滑肌组成。外层为纵形肌，以大弯和小弯部分较发达；中层为环形肌，在贲门和幽门处变得很厚，形成贲门括约肌和幽门括约肌；内层为斜形肌，由贲门左侧沿胃底向胃体方向进行，以下渐渐分散变薄，以至不见。在环形肌与纵形肌之间，含有肌层神经丛。胃的各种生理运动主要靠肌层来完成。

（4）浆膜层 胃壁的浆膜层是胃的外膜，实际上是腹膜覆盖在胃表面的部分。其覆盖主要是在胃的前上面和后下面，并在胃小弯和胃大弯处分别组成小网膜和大网膜。

12. 十二指肠肠壁的结构有哪些？

十二指肠肠壁由内向外依次为黏膜层、黏膜下层、肌层及外膜4层。黏膜层和黏膜下层向管腔内突起形成环状皱襞。

（1）黏膜层

①上皮：为单层柱状上皮，主要由柱状细胞构成，含少量的杯状细胞和内分泌细胞。游离面有薄层线状结构为纹状缘。

②固有层：为结缔组织，含大量肠腺、丰富的毛细血管、毛细淋巴管、神

经、散在的平滑肌细胞及淋巴组织。小肠腺为单管状腺，开口于相邻的绒毛之间，腺上皮与绒毛上皮相连，细胞构成与小肠上皮相似，小肠腺底部有成群分布的潘氏细胞。

③黏膜肌层：为平滑肌，覆小肠绒毛。小肠绒毛为固有层和上皮共同凸向肠腔形成的叶状结构，游离在肠腔内的团状结构是绒毛的横切面。与小肠腺相比，绒毛的中央可见管腔较大，由单层内皮构成中央乳糜管，即毛细淋巴管，管周围有散在的平滑肌束。

（2）黏膜下层　为疏松结缔组织，含较大的血管、淋巴管及黏膜下神经丛。十二指肠还含黏液性的十二指肠腺。腺上皮细胞为锥形或柱状，胞质染蓝色或空网状，细胞核扁圆形靠近基底部，腺泡腔较小，不规则，导管穿过黏膜肌开口在小肠腺的底部或相邻的绒毛之间。

（3）肌层　为内环行、外纵行两层平滑肌，两层肌之间的结缔组织内可找到肌间神经丛。

（4）外膜　为薄层疏松结缔组织和间皮构成的浆膜。

13. 十二指肠悬韧带是什么？

十二指肠悬韧带也称 Treitz 韧带（十二指肠悬肌），位于第 2 腰椎左侧的十二指肠悬肌（起自右膈脚，止于十二指肠空肠曲上部后面）和包于其下段外面的腹膜皱襞共同构成。腹膜皱襞跨于十二指肠空肠曲左缘和横结肠系膜根之间。韧带有悬吊固定十二指肠的作用，是空肠起点标志。十二指肠悬韧带位于十二指肠上襞右上方深部，由纤维组织和肌组织构成，从十二指肠空肠曲上面向上连至右膈脚，有上提和固定十二指肠空肠曲的作用，又称屈氏韧带，是区分上消化道和下消化道的标志。

14. 什么是 Oddi 括约肌？其功能有哪些？

Oddi 括约肌（SO）由胆总管及胰管末端大量平滑肌纤维所组成，具有调节胆囊充盈、控制胆汁排出、维持胆道系统正常压力、防止十二指内容物反流等重要功能。

15. Oddi 括约肌的解剖如何？

Oddi 括约肌可分为胆总管括约肌（BS）、胰管括约肌（PS）、壶腹括约肌和纵肌束 4 部分。胆总管括约肌位于胆总管与胰管汇合之前，为发达的平滑肌组织，括约作用较强。胰管括约肌是一层较薄的环行肌，位于胰管末端。壶腹括约肌环绕在壶腹周围，个体差异较大。纵肌束为一种薄的扇形肌膜组织，位于胆总管与胰管之间,其作为两个管道的共同管壁,可能是一种重要的解剖结构。Oddi 括约肌解剖长度一般不超过 10 毫米。

16. Oddi 括约肌的巨微解剖如何?

人们将人体 SO 分为固有平滑肌纤维和十二指肠延续肌纤维两类。固有平滑肌的深部主要为纵形平滑肌束,浅部主要为环形平滑肌,少量为斜环行肌束。据形态分析,纵形肌可能主要与竖起十二指肠大乳头有关,环/斜形肌蠕动则可能产生泵样或挤奶式活动。SO 强直收缩可缩小/关闭管腔,为防逆流生理因素之一。固有平滑肌纤维在胆总管和胰管末段明显。十二指肠延续肌纤维为十二指肠环肌延续,包绕胆总管和胰管末段,并有少量肌束联系固有肌。在功能上它们可能形成一个整体活动。

17. Oddi 括约肌正常运动是怎样的?

正常情况下,Oddi 括约肌能适应不同的胆汁和胰液流量,维持一定的压力。在进食的情况下,经食物刺激及神经体液作用,肝脏分泌增加,胆囊收缩,Oddi 括约肌松弛,胆汁进入十二指肠,此时 Oddi 括约肌在调节胆汁流动方面仅是一个被动装置。在禁食状态下,肝细胞仍在分泌胆汁,Oddi 括约肌亦处于动态变化过程中,以调节胆道系统的压力,并且其运动与胃肠移行运动复合波(MMC)相一致。Oddi 括约肌的运动是一个动态的周期性变化过程,其运动功能主要包括紧张性收缩引起的基础压力和自发性基础性收缩。前者主要调节流至十二指肠胆汁和胰液的流量,后者一方面对前者有辅助功能,另一方面可排出 Oddi 括约肌部位的碎片。

18. Oddi 括约肌的运动调节有哪些?

Oddi 括约肌(SO)的运动调节包括:

(1)神经调节 Oddi 括约肌中有 α、β 肾上腺素能和胆碱能受体。α 受体和胆碱能受体介导 SO 收缩,β 受体介导 SO 舒张。支配 SO 括约肌的胆碱能和肾上腺素能神经将中枢神经系统与存在于 SO 肌层间的以及其表面的肠肌层神经元和神经节细胞连接成致密的体内神经网络,目前认为,迷走神经在调节 SO 的运动中起主要作用。

(2)体液调节 多种胃肠激素对 SO 具有调节作用,胆囊收缩素(CCK)是调节胆道运动最主要的激素,进食或刺激胆囊收缩后,CCK 释放,使胆囊收缩,与 SO 的受体结合起到松弛效应,此过程需要迷走神经的支配和十二指肠与括约肌之间的神经肌肉完整性。生长抑素(SS)可以调节 SO 的运动,其能降低 SO

的基础压和收缩幅度,甚至减慢收缩频率。胰高血糖素对 SO 具有显著的抑制作用。大剂量的促胰液素可以升高 SO 压力,但生理剂量的促胰液素可以降低胰管括约肌的压力和收缩幅度。

(3)SO 的局部反射的调节　局部反射对 SO 具有重要的调节作用,有作者通过扩张人的胆囊使胆囊内压升高后发现 SO 基础压降低,收缩频率下降;在胆囊内压恢复后,SO 基础压迅速恢复。通过胆总管内注入 CO_2 使胆总管扩张,胆总管内压力增高使 SO 压力明显降低,在分别用利多卡因封闭胆总管和 SO 后,该反射被阻断。因此,胆囊括约肌和胆总管括约肌之间存在局部的反射调节,胆囊和胆总管的张力状态可能直接影响 SO 的运动功能。

19. 胃的血液供应有哪些?

胃的血液供应主要来源于腹腔动脉的分支。分布于胃小弯的是胃左、胃右动脉;分布于胃大弯的是胃网膜左、右动脉;分布于胃底的是胃短动脉。此外,胃底还有左膈下动脉的小分支供应血液。

(1)胃左动脉　起于腹腔动脉,是腹腔动脉的最小分支,而且是胃的最大动脉。左上方经胃胰腹膜皱襞达贲门,向上发出食管支与贲门支,然后向下沿胃小弯在肝胃韧带中分支到胃前后壁,在胃角切迹处与胃右动脉相吻合,形成胃小弯动脉弓。15%~20%左肝动脉可起自胃左动脉,与左迷走神经肝支一起,到达肝脏,这是左肝叶唯一动脉血流。于根部结扎胃左动脉,可导致急性左肝坏死,因此手术时应注意。

(2)胃右动脉　起源自肝固有动脉或胃十二指肠动脉,行走至幽门上缘,转向左,在肝胃韧带中沿胃小弯,从左向右,沿途分支至胃前、后壁,到胃角切迹处与胃左动脉吻合。

(3)胃网膜左动脉　起于脾动脉末端,从脾门经脾胃韧带进入大网膜前叶两层腹膜间,沿胃大弯左行,有分支到胃前后壁及大网膜,分布于胃体部大弯侧左下部,与胃网膜右动脉吻合,形成胃大弯动脉弓。

(4)胃网膜右动脉　起自胃十二指肠动脉,在大网膜前叶两层腹膜间沿胃大弯由右向左,沿途分支到胃前后壁及大网膜,与胃网膜左动脉相吻合,分布至胃大弯左半部分。

(5)胃短动脉　脾动脉末端的分支,一般 3~5 支,经胃脾韧带至胃底前后壁。

(6)胃后动脉　系脾动脉分支,一般 1~2 支,自胰腺上缘经胃膈韧带,到达胃底部后壁。

(7)左膈下动脉　由腹主动脉分出,沿胃膈韧带,分布于胃底上部和贲门。

20. 胃的淋巴引流途径是怎样的？

胃壁各层具有丰富的毛细淋巴管，起始于胃黏膜的固有层。在黏膜下层，肌层和浆膜下层内交织成网，分别流入各胃周淋巴结，最后均纳入腹腔淋巴结而达胸导管。淋巴引流一般伴随血管而行，汇入相应的胃周四个淋巴结区。

（1）胃左淋巴结区　贲门部、胃小弯左半和胃底的右半侧前后壁，分别注入贲门旁淋巴结、胃上淋巴结，最后至腹腔淋巴结。

（2）胃右淋巴结区　胃幽门部、胃小弯右半的前后壁，引流入幽门上淋巴结，由此经肝总动脉淋巴结，最后流入腹腔淋巴结。

（3）胃网膜左淋巴结区　胃底左半侧和胃大弯左半分别流入胃下淋巴结，脾门淋巴结及胰脾淋巴结，然后进入腹腔淋巴结。

（4）胃网膜右淋巴结区　胃大弯右半及幽门部，引流入胃幽门下淋巴结，然后沿肝总动脉淋巴结，进入腹腔淋巴结。

21. 胃的神经支配如何？

胃的神经支配属于植物神经系统，包括交感和副交感神经两部分。交感神经的作用为抑制胃的运动和减少胃液分泌，并传出痛觉。副交感神经纤维来自左、右迷走神经，它促进胃的运动，增加胃液分泌，与交感神经的作用是相对抗的。胃壁黏膜下层和肌层内的神经网是由交感和副交感神经纤维共同组成，以协调胃运动和分泌功能的相互关系。迷走神经在进入腹腔时分为左右两主干，左迷走神经干转向腹段食管前壁，称为迷走神经前干，在贲门水平分为两支，一支发向肝门，称之肝支，一支沿胃小弯下行，称为胃前支，胃前支在肝胃韧带内贴近或稍离胃小弯缘前壁发生3～5条胃前壁支后，行至胃角切迹处或切迹上方2.5厘米范围处呈伞型散开，被称之为前"鸦爪"形分支（3～4支），发向幽门部前壁，控制幽门部排空功能。迷走神经前干在分为肝支及胃前支以前，常有1～2细支自神经干发出至胃底贲门部，右迷走神经干在食管的右后侧，应称之为迷走神经后干，在贲门稍下方分为两支，即腹腔支和胃后支。胃后支贴胃小弯缘下行，向胃后壁发出2～3分支后，于胃角切迹附近分散为3～4支后"鸦爪"形分支，分布于胃幽门部后壁，与前"鸦爪"形分支共同控制胃窦幽门部排空功能。

22. 十二指肠的血液供应和神经支配是怎样的？

由胃十二指肠动脉分支的胰十二指肠上动脉和由肠系膜上动脉分支的胰十二指肠下动脉所供应，前者来自腹腔动脉分支肝动脉；二者在十二指肠与胰头之间的沟下降和上升，吻合成动脉弓，分出许多分支至十二指肠和胰头。当肠系膜上动脉供血不足时，来自腹腔动脉的血通过此供应；当肝动脉由于各种原因阻塞时，肠系膜上动脉由此向肝脏供血。十二指肠空肠曲附近直接由肠系膜上动脉分支供血。神经支配来自腹腔神经丛的交感神经和来自迷走神经肝支和腹腔支的副交感神经，含运动和感觉神经纤维。神经纤维进入肠壁后形成许多位于黏膜下和肌间的神经丛。

23. 胃的静脉回流有哪些？

胃壁内，在黏膜上皮下、靠近胃腺口及胃小凹周围，由邻近的毛细血管汇集成数条毛细血管后微静脉，然后注入一条管径粗大的星状静脉。由于星状静脉直接位于上皮下，当黏膜损伤时，易损伤该静脉，引起大量出血。从星状静脉开始，经固有膜，在腺管之间到达黏膜下层，沿途接受腺管周围毛细血管后静脉，最后注入黏膜下微静脉丛。由该静脉丛再汇集成小静脉有动脉伴行，穿出肌层并接受肌层毛细血管网的属支到达浆膜下，汇集成较大的静脉。胃各部的浆膜下静脉，依据动脉的供应范围，相应的沿胃小弯汇集成胃左静脉和胃右静脉，沿胃大弯汇集成胃网膜左静脉和胃网膜右静脉，沿胃底汇集成胃短静脉，最终均直接或间接注入门静脉。

（1）胃左静脉的回流 胃左静脉又名胃冠状静脉，引流胃左动脉供血区的静脉。该静脉起始于胃前、后壁的小静脉支，沿胃小弯与胃左动脉伴行，上行至贲门部。在此处，接受食管下段的食管静脉，然后转向右，经腹后壁静脉的后方、越过主动脉的前方注入门静脉主干或脾静脉。胃左静脉接受的食管静脉支与奇静脉的食管支形成食管下黏膜静脉丛，构成肝门静脉与上腔静脉系的交通。在正常人，两者静脉血呈分流状态。当肝门静脉高压时，肝门静脉系统内的血液可经胃左静脉、食管静脉丛、奇静脉流向上腔静脉，严重时，可导致食管静脉丛曲张，甚至破裂出血。

（2）胃右静脉的回流 胃右静脉又称幽门静脉。该静脉较小，引流胃右动脉供应区域的静脉血，在小网膜两层腹膜间与胃右动脉伴行，在幽门附近注入肝门静脉。胃右静脉的属支幽门前静脉起于幽门前面，向上汇入胃右静脉。胃切除手术时，可作为辨认幽门的标志，亦可作为胃与十二指肠的分界标志。

（3）胃网膜左静脉的回流 胃网膜左静脉起始于胃大弯，在起始处与胃网膜右静脉有吻合，引流胃网膜左动脉供血区域的静脉血。该静脉沿胃大弯自右向左走行，与同名动脉伴行，至脾静脉的起点附近注入脾静脉。

（4）胃网膜右静脉的回流 胃网膜右静脉起始于胃大弯，与同名动脉伴行，沿胃大弯右行，途中收纳来自胃前、后壁的胃静脉和大网膜的网膜静脉。胃网膜右静脉常与右结肠静脉合成一干，在胰头前方汇入肠系膜上静脉。该干称为典型的Henle干。另外，胃网膜右静脉亦可与右结肠静脉，中结肠静脉，或与右结肠静脉、胰十二指肠下静脉吻合成非典型的 Henle 干，注入肠系膜上静脉，也可单独与中结肠静脉汇合成一支胃结肠静脉。也是为典型 Henle 干的一种。

（5）胃短静脉的回流　胃短静脉引流胃底及胃大弯左部的静脉血。一般为3～4支，经胃脾韧带两层腹膜之间汇入脾静脉，少数可穿入脾上极的脾实质内。

（6）胃后静脉的回流　胃后静脉是比较恒定的静脉，多数为1支，2支者少见。该静脉引流胃后壁的静脉血，注入脾静脉主干或脾上极静脉。

24. 十二指肠的静脉回流有哪些？

十二指肠的较大静脉皆随动脉进行，位置较浅。胰十二指肠上前静脉汇入胃网膜右静脉。胰十二指肠上后静脉直接汇入门静脉。常经过胆总管的后方。亦可随动脉通过胆总管的前方。胰十二指肠下静脉常汇入肠系膜上静脉，极少数汇入脾静脉或者肠系膜上静脉的属支。十二指肠第一部与胃幽门远端下段的静脉先汇合成2～4干，再合成一条短干，称为幽门下静脉，长约1厘米汇入胃网膜右静脉。在幽门上缘亦常形成两条静脉称为幽门上静脉，直接汇入门静脉或者汇入十二指肠上后静脉，常有一支随胆管上行至肝脏汇入门静脉或者进入肝脏。十二指肠第一部及幽门的后面常有些小静脉，称为十二指肠后静脉，沿胃十二指肠动脉进行，汇入幽门上静脉或幽门下静脉，或者汇入胰头中的静脉。在大部分情况下幽门上、下静脉之间有交通支相连，横过幽门的前面，称为幽门前静脉，标志着胃与十二指肠的分界。

25. 何为胃液？

胃内分泌物的总称，包括水、电解质、脂类、蛋白质和多肽激素。纯净胃液为无色透明液体，pH0.9～1.5，比重为1.006～1.009，每日分泌量为1.5～2.5升，含固体物约0.3%～0.5%，无机物主要为 Na^+、K^+、H^+ 和 Cl^-。离子浓度随胃液分泌率而异，分泌率增加时，Na^+ 浓度下降，H^+ 迅速上升，最高可达150毫克当量/升，Cl^- 也稍有升高，而 K^+ 基本稳定。H^+ 和 Cl^- 结合成盐酸。有机物有胃蛋白酶原、黏液蛋白和"内因子"。

26. 胃液的成分及作用有哪些？

纯净的胃液是一种无色透明的酸性液体，pH 值约为0.9～1.5。正常成人每日胃液分泌量约1.5～2.5升。胃液所含的固体物中的重要成分有盐酸、胃蛋白酶原、黏液和"内因子"。

（1）盐酸　由胃腺壁细胞分泌的盐酸又称胃酸。胃酸存在着两种形式：一种为游离酸；另一种为结合酸，即与蛋白质结合的盐酸蛋白质。二者的浓度合称为总酸度，其中游离酸占绝大部分。

盐酸的作用如下：

①能激活胃蛋白酶原，使之转变为有活性的胃蛋白酶，并为胃蛋白酶提供适宜的酸性环境。

②可抑制和杀死随食物进入胃内的细菌。

③盐酸进入小肠后能促进胰液、胆汁和小肠液的分泌。

④分解食物中的结缔组织和肌纤维，使食物中的蛋白质变性，易于被消化。

⑤与钙和铁结合，形成可溶性盐，促进它们的吸收。

（2）胃蛋白酶　胃腺主细胞分泌入胃腔的胃蛋白酶原是无活性的，在胃酸作用下，转变为具有活性的胃蛋白酶。已激活的胃蛋白酶对胃蛋白酶原也有激活作用。胃蛋白酶能水解蛋白质，主要产物是䏡和胨，少量多肽和氨基酸。但胃蛋白酶必须在酸性较强的环境中才有作用，其最适 pH 为 2.0，随着 pH 的增高，其活性降低。

（3）黏液　胃内的黏液是由黏膜表面的上皮细胞、胃底泌酸腺的黏液细胞以及贲门腺和幽门腺分泌的，其主要成分为糖蛋白。

①具有润滑作用，有利于食糜在胃内的往返运动。

②保护胃黏膜免受坚硬食物的机械性损伤。

③黏液呈中性或弱碱性，可降低胃液的酸度，减弱胃蛋白酶的活性。

④由于黏液具有较高的黏滞性，在胃黏膜表面形成的黏液层能减慢胃腔中的 H^+ 向胃壁扩散的速度。但如果饮酒过多或服用乙酰水杨酸一类药物过多时，就可能破坏这种保护因素。

（4）内因子　在人体，内因子是由壁细胞分泌的一种糖蛋白。内因子与食入的维生素 B_{12} 结合，形成一种复合物，可保护维生素 B_{12} 不被小肠内水解酶破坏。当复合物移行至回肠，便与回肠黏膜的特殊受体结合，从而促进回肠上皮吸收维生素 B_{12}。若机体缺乏内因子，维生素 B_{12} 吸收不良，影响红细胞的生成，造成巨幼红细胞性贫血。

27. 胃液分泌的调节机制是怎样的？

胃液分泌的调节包括刺激胃液分泌的因素和抑制胃液分泌的因素。正常胃液分泌是兴奋和抑制两方面因素相互作用的结果。

28. 刺激胃液分泌的因素有哪些？

食物是引起胃液分泌的生理性刺激物，一般按感受食物刺激的部位，分为三个时期：头期、胃期和肠期。各期的胃液分泌在质和量上有一些差异。但在时间上各期分泌是重叠的,在调节机制上,都包括神经和体液两方面的因素。

(1)头期　引起胃液分泌的传入冲动主要来自位于头部的感受器,故称头期。用具有胃瘘的狗可观察到,当它看到和嗅到食物时,就有胃液流出,此为条件反射性分泌,需要大脑皮层参与。利用假饲法证明,咀嚼和吞咽食物时,食物虽未能入胃,仍引起胃液分泌。这是食物刺激了口腔、咽、食管的化学和机械感受器而引起的非条件反射性分泌。基本中枢位于延髓,但受脑高级部位的影响。迷走副交感纤维是这些反射的传出神经,当迷走传出神经兴奋后,除了直接引起腺体细胞分泌外,又能引起幽门部黏膜的"G"细胞释放胃泌素,后者经过血液循环刺激胃腺分泌。因此,头期的胃液分泌包括神经和神经-体液两种调节机制。

头期分泌胃液特点:分泌的量多,酸度高,胃蛋白酶的含量高,因而消化力强。

(2)胃期　食物入胃后,继续刺激胃液分泌,其机制主要是:

①食物对胃的扩张刺激可作用于胃壁内的感受器,通过迷走-迷走神经长反射,壁内神经丛的短反射,以及通过壁内神经丛引起胃幽门部的"G"细胞释放胃泌素等途径引起胃腺分泌。

②食物的化学成分(主要是蛋白质的消化产物)直接作用于"G"细胞,引起胃泌素释放。

胃期分泌胃液的特点:酸度也高,但消化力比头期的弱。

(3)肠期　食物在胃内部分消化而成为食糜进入小肠后,还能引起少量的胃液分泌,这是由于食糜的机械性和化学性刺激作用于小肠的结果。其作用机制不如头期和胃期的明确。已知十二指肠黏膜中也有产生胃泌素的"G"细胞,食糜入肠后可能刺激胃泌素的释放,而引起酸性胃液的分泌。十二指肠黏膜产生的胆囊收缩素也有刺激胃液分泌的功能,但较胃泌素的作用弱。

肠期分泌的胃液特点:分泌量少,约占进食后胃液分泌总量的10%,酶原含量也少。

29. 抑制胃液分泌的因素有哪些?

精神、情绪以及与进食有关的条件的恶劣刺激,都可通过中枢神经系统反射性减少胃酸的分泌。盐酸、脂肪和高渗溶液则是胃肠道内抑制胃液分泌的三个重要因素。

(1)盐酸　盐酸是胃腺分泌的,但当胃肠内的盐酸达到一定浓度(如胃幽门部的pH为1.2~1.5,十二指肠内的pH为2.5)时,胃腺的分泌活动受到抑制,这是胃腺分泌的一种负反馈调节机制,对调节胃酸水平有重要意义。

(2)脂肪　脂肪及其代谢产物抑制胃腺分泌的作用发生在脂肪通过幽门进入

十二指肠后。早在20世纪30年代,我国生理学家林可胜等就发现,从小肠黏膜中可提取出一种使胃分泌和胃运动减弱的物质。这种物质被认为是脂肪作用于小肠黏膜产生的一种激素,被命名为肠抑胃素,但这一物质至今尚未被提纯,近年来认为,肠抑胃素不一定是一种单一的激素,它可能是一类激素的总称。如抑胃肽可在脂肪刺激下由小肠释放,但它是否就是肠抑胃素的组成部分,尚待进一步研究。

(3)高渗溶液 十二指肠内高渗溶液对胃分泌也有抑制作用,其作用机制尚不清楚。

(4)前列腺素 胃黏膜内还存在大量的前列腺素(PGs),刺激迷走神经或注射胃泌素均可引起前列腺素释放增加,前列腺素释放后又进而抑制胃酸分泌,因此,它可能是胃分泌的负反馈抑制物。

30. 胃酸的具体作用有哪些?

胃酸在食物的消化过程中起着极其重要的作用。

①盐酸能激活胃蛋白酶原,使其转变为胃蛋白酶,并为胃蛋白酶发挥作用提供适宜的酸性环境。

②杀死随食物及水进入胃内的细菌。

③胃酸进入小肠时,还可促进胰液、胆汁及肠液的分泌,有助于小肠对铁、钙等物质的吸收。

④分解食物中的结缔组织和肌纤维,使食物中的蛋白质变性,易于被消化。

⑤反馈性抑制胃窦部细胞分泌胃泌素。胃酸对胃的功能作用还有胃酸分泌过少或医源性致胃酸过少,常可产生腹胀、腹泻等消化不良的症状;但若胃酸分泌过高,对人体也不利,过高的胃酸对胃黏膜具有侵蚀作用,引起胃的炎症或溃疡。胃液里还有微量的镁、磷和钙。胃液中的阳、阴离子与血液中的阴、阳离子是互相影响的,如大量呕吐,丢失大量胃液,可引起人体电解质紊乱及酸碱平衡失调。所以使胃内酸度适宜是保证胃黏膜正常的关键。

31. 胃酸的分泌机制如何?

由胃腺壁细胞分泌的盐酸又称胃酸。胃酸存在着两种形式:一种为游离酸;另一种为结合酸,即与蛋白质结合的盐酸蛋白质。二者的浓度合称为总酸度,其中游离酸占绝大部分。盐酸的分泌机制在正常情况下,胃液中的 H^+ 浓度比血液中的高三四百万倍,壁细胞分泌 H^+ 的过程必然是逆浓差的主动转运过程。根据生物化学的研究,已知 H^+ 来源于壁细胞内物质氧化代谢所产生的水,H_2O 解离成 OH^- 和 H^+。H^+ 借存在于细胞内小管膜上的 H^+ 泵的作用,主动转运入小管内,合成 HCl 所需要的 Cl^- 来自血浆，它一部分是顺着浓度差弥散入壁细胞内，一部分则借载体转运。当 Cl^- 进入壁细胞后，则依靠细胞内小管膜上的 Cl^- 泵，主动转运入小管内。H^+ 和 Cl^- 在细胞内小管中形成 HCl，然后进入腺腔。壁细胞在分泌盐酸过程中所需能量来自 ATP。ATP 由壁细胞内的线粒体提供。人体可分别通过旁分泌、内分泌、神经通路等刺激壁细胞底膜组胺、胃泌素和乙酰胆碱三种受体，激活细胞内第二信使，细胞内钙离子、cAMP 浓度升高，随后蛋白激酶被激活，从而激活质子泵移动并嵌入壁细胞顶膜，泵出 H^+ 和 K^+ 交换。通常，胃酸的分泌机制包括细胞内机制和受体机制。

32. 胃酸分泌的细胞内机制是怎样的？

壁细胞内的 H_2O 和 CO_2 形成 H_2CO_3，在碳酸酐酶作用下形成 H^+ 和 HCO_3^-。HCO_3^- 与胞外的 Cl^- 交换，Cl^- 进入细胞内。壁细胞兴奋时，K^+、Cl^- 通道开放，K^+ 和 Cl^- 流入分泌小管。壁细胞微绒毛内的 H^+-K^+-ATP 酶，推动胞浆内的 H^+ 与管腔内的 K^+ 交换，使大量 H^+ 泵入分泌小管，K^+ 泵回细胞内，进入分泌小管的 Cl^- 和 H^+ 形成 HCl，分泌至胃腺管腔内。壁细胞侧膜有 Na^+/H^+ 转换载体蛋白和 H^+-K^+-ATP 酶，保持细胞内环境稳定，使泌酸过程顺利进行。

33. 胃酸分泌的受体机制是怎样的？

壁细胞膜表面存在三种受体，即乙酰胆碱受体、胃泌素受体和组胺受体。

（1）*乙酰胆碱*　是大部分支配胃的迷走神经及部分肠壁内在神经末梢释放的递质，其可直接作用于壁细胞上的胆碱能受体而刺激胃酸分泌，它的作用可被胆碱能受体阻断剂阻断。

（2）*促胃液素*　是胃窦和上段小肠黏膜中 G 细胞释放的一种肽类物质，迷走神经也可引起促胃液素的释放。促胃液素主要通过血液循环作用于壁细胞引起胃酸分泌增加。

（3）*组胺*　是由胃泌区黏膜中的肠嗜铬细胞分泌的，其通过局部扩散到达邻近的壁细胞，与壁细胞上的组胺 H_2 受体结合，具有较强的刺激胃酸分泌作用。因此，通过阻断乙酰胆碱受体、促胃液素受体和组胺 H2 受体，而产生三类抑制胃酸分泌的药物，即乙酰胆碱受体抑制剂如阿托品、促胃液素受体阻滞剂和组胺 H2 受体阻断剂如雷尼替丁、法莫替丁等。

34. 胃黏膜的防御机制有哪些？

胃黏膜防御是指允许胃黏膜长期暴露于腔内 pH、渗透压和温度的变化而不受损伤的功能。黏膜防御有以下几种机制：

（1）前列腺素的细胞保护作用　近年发现胃黏膜上皮细胞不断合成和释放内源性前列腺素，后者具有防止各种有害物质对消化道上皮细胞损伤和致坏死的作用。这种作用被称为细胞保护，可能与黏液分泌、细胞营养、细胞内代谢、上皮细胞新生和更新、细胞寿命延长等诸多因素有关。前列腺素可能主要通过维护和重建微循环而保护胃黏膜细胞的完整性。除前列腺素外，一些脑肠肽如生长抑素、胰多肽、神经降压素、脑啡肽等也有细胞保护作用。

（2）黏液－重碳酸盐屏障　胃表面上皮的黏液颈细胞分泌黏液，在胃黏膜表面有大约 0.25～0.5 毫米厚的黏液层，黏液在细胞表面形成一非流动层；黏液内又含黏蛋白，黏液内所含的大部分水分填于黏蛋白的分子间，从而有利于阻止氢离子的逆弥散。胃表面上皮细胞还能分泌重碳酸盐，相当于胃酸最大排出量的 5%～10%。胃分泌 HCO_3^- 的过程依赖于代谢能量，细胞内 CO_2 和 H_2O 在碳酸酐酶的作用下，生成 HCO_3^-，后者穿越管腔内膜，与 Cl^- 交换，而分泌入胃腔中壁细胞的基底侧膜内有 Na^+-K^+-ATP 酶。在该酶作用下，细胞外保持 Na^+ 的高浓度，然后 Na^+ 再弥散入细胞内，作为交换，在 HCO_3^- 形成过程中生成的 H^+ 得以排出细胞外。无论是黏液或重碳酸盐，单独均不能防止胃上皮和胃蛋白酶的损害，两者结合则形成屏障，黏液作为非流动层而起缓冲作用。在黏液层内，重碳酸盐慢慢地移向胃腔，中和缓慢移向上皮表面的酸，从而产生一跨黏液层的 H^+ 梯度，上述任一个或几个因素受到干扰，pH 梯度便会减低，防护性屏障便遭到破坏。

（3）其他黏膜防御因素

①表面上皮细胞膜：胃黏膜表面上皮对高浓度酸具有特殊抵抗力，单层胃上皮细胞的顶端可暴露于 pH 值为 2.0 的酸性环境下长达 4 小时，而不受损害；但这些细胞的基底侧膜如暴露于 pH 值为 5.5 的环境中，其膜抵抗力便迅速下降，失去其对质子的不透过性。

②紧密连接：有人认为存在于相邻表面的上皮细胞之间的紧密连接，对限制 H^+ 的逆弥散具有作用。

35. 胃的运动形式有哪些？

胃运动的主要形式有容受性舒张、紧张性收缩、蠕动。

36. 什么是胃的容受性舒张？

当咀嚼和吞咽时，食物对咽、食管等处感受器的刺激，反射性地引起胃底和胃体的平滑肌舒张，使胃的容积增大的过程称为容受性舒张，是胃所特有的运动。它适应于大量食物的涌入，为接纳和暂时贮存食物创造条件。而胃内压变化不大。

37. 什么是胃的紧张性收缩？

紧张性收缩是消化道平滑肌共有的运动形式。这种收缩使胃腔内具有一定的压力，有助于胃液渗入食物内部，促进化学性消化，并协助推进食糜进入十二指肠，同时还可使胃保持一定的形状和位置，不致出现胃下垂。

38. 什么是胃的蠕动？

蠕动是消化管平滑肌顺序收缩所产生的波形运动，是消化管共有的运动形式。胃的蠕动在食物入胃约5分钟后开始，由胃的中部有节律地向幽门方向推进，常是一波未平，一波又起，约每分钟3次。蠕动是在内容物前方出现舒张波，后方为收缩波，使内容物不断向前推进的一种运动。其意义：一是使食物与胃液充分混合，利于胃液发挥消化作用；二是搅拌和粉碎食物，并将其推向前进。

39. 什么是胃的排空？动力来自哪儿？

食物由胃排入十二指肠的过程称为胃排空，一般在食物入胃5分钟后开始。胃排空速度与食物性状和化学组成有关，糖类＞蛋白质＞脂肪；稀的、流体食物＞固体、稠的食物。胃排空是间断进行的。胃排空的发生取决于幽门两侧的压力差。胃排空的动力是近端胃紧张性收缩及远端胃收缩产生的胃内压，其排空的阻力是幽门及十二指肠的收缩。当胃内压大于十二指肠内压，并足以克服幽门部阻力时，胃的排空才能进行。任何加强胃运动的因素都将加速胃排空，如胃内容物增多、胃机械扩张等；任何减弱胃运动的因素都将减慢胃排空，如食糜进入十二指肠后，对肠黏膜感受器产生机械或化学刺激，通过神经反射或小肠黏膜内分泌细胞释放的激素作用，抑制胃的运动，使胃排空延缓。

40. 促进胃排空的主要因素有哪些？

主要有以下几种：

（1）胃内食物量对排空率的影响　胃的内容物作为扩张胃的机械刺激，通过壁内神经反射或迷走-迷走神经反射，引起胃运动的加强。一般食物胃排空的速率和留在胃内容物量的平方根成正比。

（2）胃泌素对胃排空的影响　扩张刺激以及食物的某些成分，主要是蛋白质消化产物，可引起胃窦黏膜释放胃泌素。胃泌素除了胃酸分泌外，对胃的运动也有中等程度的刺激作用，它提高幽门的活动，使幽门舒张，因而对胃排空有重要的促进作用。

41. 抑制胃排空的主要因素有哪些？

（1）肠-胃反射对胃排空的抑制　在十二指肠壁上存在多种感受器，酸、脂肪、渗透压及机械扩张，都可刺激这些感受器，反射性地抑制胃运动，引起胃排空减慢。这个反射称为肠-胃反射，其传出冲动可通过迷走神经、壁内神经，甚至还可能通过交感神经等几条途径传到胃。肠-胃反射对酸的刺激特别敏感，当pH降到3.5～4.0时，反射即可引起，它抑制幽门泵的活动，从而阻止酸性食糜进入十二指肠。

（2）十二指肠产生的激素对胃排空的抑制　当过量的食糜，特别是酸或脂肪由胃进入十二指肠后，可引起小肠黏膜释放几种不同的激素，抑制胃的运动，延缓胃的排空。促胰液素、抑胃肽等都具有这种作用，统称为肠抑胃素。上述在十二指肠内具有抑制胃运动的各项因素，随着盐酸在肠内被中和，以及食物消化产物的被吸收，它们对胃的抑制性影响便渐渐消失，胃运动又逐渐增强因而又推送另一部分食糜进入十二指肠。如此重复，使胃内容物的排空较好地适应十二指肠内消化吸收速度。

42. 糖尿病胃轻瘫的发病机制是什么？

糖尿病性胃轻瘫（GCP）：糖尿病病人常存在整个胃肠道运动异常。在口服降糖药的1型或2型糖尿病病人，大约40%发生胃轻瘫。糖尿病性胃轻瘫病人胃肠运动障碍表现为MMC Ⅲ相消失和餐后胃窦运动低下，胃窦、幽门及十二指肠收缩不协调和幽门痉挛，使胃固体排空延迟。GCP病人早期近端胃容受性舒张功能障碍，导致液体排空过快，但在晚期胃液体排空亦明显延迟。原因主要是由于迷走神经损伤（自主神经病变），高血糖对胃排空也有抑制作用。糖尿病病人假饲或胰岛素诱发低血糖后，胃酸分泌反应减低，提示有迷走神经病变。

43. 何谓缺血性胃轻瘫？

肠系膜动脉闭塞、胃肠道慢性缺血病人可发生严重胃轻瘫，伴有胃电节律紊乱和相关症状。进行旁路血管移植手术后6个月，病人的胃固体排空和胃电节律恢复正常，症状亦消失。

44. 何谓特发性胃轻瘫？

即原因不明的胃轻瘫，约占胃排空延迟病人的50%。这些病人可大致分为两种。一种是诊断为功能性消化不良，另一种是弥漫性胃肠平滑肌受累，后者存在整个胃肠道的动力紊乱，除胃轻瘫外，常有肠易激综合征或假性肠梗阻等多种诊断。

45. 什么是胃十二指肠协调运动？

在生理状态下，胃窦蠕动收缩，研磨固体食物并将食物推向远端。食糜通过

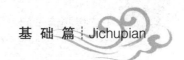

开放的幽门,进入舒张的十二指肠。食物从胃到十二指肠是胃幽门十二指肠的协调运动的结果。超声下可观察到,餐后胃的蠕动收缩常发自胃体下部,几乎以每分钟3次的恒定频率,向胃远端传送,参与液体的排空,部分收缩到达幽门,同时幽门开放,液体进入球部,继而幽门收缩,十二指肠舒张。上述过程称之为胃十二指肠协调运动。

46. 影响胃十二指肠协调运动的因素有哪些?

从吞咽开始,胃底(近端胃)就出现舒张,即所谓的容受性舒张,当食物进入胃内后,胃底进一步舒张,出现所谓的适应性舒张,近端胃起了贮存食物的作用。这种贮存作用使餐后的食物不至于立即涌入胃窦。随后胃底出现张力性收缩,促使食物移向远端胃。应用核素法或是带热卡的钡餐可以观察到近端胃和远端胃之间有一狭窄带,称为胃中间横带(MTB)。健康人的MTB约2~3厘米的宽度。MTB能制约食物过快地进入远端胃,有类似闸门的作用,使食物慢慢进入远端胃。如上所述,近端胃的舒张、张力性收缩和缓慢推进食物通过MTB,进入远端胃,形成了餐后胃内合理的分布,也为远端胃对食物作进一步研磨提供了最佳条件。因而,从广义上来说,近端胃和胃中间横带的正常功能也参与了胃十二指肠协调运动。另外,十二指肠内容物过多的碳水化合物、蛋白质或脂肪等,均能刺激十二指肠化学性、渗透性和pH感受器,反射性引起幽门关闭,抑制胃的收缩和排空。远段肠道也影响胃十二指肠的协调运动,如结肠内过多的粪便未能及时清除也抑制胃的排空。因此,胃十二指肠协调运动受到神经和体液机制的调控。

47. 胃十二指肠运动的异常表现有哪些?

胃十二指肠运动的异常表现主要有:
①餐后近端胃适应性舒张障碍;
②胃窦蠕动降低或紊乱;
③十二指肠异常收缩,十二指肠胃逆蠕动;
④胃电节律活动紊乱;
⑤幽门痉挛或持续松弛。
其结果是胃对液体、固体的排空迟缓,十二指肠胃反流。患者常有上腹胀、早饱、上腹疼痛、恶心甚至呕吐等症状。

48. 十二指肠的功能有哪些?

十二指肠将从胃部输送来的食物与从胆囊流出的胆汁及胰管流出的胰液的消

化酶相混合，促进吸收，并将食物输送至空肠，经胃消化后的食物进入十二指肠后，脂肪的消化物便会刺激十二指肠黏膜分泌一种叫做胆囊收缩素的物质，胆囊受到胆囊收缩素的刺激后便会收缩，将胆汁排向十二指肠。

49. 胃黏膜腺体有哪些细胞？

胃黏膜腺体主要由各种不同功能的细胞组成。

（1）主细胞　又称胃酶原细胞。数量最多，多成堆分布于腺体的体部和底部，细胞呈柱状或锥体形，核圆形，胞质嗜碱性，呈蓝色。电镜下有 RER、高尔基复合体，顶部有酶原颗粒。功能主要是分泌胃蛋白酶原。

（2）壁细胞　又称为泌酸细胞。细胞体积较大，数量比主细胞少，多分布于颈部和体部。细胞呈圆形或锥体形，核圆深染，居细胞中央，胞质呈强嗜酸性呈红色。电镜下有细胞内分泌小管（游离面的细胞膜向胞质内凹陷形成许多分支小管）和微管泡系统（许多滑面型内质网形成）。还有丰富的线粒体和高尔基复合体。当细胞分泌时，内分泌小管和微管泡系统结合。功能主要是合成与分泌盐酸。盐酸能促进胃蛋白酶原变为胃蛋白酶，盐酸还有杀菌作用，并有促进胃肠道内分泌细胞和胰的分泌作用。

（3）颈黏液细胞　数量很少，多位于腺颈部，细胞呈立方形或矮柱状核扁圆形，位于细胞基部，顶部充满黏原颗粒，常规切片上不易与主细胞分开。主要功能是分泌酸性黏液；有可能分化为其他胃底腺细胞。

（4）内分泌细胞　主要是分泌 5-羟色胺的肠嗜铬细胞，分泌生长抑素的 D 细胞，分泌高血糖素的 A 细胞以及少量分泌胃泌素的 G 细胞。

50. 胃黏膜的自我保护机制是什么？

胃液含高浓度盐酸，pH 值为 2，腐蚀力极强。胃蛋白酶能分解蛋白质，而胃黏膜却不受破坏，这主要是由于胃黏膜表面存在黏液-碳酸氢盐屏障。胃上皮表面覆盖的黏液层厚 0.25～0.5 毫米，主要由不可溶性黏液凝胶（mucingel）构成，并含大量 HCO_3^-，后者部分由表面黏液细胞产生，部分来自壁细胞。凝胶层将上皮与胃蛋白酶相隔离，并减缓 H^+ 向黏膜方向的弥散；HCO_3^- 可中和 H^+，形成 H_2CO_3，后者被胃上皮细胞的碳酸酐酶迅速分解为 H_2O 和 CO_2。此外，胃上皮细胞的快速更新也使胃能及时修复损伤。

51. 非甾体抗炎药如何诱发消化性溃疡？

长期摄入 NSAID 可诱发消化性溃疡，妨碍溃疡愈合，增加溃疡复发率和出血、穿孔等并发症的发生率。由于摄入 NSAID 后接触胃黏膜的时间较十二指肠长，因而 NSAID 与 GU 的关系更为密切。其机制主要是抑制前列腺素合成，削弱后者对胃十二指肠黏膜的保护作用。

52. 遗传及应激因素在消化性溃疡发病中的作用如何？

青少年的溃疡发病可能与遗传有关，也认为与 HP 的家族聚集现象有关。应激状态下可通过迷走神经机制影响胃十二指肠分泌、运动和黏膜血流控制。

53. 胃十二指肠运动异常与消化性溃疡的发病关系？

部分十二指肠溃疡患者胃排空比正常人快，特别是液体排空。胃液体排空加快使十二指肠球部的酸负荷增大，黏膜容易受损失。部分胃溃疡患者存在胃运动障碍，表现为胃排空延迟和十二指肠 – 胃反流。前者使胃窦部张力增高，刺激胃窦黏膜 G 细胞分泌促胃液素，进而增加胃酸分泌，后者主要由于胃窦 – 十二指肠运动协调和幽门括约肌功能障碍，反流的胆汁、胰液和卵磷脂对胃黏膜有损害作用。胃运动障碍可增加 HP 感染机会和摄入 NSAID 对胃黏膜的损害。

54. 什么情况下组织学检查不能诊断萎缩性胃炎？

取材于糜烂或溃疡边缘的黏膜常存在腺体破坏，由此导致的腺体数量减少不能视为萎缩性胃炎。

55. 环境因素对慢性胃炎有何影响？

除 HP 感染因素外，其他因素，如水土中含过多硝酸盐、微量元素比例失调、吸烟、饮酒过度、缺乏新鲜蔬菜、水果及其所含的必要营养素、经常食用腌制、烧烤、油炸和霉变食物以及过多摄入食盐均可增加慢性胃炎向胃癌发生的风险性。

56. 胃黏膜萎缩的定义是什么？

胃黏膜萎缩是指胃固有腺体减少。组织学上有两种类型：
(1) 化生性萎缩 胃固有腺体被肠化或被假幽门化生腺体替代。
(2) 非化生性萎缩 胃黏膜层固有腺体被纤维组织或纤维肌性组织替代或炎性细胞浸润引起的固有腺体数量减少。

57. 怎么判断胃黏膜萎缩的程度？

萎缩程度以胃固有腺体减少 1/3 来计算。
轻度：固有腺体数减少不超过原有腺体的 1/3。

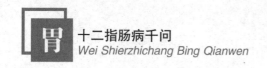

中度：固有腺体数减少介于原有腺体的 1/3～2/3 之间。

重度：固有腺体数减少超过 2/3，仅残留少数腺体，甚至完全消失。

局限于胃小凹区域的肠化不能算萎缩。黏膜层出现淋巴滤泡不算萎缩，应观察其周围区域的腺体情况来决定。一切原因引起黏膜损伤的病理过程都可造成腺体数量减少，如取自溃疡边缘的活检，不一定就是萎缩性胃炎。标本过浅未达黏膜肌层者可参考黏膜层腺体大小和密度以及间质反应情况推断是否萎缩，同时加上取材过浅的评注，提醒临床仅供参考。

58. 何谓胃黏膜上皮内瘤变？

WHO 肿瘤新分类中胃黏膜上皮内瘤变，包括胃黏膜上皮结构上和细胞学上两方面的异常。结构异常指上皮排列紊乱和正常细胞极性丧失；细胞学异常指细胞核不规则、深染、核浆比例增高和核分裂活性增加。WHO 工作小组将上皮内瘤变分为 2 级，即低级别上皮内瘤变（LGIN）和高级上皮内瘤变（HGIN）。

59. 上皮内瘤变与异型增生、不典型增生是一样的吗？

（1）"不典型增生"不完全等同于上皮内瘤变　因为细胞学上的不典型可以是反应性或修复性改变，也可以是肿瘤性改变。不典型增生又称异型增生，是胃黏膜细胞在再生过程中过度增生并丧失正常的分泌，结构和功能偏离正常轨道，形态学上表现出细胞的异型性和腺体结构紊乱。在肠腺化生和非肠腺化生的黏膜均可发生不典型增生，可分胃型和肠型不典型增生。胃镜下无特征性表现，可发生隆起、平坦和凹陷病变，以平坦者多见，较难识别。不典型增生不只见于慢性胃炎，也见于其他疾病，如糜烂或溃疡灶、息肉和胃癌灶边缘黏膜上。1978 年世界卫生组织胃癌专家会议指出：不典型增生是癌前病变，分轻、中、重三级。轻度与胃黏膜炎性再生变化不易区别，常可逆转为正常；中度可能为良性，也可能是重要的癌前病变，应随访胃镜及活检；重度不典型增生拟似癌变，处理原则同早期胃癌。

（2）上皮内瘤变更强调肿瘤演进的过程　上皮内瘤变的范围比异型增生更广泛。低级别瘤变指结构和细胞学异常限于上皮的下半部，相当于轻度和中度异型增生；高级别瘤变则指结构和细胞学异常扩展到上皮的上半部，乃至全层，相当于重度异型增生和原位癌。

60. 十二指肠炎的病理改变有哪些？

黏膜活检可见充血、水肿、糜烂、出血、炎性渗出。胃肠化生是慢性十二指肠炎的一个重要特征，在本病中杯状细胞数增加，肠管上皮细胞活动性增加。绒毛明显减少或萎缩；绒毛顶部上皮细胞的长度明显减低，核呈过度染色，胞浆减少。黏膜固有层中严重炎症细胞浸润，包括淋巴、浆细胞和肥大细胞，而中性粒细胞浸润常提示炎症活动。

组织学上分为三型：

(1)浅表型　炎症细胞浸润局限于绒毛层，绒毛变形或扩大，上皮细胞变化较少。

(2)萎缩型　炎症细胞扩展到全黏膜层，并有严重上皮改变。

(3)间质型　炎症细胞局限在腺体之间。

61. 什么是十二指肠闭锁与狭窄？

在胚胎第5周时，肠管内上皮细胞过度增殖而将肠腔闭塞，出现暂时性的充实期，至第9～11周，充实的上皮细胞发生空化作用而出现许多空泡，以后空泡再相融合，使肠腔再度贯通，第12周形成正常的肠管。如若肠管重新管腔化发生障碍，即可形成闭锁或狭窄，此为十二指肠闭锁的主要病因（Tandler学说）。且常伴发其他畸形，如先天愚型、肠旋转不良、环状胰腺、食管闭锁以及肛门直肠、心血管和泌尿系畸形等。多系统的畸形同时存在，提示此与胚胎初期的全身发育缺陷有关，而非单纯十二指肠局部发育不良所致。它常发生在十二指肠第二部，大多数在壶腹远端，少数在近端。

62. 十二指肠闭锁与狭窄的常见类型有哪些？

(1)隔膜型　肠管外型保持连续性，肠腔内有未穿破的隔膜存在，可为单一，亦可多处；或隔膜呈蹼状向梗阻部位的远端脱垂形成风袋样改变；或在隔膜中央有一小孔相通。

(2)盲段型　肠管的连续性中断，两盲端间全分离或仅有纤维索带连接，肠系膜亦有楔形缺损。此型较少见。

(3)十二指肠狭窄　肠管内黏膜环状增生，该处肠壁无扩张的功能，也有于壶腹部附近呈一缩窄性肠段。梗阻近端的十二指肠及胃明显扩张，肠壁肥厚，肠壁间神经丛变性，肠闭锁时远端肠管萎瘪细小，肠壁菲薄，肠腔内无气体，肠狭窄时远端肠腔内可有气体存在。

63. 什么是十二指肠胃黏膜异位？

异位的胃黏膜表现为十二指肠散在的小结节或无蒂的息肉。镜下，黏膜为胃底型，具有主细胞和壁细胞。异位胃黏膜可以发生增生和腺瘤性改变，需要与幽门腺化生相鉴别。十二指肠的胃黏膜异位常并发溃疡及出血，少数可发生肿瘤，其类型与胃黏膜发生相同。

64. 什么是十二指肠胰腺异位？

指十二指肠肠壁内存在灶性的胰腺组织，异位胰腺主要由导管和腺泡组成，通常没有胰岛组织，可异位于肠壁各层，但一般以黏膜下层最常见，呈小结节状。异位胰腺可以发生正常胰腺所能发生的任何病理性改变，如急性胰腺炎、胰岛细胞瘤、腺癌等。在肠道开口处可以发生导管阻塞，以致引起囊性扩张、感染和脂肪坏死。

65. 胃溃疡的病理表现是怎样的？

胃溃疡与十二指肠溃疡镜下主要特征相似，由于消化液的长期侵蚀与组织修复的不断进行，典型的慢性溃疡底部一般有4层组织结构，由浅至深分别为：

(1) 渗出层　含有渗出的白细胞、纤维素或混有细菌、真菌等。
(2) 坏死层　由无结构的纤维素样坏死物构成。
(3) 肉芽组织层　由修复的肉芽组织构成。
(4) 瘢痕层　由瘢痕组织构成。瘢痕中的小动脉常出现内皮下纤维增生，致管腔狭窄，有的伴有血栓形成，这些改变有利于预防大出血；神经细胞节出现变性、虎斑消失、胞质空泡化，神经纤维肥大、崩解；血管和神经的病变又影响了病变区的营养供应，不利于黏膜的修复，促进了病变的慢性化。

少部分慢性溃疡底部纤维化透明变性显著，致局部血循环不佳，肉芽组织形成不良，形成难治性溃疡，称作胼胝性溃疡。

在急性溃疡时主要表现为溃疡周围黏膜明显水肿、炎细胞和纤维素渗出，下面为坏死组织，坏死周围没有或有少量肉芽组织，因为没有肉芽组织的反复形成与纤维化，故不出现瘢痕层，也看不到黏膜肌层与肌层融合现象。

慢性溃疡周围黏膜总是伴有急慢性炎性改变，部分急性溃疡周围黏膜可能不出现炎性反应。

66. Dieulafoy 溃疡的内镜特征如何？

Dieulafoy 溃疡，国内文献称杜氏溃疡，1884年首先由 Carland 报告2例，称"胃黏膜下粟粒样动脉瘤"，1998年 Dieulafoy 称其为"胃浅小溃疡"，之后曾有许多不同命名，随着对该病病理改变的深入认识，许多命名已被摒弃，因 Dieulafoy 的报告资料详实、准确，Dieulafoy 的命名被广泛接受。本病的确切发病机制现尚不完全清楚，多数学者认为该病为先天性血管畸形，是以黏膜下层小动脉畸形或微小动脉瘤为病理特点。85%的病变发生在胃左动脉供血区，局部黏膜因炎症、受压或机械性损伤，发生血管破裂引起上消化道大出血，是较罕见的出血原因。随着急诊内镜的普及，检出率呈逐年增多趋势，近年文献报告占急性上消化道出血的 1.1%～2%，可见本病并非罕见。

内镜下特点：

①溃疡大多数见于贲门部和胃体部，最大直径小于 1 厘米，多数在 0.5 厘米左右。

②溃疡呈圆形或椭圆形，境界清晰，周边无隆起及硬结。

③溃疡表浅，表面多数无苔，少数有轻微糜烂。

④溃疡底部常有暴露的血管、凝血块、血栓和淤斑。

⑤在急诊内镜检查时可见到动脉喷射性或搏动性出血。

67. Dieulafoy 溃疡的病理学特征如何？

Dieulafoy 溃疡多数病变部位都有先天畸形和走行异常血管，组织学表现有：

①局部黏膜浅表溃疡性病变。

②溃疡周围黏膜正常，无隆起或硬结。

③溃疡底可见破裂动脉，直径为 0.4～2 毫米，是正常动脉直径的 5～10 倍。

68. 早期胃癌的病理分型有哪些？

国内按日本分型将早期胃癌分为隆起型（Ⅰ型）、平坦型（Ⅱ型）和凹陷型（Ⅲ型）。平坦型（Ⅱ型）再分为浅表隆起型Ⅱa、浅表平坦型Ⅱb、浅表凹陷型Ⅱc 三种亚型。

组织学类型：早期胃癌的组织学类型与进展期胃癌相同，常见的是不同分化程度的腺癌和印戒细胞癌。早期胃癌的组织学有以下倾向：隆起型（Ⅰ型和Ⅱa 型和Ⅱa 型＋Ⅱc 型）和无皱襞集中的Ⅱc 型多数为高分化型；凹陷型中有皱襞集中的Ⅱc 型，Ⅱc 型＋Ⅲ型或Ⅲ型＋Ⅱc 型多数为低分化型。

69. 胃癌常见的转移途径有哪些？

主要有以下途径：

（1）直接播散　浸润型胃癌可沿黏膜或浆膜直接向胃壁内、食管或十二指肠发展。癌肿一旦侵及浆膜，即容易向周围邻近器官或组织，如肝、胰、脾、横结肠、空肠、膈肌、大网膜及腹壁等浸润。癌细胞脱落时也可种植于腹腔、盆腔、卵巢与直肠膀胱陷窝等处。

（2）淋巴结转移　占胃癌转移的 70%，胃壁富含淋巴，故淋巴转移最常见，也出现最早。胃的淋巴结可分为 3 组：第一组是邻近癌肿的胃壁旁淋巴结；第二组是较远的淋巴结，如脾门、肝总动脉、胃左动脉等淋巴结；第三组包括腹腔动脉旁肠系膜根部的淋巴结，又可经胸导管转移到左锁骨上淋巴结（Virchow

征),亦可通过肝圆韧带淋巴结转移到肝。女性可通过淋巴管或直接扩散到卵巢称 Krukenberg 征。第三组淋巴结有转移时,肿瘤已失去根治的机会。

(3)血行转移 部分患者外周血中可发现癌细胞,可通过门静脉转移至肝脏,并可到达肺、骨、肾、脑、脑膜、脾、皮肤等处。

(4)腹腔种植转移 是指胃癌细胞浸润浆膜后,脱落至腹膜腔,形成种植性转移。种植性病灶可以分布在腹腔的任何器官表面。转移性淋巴结破裂癌细胞脱落亦可引起种植,又称之为"二次转移"。胃癌转移至卵巢则称为 Krukenberg 瘤。

70. 胃溃疡和胃癌内镜下如何鉴别?

日本崎田(1980)对良性溃疡和恶性溃疡在胃镜下的不同做了详细描述:

(1)溃疡形态 良性溃疡为圆形、椭圆形,恶性溃疡为不规则形。

(2)溃疡的境界 良性溃疡与周边黏膜分界锐利,恶性者不鲜明。

(3)溃疡底 良性呈灰白色或蛋黄色,底平坦,恶性者其底污秽、凹凸不平。

(4)溃疡边缘 良性水肿发亮,边缘平滑、缓慢地隆起,恶性边缘僵硬、堤样、结节样隆起。

(5)边缘黏膜角度 良性溃疡缓坡,凹陷内平坦,恶性者呈锐角坡,凹陷内凸凹不平,呈岛屿状。

(6)皱襞 良性皱襞不中断,恶性者皱襞尖端中断、呈虫蚀样及融合状。良、恶性溃疡单靠内镜下肉眼鉴别有时十分困难,尤其是早期胃癌,除一般观察外,多做活检或黏膜染色加多部位活检,一次不能确定诊断者应定期随诊。

71. 什么是胃癌的癌前疾病?

胃癌的癌前疾病是指萎缩性胃炎、胃溃疡、胃腺瘤、残胃等。

(1)萎缩性胃炎 胃癌发生率与萎缩性胃炎病史的长短及病变的严重程度有关。国内胃癌高发区萎缩性胃炎发生率远较低发区为高,胃癌伴有萎缩性胃炎者为 52%~97%。由于萎缩性胃炎致胃黏膜结构和功能异常,胃液 pH 值升高,胃内细菌量增加,特别是在硝酸盐还原酶阳性细菌存在的情况下,导致合成致癌的亚硝基化合物,并存在肠上皮化生和(或)不典型增生也促进癌变。

(2)胃溃疡 目前认为胃溃疡本身并不是一个癌前期状态,癌变一般发生于溃疡周围的黏膜,溃疡边缘的黏膜反复损伤、修复、发生肠上皮化生,增加了细胞恶变的危险性,恶变率为 1%~3%。

(3)胃腺瘤(胃息肉) 组织学上分为增生性息肉和腺瘤性息肉。增生性息肉是胃黏膜对慢性刺激的反应,有 HP 感染者,除菌治疗息肉消失率 80%。故目前一般认为多发、无蒂、直径大于 2 厘米、细胞学检查有恶变可疑者应予息肉切除治疗。小的息肉可不必切除。但腺瘤性息肉的癌变率为13%～22%，直径大于2厘米的胃腺瘤应做内镜下切除。

（4）残胃　残胃癌发生率为1%～10%，一般发生在第一次手术后10～20年，亦可短至5年。残胃癌一般发生在吻合口胃侧，不向小肠扩散。

72. 什么是胃癌的癌前病变？

癌前病变过去是指胃黏膜肠上皮化生、胃黏膜上皮不典型增生等，而现在对肠上皮化生特别是小肠型已不列入癌前病变，但癌前疾病的病理常有癌前病变的存在。

（1）胃黏膜肠上皮化生　是指胃黏膜上皮被肠型上皮所替代，特别是肠型胃癌与肠上皮化生有密切关系，此种肠化上皮具有胃黏膜所缺乏的吸收能力，与正常空肠上皮相似，能吸收脂类，有很多致癌物质，如黄曲霉毒素、苯并芘及其他多环芳香碳氢化合物等均具有脂溶性，而能被吸收，但由于肠化上皮的酶系统不够完善，虽被吸收但不能迅速运走，在胃内停留时间长，而胃黏膜解毒功能比近端小肠差，过量的致癌物停滞在胃的局部而致癌。国外对小肠型肠上皮化生认为不引起癌变，但对含有硫酸盐的大肠型肠上皮化生仍认为有致癌变之可能。

（2）胃黏膜肠化肠黏膜不典型增生　肠上皮化生不能直接转变为癌，需要经过不典型增生过程，肠上皮化生癌变多数为分化型癌。轻度不典型增生可见于胃的急、慢性炎症，炎症消退后可恢复正常。中度者应结合内镜所见严格观察，或近期内再次活检，因中度不典型增生癌变率较高，尚可与癌同时存在。重度者即为癌，应手术切除。

73. HP的致病因素有哪些？

空泡毒素（VacA）蛋白和细胞毒素相关基因蛋白（CagA）是HP的主要毒力因素。尿素酶产生的氨对HP有保护作用，并且对黏膜屏障造成损害。黏液酶降解黏液，促进H^+反弥散。HP脂多糖可刺激细胞因子释放，干扰胃上皮细胞与层黏素的相互作用而使黏膜丧失完整性。其他诸如酯酶和磷脂酶A降解脂质和磷脂，破坏细胞膜的完整性。HP产生的一些低分子蛋白可趋化激活炎症细胞释放细胞因子及氧自由基。HP的某些组分抗原与胃黏膜某些细胞成分相似，激发机体产生抗体，导致胃黏膜损伤。

74. HP为什么可以定植于胃黏膜上皮？HP如何导致疾病发生？

幽门螺杆菌进入胃后，借助菌体一侧的鞭毛提供动力穿过黏液层。研究表明，幽门螺杆菌在黏稠的环境下具有极强的运动能力，强动力性是幽门螺杆菌致病的重要因素。幽门螺杆菌到达上皮表面后，通过黏附素，牢牢地与上皮细胞连接在一起，避免随食物一起被胃排空。并分泌过氧化物歧化酶（SOD）和过氧化氢酶，以保护其不受中性粒细胞的杀伤作用。幽门螺杆菌富含尿素酶，通过尿素酶水解尿素产生氨，在菌体周围形成"氨云"保护层，以抵抗胃酸的杀灭作用。

75. HP感染的病理表现如何？

观察胃黏膜黏液层、表面上皮、小凹上皮和腺管上皮表面的HP。

无：test染色片上未见HP；

轻度：偶见或小于标本全长1/3有少数HP；

中度：HP分布超过标本全长1/3而未达2/3或薄而稀疏地存在于上皮表面；

重度：HP成堆存在，基本分布于标本全长。肠化黏膜表面通常无HP定植，宜在非肠化处寻找。

对炎症明显而HE染色未见HP的，要做特殊染色仔细寻找，推荐使用较简便的Giemsa染色，也可按各病理室惯用的染色方法。

76. 为什么说消化性溃疡的发病与HP有关？

目前认为HP与消化性溃疡发病密切相关，理由如下：

①幽门螺杆菌感染明显地增加了发生十二指肠溃疡和胃溃疡的危险性。大约1/6幽门螺杆菌感染者可能发生消化性溃疡病。

②治疗幽门螺杆菌感染可加速溃疡的愈合和大大降低溃疡的复发率。

③不用抑酸剂，单用抗幽门螺杆菌药物治疗，表明也能有效地治愈胃和十二指肠溃疡。

④大量临床观察发现根除HP感染能减少溃疡复发及并发症的发生率。

77. HP感染是怎样导致消化性溃疡的？

HP感染形成消化性溃疡的主要病因：

①HP凭借毒力因子的作用，在胃型黏膜（胃和胃化生的十二指肠黏膜）定植，诱发局部炎症和免疫反应，损害局部黏膜的防御-修复机制。

②HP感染可增加促胃液素和胃酸的分泌，增强了侵袭因素。

78. HP感染与慢性胃炎之间有何关系？

HP感染与胃黏膜活动性炎症密切相关，胃黏膜活动性炎症的存在高度提示HP感染。长期HP感染所致的炎症免疫反应可使部分病人发生胃黏膜萎缩和肠化。HP相关性慢性胃炎有两种类型：全胃炎胃窦为主和全胃炎胃体为主。前者胃酸分泌增加，十二指肠溃疡发生的危险性增加；后者胃酸分泌常减少，胃溃疡和胃癌发生的危险性增加。宿主、环境和HP因素（毒力基因）的协同作用决定了HP感染相关性胃炎的类型以及萎缩和肠化的发生和发展。

79. HP和胃癌有何关系？

胃癌是常见的恶性肿瘤之一。近些年由于人们对胃癌的预防，早期诊断及治疗越来越重视，其发病率和病死率呈下降趋势，但胃癌仍为世界上第四大肿瘤，病死率位居恶性肿瘤的第二位。流行病学和动物实验等均证实幽门螺杆菌（helicobacter pylori，HP）感染可增加胃癌发病的危险性。1994年WHO国际癌症研究中心将HP列为人类一级致癌因素。HP为特异性定植于胃上皮的微生物，其定植可引起胃黏膜持续炎症反应，HP诱发的胃炎是胃癌的最大危险因素之一。HP相关性胃癌是由包括细菌宿主和环境因素等一系列因素调控，这些因素以一种复杂的方式相互作用而产生的结果。HP与活动性胃炎、萎缩性胃炎、肠上皮化生异型增生等胃黏膜病变的发生密切相关。胃癌发生遵循：HP感染－慢性胃炎－胃黏膜萎缩－肠上皮化生－不典型增生－肠型胃癌的Correa模式。目前这一观点也逐渐得到肯定。因此，多数学者认为胃黏膜萎缩和肠上皮化生是胃癌的癌前病变。HP被认为是胃癌的主要危险因素之一，HP感染可引起胃黏膜炎症改变细胞更新加快，同时炎症时黏膜细胞过氧化损伤导致黏膜屏障破坏，使得其抵抗外界损伤的能力下降，导致细胞癌变的机会增加。另外，HP产生的酶类和毒素可使一些基因抑制物作用减弱引起细胞增生而增加DNA损伤的危险产生内源性的基因突变而诱发胃癌的发生。HP感染时引起胃酸分泌减少，使得亚硝酸盐与N-亚硝基化合物在胃内合成，而这些物质往往可以导致癌变。有研究表明HP不仅是胃癌的危险因素，HP感染时有助于胃癌血管的形成，而且在胃癌的进展中也起重要作用。

80. 胃黏膜血液循环是怎样的？

胃黏膜血循环较为复杂。由胃动脉发出许多分支进入浆膜，除营养肌层外，其主干进入黏膜下层，形成黏膜下动脉丛；由该动脉丛再发出分支穿过黏膜肌层而入黏膜层，在固有膜内胃腺的底部又形成细小的毛细血管丛；其围绕腺体并向黏膜表面分布，在胃腺开口和胃小凹周围再形成毛细血管网。由黏膜上皮下毛细血管网汇集成无数小静脉细支，由它们汇合成星状静脉；再穿经固有膜和黏膜下层，二次形成静脉丛；最后穿出胃壁，汇集成数条静脉，分别注入门静脉及其属支。以上动、静脉的布局保证了胃黏膜的血液供给，而正常充足的血液供给是胃黏膜防御机能的基础。应当注意的是，由于胃黏膜表面血管十分丰富，当黏膜受到不能抵抗的损伤时，往往可以引起大出血。

81. 胃息肉的病理表现是怎样的？

胃息肉较常见，在胃镜检查时的检出率高达87%左右，其中近50%的胃息肉没有临床症状，而是在胃镜检查中意外发现的。胃镜下息肉多呈橘红色，较周围黏膜色泽稍重；长蒂者顶端变化较明显，可有白苔、糜烂或出血。若内镜下观察息肉表面有糜烂坏死、息肉呈结节状等应考虑有恶变的可能。内镜下所见到的息肉均应常规活检，要求多处分别取材数块，但内镜下活检有较大局限性，易使早期恶变漏诊，因此宜在内镜下切除息肉后行连续切片，称为全瘤活检。胃息肉一般多发生于胃窦，少数也可见于胃体上部、贲门和胃底。

82. 增生性或再生性胃息肉的病理是怎样的？

胃息肉70%以上为增生性息肉，其本质是反应性增生。表现为腺体增生延长，排列比较紊乱，腺体之间有较大空隙，有的中间夹有未成熟的细胞。绝大多数无不典型增生。

83. 腺瘤性胃息肉的病理是怎样的？

占胃息肉的10%～25%，好发于胃窦部，多数为广基无蒂的扁平腺瘤，或蒂粗而短，较少为有蒂或呈乳头状。组织学上是由密集的、排列拥挤的、增生旺盛的腺体组成，属于良性肿瘤的范畴，因有不同程度的不典型增生，癌变率可达10%～30%，是真正的癌前病变。进一步可分为管状、乳头状、混合型，其中以乳头状腺瘤的癌变率最高。对于腺瘤性息肉摘除后的病例，应每年做胃镜检查随访，以便及时发现新生长的病灶并切除以免发展为恶性。

84. 乳头状腺瘤的病理有何特点？

乳头状腺瘤即绒毛状腺瘤，临床上极少见。肉眼观察可呈乳头状及绒毛状。常为广基无蒂，镜下结构为柱状上皮细胞被覆分支状含血管结缔组织索芯组成。直径超过2厘米的息肉常有腺体异型性增生，甚至发生原位癌和浸润癌。异型性增生的腺体表现在腺上皮由高柱状变为低柱状，黏液分泌减少，嗜酸性胞浆增多，且核增大，核分裂像增多，染色质增多，核排列不规则。文献报道有25%～72%的绒毛状腺瘤出现恶变，转移率约12%。

85. 错构瘤性胃息肉的病理改变是怎样的？

胃的错构瘤性息肉可单独存在，也可与黏膜皮肤色素沉着和胃肠道息肉病共同存在。不伴有肠息肉病的胃错构瘤性息肉，多见于分泌胃酸区的胃上部，为无蒂和直径小于5厘米的息肉。幼年性息肉，息肉发生于胃的所有部位，以胃窦部数量最多而且体积最大。体积为0.2～0.4厘米，表面光滑，组织学上为弥漫散在的被覆单侧柱状上皮的成熟黏液，伴有浆细胞、淋巴细胞和一些嗜中性粒细胞、嗜碱性粒细胞浸润，由疏松、水肿和充血的间质构成，偶见乳头状突起的腺体，其中一些腺体成囊状，充满黏液，无黏膜肌改变，这种息肉为良性，具有错构瘤的性质。

86. 异位性胃息肉的病理是怎样的？

异位性胃息肉主要由胰腺或十二指肠Brunner腺构成，常沿胃大弯，尤以幽门及窦部出现。肉眼观察异位胰腺为一孤立的凹陷的无柄的结节。在组织学上胰组织最常见于黏膜下层，以致内镜活检可漏诊。异位胰腺有时也可出现在黏膜层，可见腺疱、导管及Langerhans岛，可混有Brunner型腺体。如被平滑肌包围时即成为腺肌瘤。

87. 炎性纤维性胃息肉的病理是怎样的？

炎性纤维性胃息肉是一种罕见的发生于胃肠道的息肉样病变，常发生于胃腔，在小肠或结肠也偶见，但近年随着纤维内镜的普遍使用，该病有逐渐增多的趋势。该病变以成年人多见，是一种良性增生性疾病，其病变特点为在局部形成息肉状或蕈状肿块，临床上常误诊为真性肿瘤。炎性纤维性息肉是发生在胃肠黏膜下，向腔内突出的息肉样肿块。其组织学特点以成纤维细胞和小血管增生，同时以伴有明显的嗜酸性粒细胞和少量的淋巴细胞、浆细胞、单核细胞浸润为特征，其成纤维细胞略呈车辐状、旋涡状或周围绕血管呈同心圆状改变为其组织学特征。

88. 十二指肠息肉的病理是怎样的？

十二指肠息肉多发生于降部，该部位息肉生长常与胆胰引流关系密切。好发年龄为40～60岁，男女发病率基本相等。十二指肠肠腔相对较小，常引起各种症状。其组织学分类与胃息肉相似，其中十二指肠布氏腺来源的息肉为十二指肠特有的。布氏腺增生时局部隆起，布氏腺增生形成的息肉并非真性肿瘤，罕有癌变者。十二指肠还可见到胃黏膜异位，病变多呈小隆起，偶有明显隆起呈息肉样，十二指肠腺瘤发病年龄为18～76岁，平均56岁。息肉大小自数毫米直到数厘米直径不等。恶变率为30%左右。

89. 十二指肠的消化功能是怎样的？

十二指肠通过自身的外分泌功能接受胰腺、胆囊的分泌液，对食物进行消化，其中胰液和胆汁的作用非常重要。淀粉的消化从口腔开始，在十二指肠内被胰腺分泌的淀粉酶彻底水解。蛋白质的消化在胃开始，最后在小肠内完成，食物中的蛋白质在十二指肠内大部分经胰腺分泌的胰蛋白酶、糜蛋白酶进行消化，分解产生的多肽还可以进一步被肠黏膜微绒毛分泌的肽酶分解成单个氨基酸，以利于被吸收入血。脂肪的消化在小肠内进行。食物进入十二指肠后，脂类物质被胰腺分泌的胰脂肪酶、辅脂酶、胆固醇酯酶和磷脂酶 A_2 等水解，而胆汁中的胆盐则通过对脂肪的乳化作用，促进脂肪的水解。

90. 十二指肠消化功能障碍包括哪些？

十二指肠消化功能障碍包括化学消化功能障碍和机械消化功能障碍。

91. 十二指肠化学消化功能障碍的原因有哪些？

十二指肠化学消化功能障碍与肠腔内消化酶的水平和活性异常有关，其原因主要包含以下几个方面：

①胰腺功能异常；
②胆盐合成排泌异常；
③肠腔内酸碱度异常；
④十二指肠黏膜损伤；
⑤肠腔内菌群异常繁殖。

92. 十二指肠机械消化功能障碍的原因有哪些？

十二指肠机械消化功能通过十二指肠运动来实现，因此，各种影响十二指肠动力的因素均能使其机械消化功能发生障碍，影响食物的消化。

93. 哪些因素能影响十二指肠吸收功能障碍？

食物的充分消化、肠黏膜面积和功能的正常与十二指肠正常的吸收功能密切相关，影响这些因素均可导致十二指肠吸收功能障碍，主要包括：

①肠黏膜损伤；
②淋巴循环障碍；
③十二指肠运动障碍。

94. 十二指肠的吸收功能是怎样的？

食物经小肠消化后，被分解成可被吸收的小分子物质。营养物质的吸收绝大多数在小肠内完成。小肠具备吸收营养物质的有利条件。小肠黏膜形成许多环形皱褶，大量绒毛突入肠腔，每条绒毛的表面还有许多的微绒毛、环状皱褶、绒毛和微绒毛的存在，使小肠黏膜的吸收表面积大大增加。肠壁平滑肌细胞的舒张和收缩可使绒毛做伸缩运动和摆动，绒毛的运动加速血液和淋巴的流动，有助于营

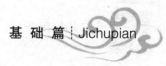

养物质的吸收。此外食物在小肠停留时间长，提供了充分的吸收时间。

95. 十二指肠的运动形式是怎样的？

十二指肠是消化道平滑肌活动比较频繁的部位。同消化道其他部位一样，十二指肠的运动包括空腹运动（消化间期运动）和进食后运动两个时相。肠道的消化间期的运动表现为交替出现的静息期和收缩活动期，以周期性的肌电活动，即移行性运动复合波（MMC）为基础。进食后运动包括分节运动和蠕动。分节运动使消化液与食糜充分混合，以利于化学性消化和吸收，它受平滑肌基本电节律的调控。蠕动则起着向下推进食糜的作用，主要由肠壁神经丛的反射引起。十二指肠平滑肌的基本电节律由静息时平滑肌细胞内外离子分布不均而产生跨膜电位，引起平滑肌细胞在肠道不收缩时表现出的自发性、节律性的去极化。它是十二指肠平滑肌收缩的起步电位，本身并不引起肌肉收缩，但决定着平滑肌的收缩节律、蠕动方向以及传导速度。

96. 血浆胃动素与十二指肠溃疡有何关系？

胃动素主要分布于十二指肠和近段空肠，由 M0 细胞分泌。除胃肠道外，中枢神经、周围神经也含有分泌胃动素的细胞，故胃动素是一种脑肠肽。其主要作用是引发消化间期移行性运动复合波。在胃、十二指肠酸化环境中（pH=1 时），它的释放受到明显抑制，且抑制移行性运动复合波第Ⅳ相的出现。资料显示，十二指肠溃疡病人血浆胃动素明显低于正常对照组，可能由于十二指溃疡患者胃酸分泌高，从而导致胃十二指肠酸化，抑制胃动素分泌。而胃动素降低，消化间期运动时限延长，使胃、十二指肠内容物清除受限，胃酸和其他侵袭因素接触胃、十二指肠黏膜的时间延长，黏膜易受到损害而发生溃疡。

97. 十二指肠运动的神经调节有哪些？

十二指肠的运动受到中枢神经系统、外周自主神经系统以及肠壁内肠神经系统所调控。中枢神经系统通过神经反射和脑-肠肽内分泌递质的反馈调节网络调节胃肠的运动。自主神经系统包括迷走神经和交感神经，但迷走神经的支配占主导地位。迷走神经兴奋促进十二指肠的运动，交感神经兴奋则抑制其运动。肠神经系统包括黏膜下神经丛和位于环形肌与纵形肌之间的肌间神经丛，具有高度自主性，对肠道的运动起着感知、启动和调控作用。肠神经系统由感觉、运动和中间神经元组成，其中包括胆碱能神经元、肾上腺素能神经元以及大量非肾上腺素非胆碱能的肽能神经元。肠道局部的扩张、牵拉、温度变化及化学物质，如酸、碱等刺激肠壁肌间神经丛，可以引起肠平滑肌的收缩。十二指肠消化间期的 MMC 也主要受到肠神经系统调节。

98. 十二指肠运动的体液调节有哪些？

十二指肠运动的体液调节因素主要包括胃肠激素。胃肠激素对十二指肠的运动具有非常重要的调控作用，不同的激素可以产生兴奋性或抑制性的作用。除内分泌途径外，通过神经分泌的胃肠激素也是调节十二指肠运动的重要因素。神经分泌，即通过肠神经系统中的神经元释放神经递质来发挥对十二指肠运动的调节作用。这些递质包括促进十二指肠平滑肌收缩的兴奋性神经递质和抑制平滑肌收缩的抑制性神经递质。兴奋性递质包括乙酰胆碱、5-羟色胺、P物质、组胺、阿片肽等；抑制性递质包括一氧化氮、血管活性肠肽、前列腺素、生长抑素、降钙素基因相关肽等。

99. 十二指肠的外分泌功能有哪些？

十二指肠内含有大量消化腺，特别是位于十二指肠黏膜下层内的 Brunner 腺。Brunner 腺能分泌高黏度、富含碳酸氢盐和黏蛋白的碱性黏液，pH8.2~9.3。其功能主要体现在两个方面：

①润滑并保护十二指肠黏膜免受胃酸的侵蚀。

②改变肠腔内的 pH，为小肠液内消化酶的活化提供合适的 pH 环境，促进营养物质的吸收。

Brunner 腺的分泌受神经、体液和局部刺激的调节。迷走神经兴奋、血管活性肠肽分泌和酸性肠内容物均可刺激 Brunner 腺的分泌。

100. 十二指肠的内分泌功能有哪些？

消化道是人体最大的内分泌器官。消化道内存在多种内分泌细胞，可合成数种具有活性的胃肠激素。这些激素作用广泛，是体内调节肽的一部分，其主要功能是调节消化腺的分泌、消化道的运动和吸收，调节其他激素的释放，刺激消化道组织的代谢和生长作用。主要包括：促胰液素、胆囊收缩素、胃动素、抑胃肽、促胃液素等。

101. 什么是促胰液素？

主要由存在于十二指肠黏膜的 S 细胞分泌，它是一种脑-肠肽，主要生物学效应是刺激胰腺分泌富含碳酸氢盐的胰液，促进胆汁分泌，抑制胃酸分泌和胃肠运动。促胰液素的分泌受多种因素调节，盐酸是引起促胰液素分泌最强的刺激因素，蛋白质、氨基酸及脂酸钠亦能刺激它的分泌。

102. 什么是胆囊收缩素 CCK？

主要由存在于十二指肠和空肠黏膜的 I 细胞分泌。CCK 的主要生物学效应是刺激胰酶的合成和分泌，增强胰腺富含碳酸氢盐的胰液的分泌，竞争性拮抗促胃液素引起的胃酸分泌，刺激胆囊收缩和 Oddi 括约肌松弛。食物中蛋白质和脂肪的消化产物是刺激 CCK 分泌的最有效物质。

103. 什么是胃动素？

主要是由位于十二指肠黏膜的 MO 细胞和肠嗜铬样细胞分泌。它的主要生物学效应是调节胃肠道消化间期的移行性复合运动，促进胃肠平滑肌的收缩。另外，它也可以通过兴奋胆碱能神经元，引起食管下括约肌和空腹时胃的强烈收缩。迷走神经兴奋、胃扩张、进食脂肪可以刺激胃动素的分泌。静脉注射葡萄糖、氨基酸、胰多肽、生长抑素则能抑制其释放。

104. 什么是抑胃肽 GIP？

主要由位于十二指肠和空肠的 K 细胞分泌，其主要生物学效应是刺激胰岛素的释放。另外，它还能抑制胃酸和胃蛋白酶分泌。

105. 什么是促胃液素？

主要由位于胃窦部的 G 细胞分泌，十二指肠上段黏膜也存在一定数量的 G 细胞。它的主要生物学效应是刺激胃酸分泌，促进胃肠道黏膜的生长和刺激胃肠蛋白、核酸的合成。

106. 十二指肠的屏障有哪些？

十二指肠的屏障包括机械屏障、化学屏障、生物屏障和免疫屏障。

107. 十二指肠的机械屏障是怎样的？

十二指肠的机械屏障主要由十二指肠黏膜上皮细胞、上皮细胞间紧密连接及上皮基膜组成，是最重要的黏膜屏障。它可以防止肠腔内的细菌、内毒素及炎性介质向肠壁内渗透。

108. 十二指肠的化学屏障是怎样的？

十二指肠的化学屏障由肠黏膜上皮分泌的黏液、消化液及肠腔内正常寄生菌产生的抑菌物质组成。它一方面参与消化，另一方面还能消灭肠腔内致病微生物。黏液和碳酸氢盐主要由 Brunner 腺分泌，碳酸氢盐可以中和来自胃腔内的胃酸，避免胃酸对十二指肠黏膜的损伤。

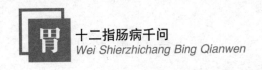

109. 十二指肠的生物屏障是怎样的?

十二指肠的生物屏障由对外来菌株的定植有抵抗作用的肠内正常寄生菌群所构成。肠道内有大量的寄生菌，它们在肠道内形成一个既相互依赖又相互拮抗的微生态环境。其正常的生长繁殖可以有效地抑制其他致病菌在肠黏膜表面的黏附、定植、生长和繁殖。某些肠内菌群，如大肠杆菌等可以分泌毒素破坏黏膜屏障，而有些菌群如乳酸杆菌、双歧杆菌则可以抵抗外源性致病菌的入侵及其对肠黏膜屏障的损伤，保护肠黏膜。正常情况下，这些菌群互相拮抗，维持肠腔内的生态平衡。

110. 十二指肠的免疫屏障是怎样的?

十二指肠的免疫屏障主要由肠相关淋巴组织和肠道内免疫细胞分泌的分泌型免疫球蛋白 A 构成。肠黏膜富含淋巴组织、T 淋巴细胞、B 淋巴细胞、浆细胞及单核/巨噬细胞等免疫细胞，通过特异性细胞免疫和体液免疫及非特异性免疫机制，防止致病性抗原的入侵和肠内毒素的吸收入血。分泌型免疫球蛋白 A 对革兰阴性菌具有高亲和力，它进入肠道后能选择性地将细菌包被并形成抗原抗体复合物，阻碍细菌与上皮细胞受体相结合；同时，它还能刺激肠道的黏液分泌，从而有效阻止细菌对肠黏膜的黏附。

111. 影响十二指肠屏障功能的原因有哪些?

肠黏膜屏障功能一旦受到破坏，肠道内的致病菌或毒素即可通过受损的屏障入侵肠外组织器官，破坏机体的内稳态。众多致病因素均可导致肠道屏障损害，但主要的有：

①缺血、缺氧及再灌注损伤；
②细菌及内毒素；
③炎症介质；
④肠道菌群失调；
⑤免疫缺陷；
⑥营养因素。

112. 什么是胃肠的内分泌细胞?

在胃、肠的上皮及腺体中散布着 40 余种内分泌细胞，尤以胃幽门部和十二指肠上段为多。由于胃肠道黏膜面积巨大，这些细胞的总量估计为 3×10^9 个，超过所有内分泌腺腺细胞的总和。因此，在某种意义上，胃肠是体内最大、最复杂的内分泌器官。所分泌的激素主要协调胃肠道自身的消化吸收功能，也参与调节其他器官的生理活动。胃肠的内分泌细胞大多单个夹于其他上皮细胞之间，呈不规律的锥形；基底部附于基膜，并可有基底侧突与邻近细胞相接触；底部胞质有大量分泌颗粒，分泌颗粒的大小、形状与电子密度依细胞种类而异。绝大多数种类的细胞具有面向管腔的游离面，称开放型，游离面上有微绒毛，对管腔内食物和PH等化学信息有较强的感受性，从而引起其内分泌活动的变化。少数细胞被邻近细胞覆盖而未露出腔面，称封闭型，主要受胃肠运动的机械刺激或其他激素的调节而改变其内分泌状态。分泌颗粒含肽和胺类激素，多在细胞基底面释出，经血液循环运送并作用于靶细胞；少数激素直接作用于邻近细胞，以旁分泌方式调节靶细胞的生理功能。在HE染色切片上，内分泌细胞多较圆，核圆、居中，胞质染色浅淡。

113. 什么是肠黏膜屏障？

肠道是机体和外环境相接触的最大界面。一方面，它作为半透膜，具有一定的通透性，将机体所需的各种营养物质吸收进入血液循环，从而进入内环境；另一方面，它又要筑起一个屏障，避免通透性过高，以防止各种微生物、异抗原等有害物进入内环境。在临床上，很多疾病都是由于这个屏障作用失调而引发的，如炎症性肠病、肠源性感染、食物过敏症等。

114. 肠黏膜屏障的构成有哪些？

肠黏膜屏障包括从黏膜肠腔面至黏膜毛细血管管腔之间的各种组织成分，包括表面黏液层、上皮、结蹄组织、毛细血管等。

（1）表面黏液层　为由杯状细胞分泌的黏液糖蛋白在上皮表面形成的黏液凝胶层。黏液糖蛋白为分子量2000kD的巨大分子，肠管不同部位的杯状细胞分泌的基本相同。有以下主要功能：

①在肠内容物和上皮细胞之间起润滑作用，避免摩擦损伤上皮细胞。

②阻止消化酶对上皮细胞的损害。

③黏液糖蛋白带有负电荷，其表面的化学基团与肠上皮细胞表面相似，有利于黏附和包裹细菌，抑制细菌对上皮细胞的侵害。表面黏液层由于杯状细胞的不断分泌活动而更新。杯状细胞分泌能力降低，表面黏液层变薄，则会提高肠黏膜的通透性。

（2）上皮　上皮是肠黏膜屏障最重要的构成成分。肠腔内物质通过上皮有两条途径，即穿细胞途径和细胞旁途径。前者指经上皮中的吸收细胞而进入黏膜血液循环，后者指经过上皮细胞间隙进入。吸收细胞是肠上皮，特别是小肠绒毛上皮中数量最多的细胞。单糖、氨基酸、多种无机盐离子都是通过细胞游离面质膜中的泵、受体或离子通道而被选择性吸收的；脂类物质则通过胆汁内的胆盐介导穿过黏液层后，再与胆盐分离，以其脂溶性透过质膜。在新生儿，由于消化腺的功能尚未发育完全，食物的消化因此不充分，大分子物质可通过吸收细胞的胞吞作用而被摄入。被吞噬的物质有的被溶酶体酶分解成小分子，再从细胞基底面和侧面排放出去，有的则保持原样排放，如母乳中的免疫球蛋白。所以，在吸收细胞游离而微绒毛根部也可见到微小的吞饮管和吞饮泡。在成体，如果仍然保留有这样吸收方式，会导致消化不全，尤其是食物中的异体蛋白进入组织内，可能引发食物过敏症。在上皮细胞间隙顶部存在发达的紧密连接，由6~7道连接小带互相吻合形成。一般情况下，只有水和无机盐等极小分子的水溶性物质可以通过肠上皮细胞间的紧密连接。但是，紧密连接的结构很像拉链，是不断开放、闭合的，因此其通透性也不断改变；这种改变由局部钙离子浓度、上皮细胞的吸收功能和摄食状态等决定。如局部钙离子浓度高时，紧密连接的通透性较低，反之则高。当摄入高渗透压的饮食后，其通透性也增高。另外，有的细胞因子，如肿瘤坏死因子可抑制肠上皮细胞表达紧密连接的构成蛋白，破坏其紧密连接。紧密连接也即细胞旁途径的通透性增高，会导致肠腔内的大分子物质进入组织。

(3)结缔组织　目前一般认为，黏膜固有层结缔组织本身对黏膜通透性的影响不大，但是结缔组织中某些细胞成分，特别是肥大细胞可以通过释放细胞因子，而对上皮的通透性以及毛细血管的功能进行调节。

(4)毛细血管　肠黏膜固有层内的毛细血管为有孔型，有利于上皮吸收的各种物质迅速进入血液并被运走。但是，毛细血管的血流量对于上皮通透性的高低具有重要的影响。这是因为物质通透是一个动态过程，只有已吸收的物质被及时运走，整个过程才能活跃起来。另外，上皮细胞也需要从血液获取氧和某些营养物质，用于能量代谢，而细胞代谢产生的废物以及有害的自由基也需经血流运出。在休克等病理状态，肠黏膜血流量急剧降低，肠的吸收功能也随之骤减；随着缺血时间延长，上皮细胞会发生某种程度的变性，特别是紧密连接的松弛，上皮通透性发生质的变化，一些肠道细菌以及大分子产物也可顺利进入肠黏膜，造成疾病加重。

115. 消化性溃疡心理社会因素致病的生物学基础有哪些？

消化性溃疡作为常见心身疾病，具有不良的心理社会因素作为致病因素、性格缺陷易感素质的内在基础和情绪障碍等三大临床病理特征。临床观察，血清胃蛋白酶原水平高者易患溃疡，在此生理基础上及社会心理刺激因素的激发下，具有溃疡病性格的易患者产生焦虑、抑郁的情绪障碍，持续时间过久，致植物神经功能紊乱及下丘脑－垂体－肾上腺皮质系统兴奋，从而引起胃蛋白酶原分泌增多，胃黏膜屏障破坏，即胃壁的防御因素减弱，侵袭因素增强，于是导致自身消化现象的发生，形成溃疡。

116. 消化性溃疡的心理治疗有哪些？

临床实践证实，对溃疡病人采用身心相结合多科性综合防治措施，可获得较好疗效。因此在治疗过程中，除了药物疗法、饮食控制、外科手术等临床治疗方法外，还应针对病人的个性特征、不良的心理社会刺激因素实施心理咨询及心理治疗，如采用启发式、解释性等方式，逐渐消除病人不良的心理社会因素，帮助改善病人的社会适应能力，使病人保持乐观、健康的积极情绪，树立战胜疾病的信心和决心。同时，指导病人改变不良的行为模式，调整生活方式，促进溃疡的早期愈合。其次，在心理治疗过程中，可辅以行为疗法、自律训练、生物反馈治疗，恢复植物神经功能，逐渐消除患者焦虑、紧张、抑郁的消极情绪，增强自我调节及控制。如有人在临床上采用"反馈－休息－反馈－休息－反馈"三个15分钟的反馈训练阶段的训练，结果可以使病人胃液中的pH值增高趋向碱性化。

117. 艾滋病的胃十二指肠病变有哪些？

（1）胃肠道 Kaposi 肉瘤（KS）　KS 主要侵及皮肤，也可侵及胃肠道。可同时累及胃、十二指肠，或仅累及一个部位。80%有皮肤进行性损害者均有胃肠道病变，范围广泛者还可侵及食管、肝和胰腺。胃肠道 KS 的诊断主要依赖于内镜检查，典型表现为隆起、无蒂的深红色结节，直径数毫米到 1 厘米不等，多数有特征性草莓样表现，少数黏膜表面呈斑片状损害。较大的肿瘤中央可有凹陷和溃疡。由于病变位于黏膜下，活检不易取到病变组织，故病理学证实较为困难。胃肠 KS 的临床表现较为隐袭。最常见的症状为隐性便血，少数病人可有大出血、梗阻或穿孔。

（2）胃肠道 CMV 感染　一般并不常见，病变可累及食管、胃、十二指肠等，常呈小溃疡或斑状损害，亦有呈巨大溃疡者。黏膜活检显示 CMV 特征状的包涵体，培养可证实有病毒生长，可出现全身性播散而死亡。

（3）胃肠道淋巴瘤　现已发现，AIDS 患者非何杰金氏淋巴瘤发病率增加。病变主要累及胃和结肠，并常有全身淋巴结病变。患者常有腹泻、咽痛、低热、肌痛、乏力、周围淋巴结肿大及脾肿大。

118. 何为急性胃炎？急性胃炎分为哪些？

急性胃炎是指由各种原因引起的胃黏膜急性炎症。可分为：
①HP 感染引起的急性胃炎。
②HP 以外各种细菌、真菌、病毒感染及其毒素导致的急性感染性胃炎。
③急性糜烂出血性胃炎，以胃黏膜多发性糜烂为特征。

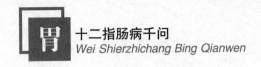

119. 急性胃炎的常见病因有哪些？
引起急性胃炎常见的因素有药物、应激及乙醇等因素。

120. 引起急性胃炎的常见药物有哪些？
常见的有非甾体抗炎药（NSAID），如阿司匹林、吲哚美辛等，还包括一些抗肿瘤药物，如氟尿嘧啶、铁剂等。

121. 药物引起急性胃炎的机制是什么？
药物直接损伤胃黏膜上皮层。其中，NSAID 还通过抑制环氧合酶的作用，从而抑制有维护黏膜屏障完整作用的胃黏膜生理性前列腺素的产生，化疗药物对胃黏膜细胞有明显的毒化作用。

122. 哪些急性应激可以导致急性胃炎？
中枢神经病变、大面积烧伤、严重创伤、大手术、败血症、多器官功能衰竭等均可导致胃黏膜糜烂、出血。

123. 急性应激引起急性胃炎的机制是什么？
目前机制未完全明确，一般认为由胃黏膜微循环缺血缺氧导致胃黏膜黏液、碳酸氢盐分泌减少、前列腺素合成减少、上皮细胞再生减少等因素，从而损伤胃黏膜屏障。

124. 乙醇如何导致急性胃炎？
高浓度乙醇具有亲脂性和溶脂作用，可直接损害胃黏膜屏障。

125. 急性胃炎的发病机制是什么？
各种病因导致胃黏膜屏障破坏，胃腔与胃黏膜之间正常的氢离子梯度被破坏，导致氢离子弥散至胃黏膜内，使胃黏膜发生糜烂出血，同时，还促使胆汁及胰酶反流入胃内，加重胃黏膜损害。

126. 什么是胃肠激素？
胃肠激素是胃肠道内分泌细胞产生的一类特殊的生物活性物质。其主要作用部位是消化器官上的各种靶细胞，并发挥其生理调节作用。然而此概念仅仅为传统的观点。先从其分布、作用和作用方式来看，胃肠激素已经超出原有范畴。业已证实，它们不仅存在于消化道，而且也存在于神经组织、胰腺等胃肠外组织及器官。它们在具有激素作用的同时，还兼有神经递质和调质功能，并可通过多种途径传递各种信息。胃肠激素的种类繁多、作用广泛、机制复杂，机体整体的生理功能离不开胃肠激素的调控，无论是细胞复制、分裂、分化，还是功能维持、凋亡、应激和修复，都与胃肠激素的调控息息相关。

127. 胃肠激素的特点有哪些？

①分布广泛，不仅存在于胃肠道，还存在于胰腺等其他器官。

②不仅由内分泌细胞合成，神经细胞等非内分泌细胞也可以产生。

③除了传统激素的自分泌、旁分泌及血液循环传递外，亦可经神经分泌的方式，作为神经递质或调质发挥作用。

④对调节消化系统宏观功能及细胞微观活动具有重要地位，亦有维持和调节机体其他功能的作用。

⑤胃肠激素与消化系统外的其他系统同样关系密切。

128. 什么是肠促胰岛素？

肠促胰岛素是一组在进食后增加胰岛 β 细胞胰岛素分泌量的胃肠激素，这种作用甚至可以发生在血糖升高以前。它们还可以通过延缓胃排空控制食物的摄入，从而减少营养成分吸收入血。同样也可以抑制高血糖素从胰岛 α 细胞释放。

129. 什么是脑-肠肽？

胃肠内存在的一些肽类激素，与脑内的一些免疫活性物质具有相似的结构，可以对相同的抗体产生反应。目前证实，具有双重分布（胃肠道、脑组织）的脑-肠肽有十余种。它们在消化系统内对靶器官的作用较为明确，但在中枢神经系统中，大多数功能尚未明确。

130. 胃肠激素的家族有哪些？

胃肠激素的家族主要包括：

①激素家族：垂体腺苷酸环化酶激活肽/高血糖素超家族、PACAP/GHRH、高血糖素家族、GIP、PHM/PHI、促胰液素和 VIP。

②生长抑素家族：生长抑素和皮质抑素。

③速激肽家族。

④促胃液素释放肽/蛙皮素/神经介素 B 家族。

⑤胆囊收缩素/促胃液素家族。

⑥胰多肽家族：酪神经肽和酪酪肽。

131. 胃肠激素与免疫细胞的相互作用如何？

(1)胃肠激素与胃肠免疫细胞活性

①巨噬细胞功能：SP可增强巨噬细胞的活性，促进细胞因子的产生及溶酶体酶的合成，使吞噬功能增强；

②免疫细胞信号传导：CCK能促进外周血淋巴细胞释放Ca^{2+}，SS能抑制淋巴细胞的腺苷酸环化酶活性；

③NK细胞活性：NK细胞的活性可以被VIP抑制，而脑啡肽可提供其活性；

④肥大细胞功能：肥大细胞蛋白酶释放与颗粒形成由SP触发，而SS能抑制其分泌。

(2)胃肠激素与细胞因子的表达、合成及释放 细胞的表达、合成与释放受到胃肠激素的影响。VIP与PACAP可降低IL-2mRNA的转录及其稳定性，使IL-2在mRNA和蛋白质水平下调，这一过程通过激活T细胞受体完成。单核细胞白介素和肿瘤坏死因子的释放与P物质及K物质有关，而单核细胞分泌TNF-α可受SP的促进。

(3)胃肠激素与免疫球蛋白的生成与释放 部分胃肠激素通过胃肠集合淋巴结淋巴细胞的功能，对胃肠道体液免疫的功能产生一定的影响。IgA的合成可受到VIP的抑制，而IgM的合成可增加；SP能促进IgA与IgG分泌，而在胃肠道中，SP仅能刺激IgA的产生，而无刺激IgG分泌的功能。

132. 一氧化氮如何引起功能性消化不良？

一氧化氮（NO）是胃肠道中的一种非肾上腺素能非胆碱能神经的神经递质，为胃肠运动的主要抑制性递质。NO在消化道动力调控中可能起重要的作用。FD病人血清NO水平明显高于正常人群，胃液体排空延迟的FD病人，胃窦壁NOS阳性神经纤维和末梢增多，活性增强。以胃窦腔增宽、胃窦运动减弱、幽门口持续开大为特征的胃窦弛缓型病人，其胃液NO含量最高。胃动力障碍，产生腹胀、早饱等消化不良症状可能与内源性NO的改变有关。

133. 肥大细胞如何引起功能性消化不良？

肥大细胞（MC）可能与功能性消化不良相关。FD病人MC数量增多，FD病人胃黏膜MC数明显多于健康人群，MC分泌的白细胞介素等细胞因子与炎症细胞的趋化、浸润、活化等有关。MC脱颗粒释放的5-HT与初级传入神经末梢的5-HT1A受体产生效应，可导致躯体、内脏感觉阈下降，MC释放的介质如NO\VIP的作用平滑肌使之松弛，导致胃排空延迟。

134. FD 重叠症的基础如何引起功能性消化不良？

在对 FD 重叠症病人的分析中观察到，有重叠症的 FD 病人有更多的情绪因素和睡眠障碍，提示重叠症有中枢因素的作用，即受精神心理因素的影响。此外，消化道同一部位的感觉可由多个部分神经元调控，而一个神经节由可参与消化道多部位的神经调控，从而可能导致重叠症的出现。内脏感觉通路与大脑边缘系统重叠的共同通路学说可部分解释这种重叠现象，表明存在能引起重叠症的周围和中枢神经通路。

135. HP 感染引起功能性消化不良的机制是什么？

HP 的感染可能通过局部炎症、炎症介质引发功能性消化不良，影响病人的胃肠运动功能。HP 使胃泌素分泌增加、促使胃黏膜上皮细胞凋亡、损害胃黏膜屏障，导致慢性胃炎、十二指肠球炎。夜间疼痛、上腹不适症状严重的 FD 病人，HP 的感染率明显高于症状轻微的 FD 病人。根除 HP 能使 FD 病人的胃十二指肠的炎症减轻，症状缓解。

136. 精神社会心理因素如何引起功能性消化不良？

FD 中相当一部分人伴有精神障碍。FD 焦虑、抑郁评分明显高于正常人群。许多对 FD 病人的调查证实，FD 病人存在个性异常，有焦虑、抑郁的心理障碍。FD 病人生活应激事件发生频率高于正常健康人，特别是负性事件，如家族成员患病、死亡，提高应激事件的承受能力将降低个性异常和消化不良症状的频率。应激使中枢 CRF 分泌增加，后者作用于中枢 CRF 受体 2，引起胃排空延缓，而作用于 CRFR1 受体促进肠运动，CRF 可使内脏感觉呈高敏状态，5-HT 及肥大细胞也参与了应激对胃肠运动的影响。

137. 胃动素的改变如何引起功能性消化不良？

胃动素是肠内分泌细胞的多肽类胃肠激素，为消化间期激素，通过内分泌和神经途径激发胃肠的 MMCIII 期收缩。正常状态下，胃动素呈周期性变化。MMCIII 期时，为其分泌高峰。FD 胃动素低于正常人。胃动素分泌异常可能是 FD 发生的原因之一。

138. 内脏感觉敏感性的增高如何引起功能性消化不良？

用气囊测量 FD 病人胃内压得出 FD 病人胃内压感觉阈相对于正常人明显提前。FD 病人对胃机械扩张刺激的阈值、不适阈值、疼痛阈值均较正常人显著下降。感觉过敏的病人近端胃黏膜肥大细胞数量明显多于正常人，肥大细胞释放的颗粒有向神经末梢靠拢趋势。胃感觉过敏可能与胃黏膜肥大细胞数量增多、脱颗粒增加有关。

139. 胃肠运动障碍如何引起功能性消化不良？

FD病人存在胃电节律紊乱，胃消化间期移行性运动复合波Ⅲ期持续时间缩短或缺如，胃窦动力指数降低，胃排空下降。MMCⅢ期为强力收缩期，与胃肠的运动功能密切相关。MMC受消化间期复合肌电控制，IMC在MMC之前发生，并与MMC时相吻合，Ⅲ相出现密集的峰电位，引发MMC的机械收缩，MMCⅢ收缩到最高峰约10分钟，胃3次/分，十二指肠12次/分，收缩强度最大时可达13.3kPa，胃MMCⅢ相发生后，5~10厘米/分的速度由近端胃体-近端胃窦-远端胃窦-十二指肠，约5小时到达远端回肠。IMC的电紊乱与胃肠运动及酸的分泌中和密切相关。FD组MMCⅢ相的发生率明显低于正常人组。餐后FD病人胃扩张和胃收缩活动增强，导致胃底及胃体主频率功率增高，但稳定性下降。胃电节律紊乱、MMCⅢ期减少或缺如、胃窦动力指数降低、胃排空下降，随固体半排时间延长，腹胀、上腹痛、呕吐等症状指数增加。运动障碍是FD发生的重要因素。

140. 硒在抗消化道肿瘤中有何作用？

肿瘤是机体在各种致瘤因素作用下，局部组织细胞在基因水平上失去对其生长的正常调控，导致克隆性异常增生而形成的新生物。恶性肿瘤是目前我国病死率最高的疾病，其中消化道肿瘤病死率占恶性肿瘤的一半，如胃癌、肝癌、食管癌等。在生物体中，硒是唯一受基因调控的微量元素。硒有十分广泛的生物学功能，如抗氧化、消炎、抗肿瘤、抗病毒等，其中硒抗肿瘤的作用很早就被广泛研究。因为硒参与谷胱甘肽过氧化物酶的合成，而且硒只有在谷胱甘肽过氧化物酶内才能发挥生物学效应。许多化学致癌剂和放射性物质致癌均与自由基形成有关。机体在代谢过程中产生大量自由基，这些自由基可启动生物膜的脂质过氧化反应，使膜的结构和功能遭到破坏而有利于癌变。机体清除这类自由基主要依靠谷胱甘肽过氧化物酶这种强大的抗氧化酶系统以及超氧化物歧化酶、过氧化氢酶和谷胱甘肽等来完成。硒对自然杀伤细胞具有激活作用，硒可通过改变NK细胞膜和靶细胞上的某些表面结构或成分促使更多效应细胞与靶细胞结合，扩大NK细胞的杀伤效应。硒还可以增加巨噬细胞产生白细胞介素1、白细胞介素2并提高淋巴细胞对IL-1、IL-2的反应。提示硒是调节免疫应答的一种介质，它能促进各种免疫活性细胞的增殖和对肿瘤细胞的作用。可见补硒可提高机体细胞免疫，硒可通过影响体内活性免疫介质，调节体内各种免疫活性细胞的功能来增强

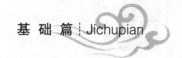

免疫监视机能和提高对肿瘤的杀伤效应,从而在抗肿瘤过程中发挥重要作用。

141. 硒在治疗萎缩性胃炎中有何作用?

慢性萎缩性胃炎是指胃黏膜已发生了萎缩性改变的慢性胃炎,常伴有肠上皮化生。慢性萎缩性胃炎又可分为多灶萎缩性胃炎和自身免疫性胃炎。慢性萎缩性胃炎主要表现为胃黏膜固有腺体数量减少或消失,并伴有纤维组织增生,严重者黏膜变薄。进一步发展,胃上皮或化生的肠上皮在再生过程中发生发育异常,可形成异型增生(又称不典型增生)。异型增生是胃癌的癌前病变,目前尚无特效方法治疗。由于硒对维持胃黏膜的完整性和稳定性具有重要作用,可以防止胃黏膜上皮细胞 DNA 的损伤,促进 DNA 的修复。硒还是谷胱甘肽过氧化物酶活性中心组成成分,通过谷胱甘肽过氧化物酶清除体内产生的自由基,防止 DNA 突变。硒同时还对非特异性免疫、体液免疫、细胞免疫具有促进作用,提高机体的免疫水平,促进萎缩性胃炎的恢复。

142. 硒在治疗消化性溃疡中有何作用?

消化性溃疡是全球性常见病,据估计约 10% 的人口一生中患过此病。消化性溃疡的发生是由于致溃疡因素超过黏膜保护机制而发生。胃黏膜层含有较丰富的黄嘌呤氧化酶,在应激状况下持续升高,于应激过程中胃黏膜缺血损伤时,缺氧加重,使胃黏膜内活性氧生成增多,导致产生较多的氧自由基,最终产生应激性溃疡。机体清除这些自由基主要依靠谷胱甘肽过氧化物酶这种强大的抗氧化酶系统以及超氧化物歧化酶、过氧化氢酶和谷胱甘肽等来完成。谷胱甘肽过氧化物酶清除体内产生的自由基,阻止胃黏膜坏死,促进胃黏膜修复。基于上述理论基础,采用富硒康加雷尼替丁治疗消化性溃疡已经取得满意疗效。

143. 硒在治疗幽门螺杆菌相关性胃炎中有何作用?

当幽门螺杆菌感染胃黏膜组织后,胃黏膜组织中的活性氧增加,机体应激性动员硒以对抗增加的活性氧,使胃黏膜组织硒含量增高。研究显示用硒卡拉胶囊治疗幽门螺杆菌相关性胃炎,硒卡拉胶囊和常规抗生素均能改善慢性胃炎患者反酸、胃胀、嗳气等症状,两者合用效果更好,胃炎患者症状好转率和幽门螺杆菌清除率均显著优于单用。尽管硒不能直接抑制 VacA 的空泡毒作用,但硒能抑制幽门螺杆菌生长,改变幽门螺杆菌的形态及结构,可使重组分泌 VacA 表达量减少。

144. 过敏性胃肠炎的发病机制是怎样的?

致敏抗原激活肠固有膜的 IgE 浆细胞产生大量的 IgE 抗体,并与肥大细胞结合，固定在这些细胞的表面。当食物中的致敏原再次进入体内与胃肠黏膜肥大细胞表面的 IgE 相结合，使肥大细胞激活脱颗粒释放一系列参与过敏反应的炎症介质，使血管通透性增加，引起 I 型变态反应，部分抗原物质也可选择性地与浆细胞 IgG、IgM、IgA 或 T 细胞结合，形成免疫复合物，从而引起局部或（和）全身性的Ⅲ型或Ⅳ型变态反应。而年龄、食物的消化过程、胃肠道的通透性、食物抗原的结构遗传因素等可影响食物过敏反应的发生。食物变态反应在出生后最初几年最常见，大多数患儿到了 2~3 岁就对该食物产生耐受，症状随之消失。IgE 介导者可能持续时间较长。开始的严重性与以后临床症状消失与否无关，但由于避食食物变应原不彻底，特别是十几岁的儿童，致使其敏感性持续存在。

145. 嗜酸性粒细胞性胃肠炎的病理改变有何特点？

嗜酸性粒细胞性胃肠炎在胃肠道浸润甚广，可从咽部至直肠，其中以胃和小肠最多见。按浸润范围可分为局限或弥漫型。局限型以胃窦部最多见，肉眼所见为坚实或橡皮样、平滑、无蒂或有蒂的息肉状肿块，突入腔内可导致幽门梗阻。弥漫型往往仅引起黏膜水肿、充血、增厚，偶见浅表溃疡和糜烂。肠道病变多为弥漫型，受累肠壁水肿、增厚、浆膜面失去光泽、有纤维渗出物覆盖。

(1) 组织学特点

①由纤维母细胞与胶原纤维所构成的黏膜下基质水肿。

②基质有大量嗜酸粒细胞和淋巴细胞浸润，可同时伴有巨噬细胞、巨细胞或组织细胞浸润。

③黏膜下血管、淋巴管、肌层、浆膜和肠系膜淋巴结均可受累，伴有黏膜溃疡与有蒂或无蒂的肉芽肿。嗜酸粒细胞浸润可仅局限于胃肠壁，亦可呈穿壁性。

(2) klein 根据嗜酸粒细胞浸润胃肠壁的程度分为

①黏膜病变型：黏膜内大量嗜酸粒细胞浸润，伴明显的上皮细胞异常，肠绒毛可完全消失，导致失血、缺铁、吸收不良和蛋白丢失等。

②肌层病变型：浸润以肌层为主，胃肠壁增厚，呈结节状，导致狭窄与梗阻塞。

③浆膜病变型：浸润以浆膜为主，浆膜增厚，并可累及肠系膜淋巴结，有腹水形成。

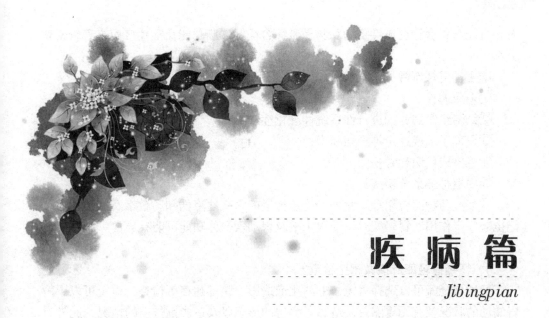

疾病篇
Jibingpian

1. 什么是胃轻瘫？

胃轻瘫症，也称胃无力、胃麻痹、又叫胃轻瘫综合征，是一种以胃排空延缓为特征的临床症候群，主要表现为早饱、餐后上腹饱胀不适、饮食减少、间歇性恶心、发作性干呕或迟发性呕吐、体重减轻等，临床上检查未发现胃肠道有器质性损害。

2. 胃轻瘫有哪些临床表现？

多数患者表现为胃排空不良的症状，为早饱、上腹饱胀、嗳气、恶心、呕吐及体重减轻、胃振水声或顽固性呃逆等，也可有腹泻、便秘等症状；少数由药物或代谢等因素引起。慢性胃轻瘫患者起病隐匿，症状持续或反复发作达数月至数年不等，极少数患者也可无症状。患者的呕吐多表现为迟发性呕吐，但患者的食欲多不受影响，留胃管者会出现胃引流量增多。继发性胃轻瘫患者同时伴有原发病的临床表现。体检无特异性，长期食欲减退、呕吐的患者，可出现消瘦、营养不良，致患者体重明显减轻，甚至恶液质状态。X线或B超可见胃内有大量潴留液，胃镜检查能排除胃的流出道梗阻。

3. 诱发胃轻瘫的因素有哪些？

诱发胃轻瘫的因素较多，如高龄、精神紧张、恶性肿瘤、吻合口水肿、水电解质与营养失调、迷走神经切除、长期应用影响胃肠动力的药物等。年轻女性患

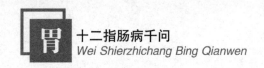

者，可能与胃食管反流性疾病和肠易激综合征等胃肠功能紊乱性疾病有着较密切关系。

继发性胃轻瘫常见于：

①糖尿病；

②结缔组织病，如进行性系统性硬化症；

③胃部手术或迷走神经切断术；

④感染或代谢异常；

⑤中枢神经系统疾病；

⑥某些药物的应用等。此外，迷走神经的紧张性降低和肠激素及肽类物质可能也起一定作用。胃轻瘫时胃动素水平及胃动素受体功能可能有异常。

4. 怀疑胃轻瘫应该做哪些检查？

怀疑胃轻瘫可以选择胃镜、上消化道造影、腹部超声等检查。胃镜可以了解胃蠕动的状况及有无胃潴留，造影了解胃的形态以及造影剂排空的情况，此外胃排空功能测定、胃内测压、体表胃电图等都可以提供诊断依据。

（1）胃排空功能测定　胃排空功能的检查方法很多，目前认为应首选放射性核素胃排空试验。对于任何原因不明的消化不良患者，应常规进行核素标记的固体和液体胃排空试验，该试验对确诊有重要价值；插管法和X线钡餐或不透X线标记物的检查方法由于有较多缺陷，已较少应用；阻抗技术能测定胃液体排空，将来可能广泛采用；超声测量胃排空由于技术要求较高，目前仅作为研究手段。

（2）胃内测压　只有胃排空试验异常时才进行该项检查。胃轻瘫患者胃内测压可显示胃运动异常，以餐后胃窦部运动低下为最常见。胃大部切除术后胃轻瘫患者，近端胃静压测量可见基础张力低下。

（3）胃电图　体表胃电图是一种非侵入性检查方法。已经发现各种类型的胃轻瘫均可发生胃电节律异常，如胃动过速、胃动过缓和胃电节律紊乱。

5. 如何诊断胃轻瘫？

①有早饱、上腹饱胀、嗳气、恶心、呕吐等临床表现；

②X线、B超、胃镜排除消化道器质性病变；

③造影和胃镜排除胃的流出道梗阻；

④排空实验发现胃排空障碍即可初步诊断；

⑤胃内测压、胃电图异常有助于胃轻瘫诊断。

6. 如何治疗胃轻瘫？

（1）一般治疗　胃轻瘫应给予低脂、低纤维饮食，少食多餐，流质为主，以利于胃的排空。由于吸烟能减慢胃排空，应予戒烟。应尽量避免使用能延迟胃排空的药物。

（2）原发疾病的治疗　糖尿病性胃轻瘫应尽可能控制高血糖。神经性厌食患者补充足量的热卡能改善胃排空。慢性肠系膜动脉闭塞所致的缺血性胃轻瘫，在血管重建后能完全恢复正常。

（3）促动力性药物　目前常用的促动力性药物有胃复安、多潘立酮和西沙比利，胃复安和多潘立酮长期治疗的效果不甚理想，而西沙比利长期应用仍有较好疗效；红霉素作为胃动素受体激动剂，可改善胃窦十二指肠收缩的协调，促进固体食物的排空；胃动素静脉输注后，使胃液体和固体排空均显著加快，将来可能为胃轻瘫的治疗提供一种新的手段。

（4）手术治疗　对于少数难治性胃轻瘫患者可采用手术治疗。有报告对某些特发性胃轻瘫患者行胃大部切除和胃空肠吻合术后，症状显著减轻。

7. 什么是反刍综合征？

反刍综合征是反复将刚进食的食物反入口腔中并再次咀嚼吞咽或吐出。这一症状在婴儿很常见，目前普遍认为所有年龄段和所有具有认知水平的不论男性或女性成人均可患此症，但女性发病率高于男性。

8. 反刍综合征症状有什么表现？

目前对成人反刍综合征认识较少，常被误认为继发于胃轻瘫、胃食管反流病以及厌食症或神经性贪食症的呕吐。临床经验提示，许多反刍综合征患者常伴有其他症状，如恶心、烧心、腹部不适、腹泻和（或）便秘。体重减轻可能是反刍综合征的典型特征之一，尤其是在青少年患者中。

典型的反刍综合征临床特征包括以下几点：

①开始进食数分钟内即出现胃内容物反流，这一点可与胃轻瘫患者餐后较后期的呕吐相鉴别；

②发作常持续 1~2 小时；

③反出物者部分可辨认的食物，患者常自觉气味愉悦；

④反食过程不费力或反食前即刻有嗳气的感觉，或感觉有食物到达咽部；

⑤反食可于腹直肌强烈自主收缩后出现；

⑥反食前常无干呕或恶心；

⑦反出物进入口咽部时，患者会根据当时的社会环境决定对其做何种处理。

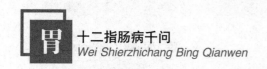

9. 如何鉴别反刍综合征与胃食管反流病？

反刍综合征的患者在行 24 小时 pH 监测时可以出现病理性酸反流，但是对其进一步分析发现，其反流多发生于餐后第一个小时内，当餐后反流反复出现时，由于食物对胃酸的中和作用，pH<4 的时间百分比通常很低。反刍综合征还需与神经性贪食症鉴别。神经性贪食症患者常呕出食物，但并不将食物吞下，同时其常是自行诱导呕吐。

10. 如何防治反刍综合征？

对智力正常的成人和青少年反刍综合征患者，最主要的治疗是症状解释和开导，并进行行为治疗。治疗时常以质子泵抑制剂缓解烧心症状，保护食管黏膜。促动药物对缓解症状有益。常用的行为治疗为指导患者有反刍冲动时做腹式呼吸，从而改变反刍习惯。

11. 何为功能性消化不良？

功能性消化不良（FD）是指具有上腹痛、上腹胀、早饱、嗳气、食欲不振、恶心、呕吐等上腹不适症状，经检查排除了引起这些症状的胃肠道、肝胆道及胰腺等器质性疾病的一组临床综合征，症状可持续或反复发作，症状发作时间每年超过 1 个月。流行病学调查显示，因消化不良症状就诊者占内科门诊总数的 30% 左右，占消化内科专科门诊的 70%，其中功能性消化不良占消化内科专科门诊的 30%~40%。

12. 功能性消化不良的病因和发病机制是什么？

FD 的病因和发病机制至今尚不完全清楚，可能与多种因素有关。目前认为，上胃肠道动力障碍是主要的病理生理基础，精神因素和应激因素也一直被认为与其发病有密切关系。FD 患者存在个性异常，焦虑、抑郁积分显著高于正常人群和十二指肠溃疡组。

健康人在消化间期表现为特征性的移行性复合运动波（MMC），其中 MMC Ⅲ期起清道夫的重要作用。餐后进入消化期，近端胃呈适应性舒张，容纳食物；远端胃收缩、蠕动、消化食物，使其变为细小的颗粒。胃窦，幽门与十二指肠的协调运动在排空过程中起重要作用。FD 患者的胃窦、幽门与十二指肠动力异常，不仅存在于消化期，而且见于消化间期，后者包括 MMC Ⅲ期出现次数减少、MMC Ⅱ期的动力减弱和十二指肠胃反流等，因此患者空腹就有症状，餐后也不减轻，甚或加重。

13. 功能性消化不良的临床表现有哪些？

FD 的症状有上腹痛、上腹胀、早饱、嗳气、食欲不振、恶心、呕吐等，常以某一个或某一组症状为主，至少持续或累积 4 周／年以上，在病程中症状也可发生变化，起病多缓慢，病程常经年累月，呈持续性或反复发作，不少患者由饮食、精神等因素诱发，部分患者伴有失眠、焦虑、抑郁、头痛、注意力不集中等精神症状，无贫血、消瘦等消耗性疾病表现。FD 患者体查体征多无特异性，大多数患者中上腹有触痛或触之不适感。

14. 功能性消化不良如何分型？

临床上将 FD 分为 3 型：溃疡型（上腹痛及反酸为主）、动力障碍型（早饱、食欲不振及腹胀为主）和非特异型。

15. 如何诊断功能性消化不良？

①上腹痛、上腹胀、早饱、嗳气、食欲不振、恶心、呕吐等症状在 1 年中持续 4 周以上；

②内镜检查无食管、胃和十二指肠的溃疡、糜烂和肿瘤性病变，也无这类疾病病史；

③B 超、X 线、CT、MRI 和有关实验室检查排除了肝、胆、胰腺疾病；

④无精神病、结缔组织病、内分泌和代谢疾病及肾脏病存在；

⑤无腹部手术史。

16. 功能性消化不良应该和哪些疾病相鉴别？

（1）慢性胃炎　慢性胃炎的症状与体征均很难与 FD 鉴别，胃镜检查发现胃黏膜明显充血、糜烂或出血，甚至萎缩性改变，则常提示慢性胃炎。

（2）消化性溃疡　消化性溃疡的周期性和节律性疼痛也可见于 FD 患者，X 线钡餐发现龛影和胃镜检查观察到溃疡病灶，可明确消化性溃疡的诊断。

（3）慢性胆囊炎　慢性胆囊炎多与胆结石并存，也可出现上腹饱胀、恶心、嗳气等消化不良症状，腹部 B 超、口服胆囊造影、CT 等影像学检查多能发现胆囊结石和胆囊炎征象，可与 FD 鉴别。

（4）胃癌　胃癌的早期常无特异的症状，只有胃镜和病理检查才能发现，但随着肿瘤的不断增长，影响到胃的功能时会出现消化不良的类似症状，在临床上主要表现为上腹部疼痛或不适感、食欲减退、恶心、呕吐等，但胃癌的发病年龄多在 40 岁以上，会同时伴有消瘦、乏力、贫血等提示恶性肿瘤的所谓"报警"症状，通过胃镜检查及活组织病理检查不难确诊。

(5)其他　FD还需与其他一些继发胃运动障碍疾病，如糖尿病胃轻瘫、胃肠神经肌肉病变相鉴别，通过这些疾病特征性的临床表现与体征一般可做出鉴别。

17. 如何治疗功能性消化不良？

功能性消化不良的治疗原则主要是对症治疗，要遵循综合治疗和个体化治疗的原则。

(1)一般治疗　主要包括建立良好的生活习惯，避免烟、酒及服用非甾体抗炎药，避免个人生活经历中会诱发症状的食物；注意根据患者不同特点进行心理治疗，消除患者对所患疾病的恐惧和疑虑；失眠、焦虑者可于睡前口服适当镇静催眠药。

(2)药物治疗　FD尚无特效药，主要是经验性对症治疗。

①抑制胃酸分泌药：适用以上腹痛伴有反酸为主要症状者，可选碱性制酸剂或酸分泌抑制剂，如西咪替丁等H2受体拮抗药或奥美拉唑等质子泵抑制药等。

②促胃肠动力药：适用于以上腹胀、早饱、嗳气为主要症状者。多潘立酮为周围性多巴胺受体阻滞药，常用剂量为10毫克，3次/天，饭前15分钟服；西沙必利为5-羟色胺受体激动剂，用量为5~10毫克，3次/天，餐前15~30分钟服用，疗程2~8周。但西沙必利可致腹鸣、稀便或腹泻、腹痛和心肌QT间期延长等副作用，故现已较少应用，心脏病人更应慎用；甲氧氯普胺（胃复安）为中枢性及周围性多巴胺受体阻滞药，因长期服用锥体外系副作用大，故现已少用或不用。近年来新的促胃肠动力剂，如莫沙必利、依托比利等也可选用。莫沙必利常用剂量为每次5毫克，3次/天，于餐前0.5小时服用。对疗效不佳者，抑制胃酸分泌药和促胃肠动力药可交替用或合用。

③抗HP治疗：对小部分FD伴有HP感染的患者应加用杀灭HP药物，一般采用二联或三联药物疗法。

④抗抑郁药：上述治疗疗效欠佳而伴随明显焦虑、紧张、抑郁等症状者可试用抗抑郁药，但起效较慢。常用药有二环类抗抑郁药，如阿米替林25毫克，2~3次/天；具有抗5-羟色胺作用的抗抑郁药，如氟西汀20毫克，1次/天，宜从小剂量开始，注意药物副作用。

⑤其他：可用黏膜保护剂，如氢氧化铝凝胶、铋剂、硫糖铝、麦滋林-S等。

⑥中医辨证论治效果也十分明显。

18. 如何预防功能性消化不良？

功能性消化不良患者在饮食中应避免油腻及刺激性食物，戒烟，戒酒，养成良好的生活习惯，避免暴饮暴食及睡前进食过量；可采取少食多餐的方法；加强体育锻炼；要特别注意保持愉快的心情和良好的心境。以下措施对预防该病有益：进餐时应保持轻松的心情，不要仓促进食，也不要囫囵吞食；饭前或饭后不要立即大量饮用液体；进餐时不要讨论问题或争吵；不要在进餐时饮酒，进餐后不要马上吸烟；不要穿着束紧腰部的衣裤就餐；进餐应定时；避免大吃大喝，尤其是辛辣和富含脂肪的饮食；有条件可在两餐之间喝一杯牛奶，避免胃酸过多；少食过甜过咸食品，过多吃糖果会刺激胃酸分泌；进食不要过冷或过烫。

19. 什么是慢性胃炎？

慢性胃炎是指不同病因引起的胃黏膜的慢性炎症或萎缩性病变。

20. 引起慢性胃炎的病因有哪些？

引起慢性胃炎的病因主要包括幽门螺杆菌（HP）感染、十二指肠液反流、免疫因素、遗传因素、物理因素、化学因素及其他因素等。

21. 十二指肠液反流导致慢性胃炎发病机制是什么？

十二指肠液的胆汁、胰液能溶解黏液，破坏胃黏膜屏障，使 H^+ 及胃蛋白酶反弥散入黏膜，进一步引起黏膜的损伤而发生慢性胃炎。由此引起的慢性胃炎称之为胆汁反流性胃炎，病变以胃窦部为多见。

22. 导致慢性胃炎发生的免疫因素有哪些？其发病机制是什么？

导致慢性胃炎发生的免疫因素主要为抗壁细胞的自身抗体（APCA）和抗内因子抗体（AIFA），二者能破坏黏膜细胞，病变多见于胃体部，临床上以胃体胃炎多见。在部分慢性胃炎病例的血清中可检出其抗体。其中 AIFA 又分为两型，Ⅰ型 AIFA 称为阻断抗体，能防止维生素 B_{12} 与内因子结合而影响其吸收；Ⅱ型 AlFA 称为结合抗体，能与内因子–维生素 B_{12} 复合物结合而阻碍其吸收，最终导致恶性贫血。甲状腺病、糖尿病、慢性肾上腺皮质功能减退症所伴有的慢性胃炎，可能也与免疫有关。

23. 导致慢性胃炎发生的遗传因素及发病机制是什么？

慢性胃炎具有较明显的遗传易感性。如恶性贫血的一级亲属慢性胃体胃炎的发病率明显高于一般人群，而严重萎缩性胃炎发生的危险性是随机人群的 20 倍。慢性胃窦胃炎亦有家庭聚集现象。其原因可能是染色体显性遗传基因的作用。

24. 导致慢性胃炎发生的物理因素及其致病机制是什么？

长期饮用浓茶、烈酒、咖啡以及过冷、过热、过酸、过辣、过咸、过于粗糙的食物，或经常暴饮暴食，均可导致胃黏膜的反复损伤而引起慢性胃炎。

25. 导致慢性胃炎发生的化学因素及发病机制是什么？

①长期大量服用非甾体抗炎药物，如阿司匹林、吲哚美辛等，可抑制胃黏膜前列腺素的合成，破坏黏膜屏障而引起慢性胃黏膜损害。

②吸烟可引起慢性胃炎。烟草中的尼古丁不仅可影响胃黏膜的血液循环，还可导致幽门括约肌功能紊乱，造成胆汁反流而致病。

③其他各种原因导致的胆汁反流均可破坏黏膜屏障，从而造成胃黏膜慢性炎症改变。

26. 导致慢性胃炎发生的其他因素及发病机制是什么？

①任何原因引起的胃窦内容物不能及时排空或长期潴留于胃内，可通过释放过多胃泌素而引起胃窦部的慢性炎症改变，如胃石症常并发慢性胃炎。

②细菌、病毒和（或）其毒素损伤胃黏膜致病，如急性胃炎之后胃黏膜损伤可经久不愈，如反复发作可发展为慢性胃炎；牙龈、扁桃体以及鼻窦等处慢性感染灶的细菌或毒素吞入胃内，对胃黏膜长期刺激也可引发慢性胃炎。

③慢性胃炎与年龄关系密切。随着年龄的增长，萎缩性胃炎和肠腺化生的发生率逐渐升高，胃黏膜营养因子（如胃泌素、表皮生成因子等）缺乏或胃黏膜感觉神经终器对这些因子不敏感，均可引起胃黏膜萎缩。

④心力衰竭、肝硬化合并门脉高压、营养不良都可引起慢性胃炎。

⑤糖尿病、甲状腺病、慢性肾上腺皮质功能减退和干燥综合征等患者同时伴有萎缩性胃炎者较多见。

27. 慢性胃炎是怎样分类的？

"中国慢性胃炎共识意见"（2006年9月）采纳国际上新悉尼系统，形成慢性胃炎分类：结合临床、内镜和病理组织学结果将慢性胃炎分为非萎缩性（浅表性）胃炎、萎缩性胃炎和特殊类型胃炎三类。

①非萎缩性包括浅表性、慢性胃窦炎、糜烂性、高分泌性、间质性或滤泡性等。

②萎缩性包括A型胃炎、弥漫胃体性、恶性贫血相关B型胃炎、化生性、弥漫胃窦萎缩性等。

③特殊类型包括反应性、反流性、NSAID性、痘疹样或疣状胃炎、乳糜泻相

关性、孤立肉芽肿性、过敏性等。

28. 慢性胃炎的病理改变有哪些？

慢性胃炎的病理变化主要局限于黏膜层，极少累及黏膜下层。慢性炎症长期存在可引起腺体破坏和肠腺化生，使非萎缩性胃炎逐渐发展为萎缩性胃炎。通常许多患者同时存在非萎缩性与萎缩性胃炎，两者无严格的区分界限。其基本病理改变有黏膜慢性炎症、腺体萎缩、肠腺化生及异型增生（即上皮内瘤变）。

29. 慢性胃炎黏膜慢性炎症有哪些病理表现？

黏膜慢性炎症以胃小凹之间的固有膜内有炎性细胞浸润为特征，细胞浸润正常胃黏膜固有层仅有极少数的单核细胞，慢性炎症细胞以浆细胞、淋巴细胞浸润为主，偶有嗜酸细胞。固有黏膜呈充血、水肿甚至灶性出血，有时可见糜烂（即固有膜坏死）。表层上皮细胞变扁平，排列常不规则。如果出现中性粒细胞浸润，提示慢性炎症有活动性，嗜酸性细胞浸润较少见。通常炎症细胞浸润要深达黏膜层 1/2 以上才有意义。

30. 如何在显微镜下对慢性胃炎炎症进行分级？

根据炎症细胞的密集程度和浸润深度分级，两者同时出现以前者为主。

（1）正常　单个核细胞每高倍视野不超过 5 个，如数量略超正常而内镜无明显异常时，病例可诊断为无明显异常。

（2）轻度　慢性炎症细胞较少并局限于黏膜浅层，不超过黏膜层的 1/3。

（3）中度　慢性炎症细胞较密集，超过黏膜层的 1/3，达到 2/3。

（4）重度　慢性炎症细胞密集，占据黏膜全层。注意计算密度程度时，要避开淋巴滤泡及其周围的淋巴细胞区。

活动性炎症表现为慢性炎症背景上有中性粒细胞浸润，按程度分为 3 级：

（1）轻度　黏膜固有层少数中性粒细胞浸润。

（2）中度　中性粒细胞较多存在于黏膜层，并在表面上皮细胞间、小凹上皮细胞间或腺管上皮细胞间可见。

（3）重度　中性粒细胞较密集，或见中度所见外还见小凹脓肿。

31. 什么是腺体萎缩？

腺体萎缩是指胃的固有腺体数量减少。幽门腺萎缩是幽门腺减少或由肠化腺体替代，胃底（体）腺萎缩是指胃底（体）腺假幽门腺化生或腺体本身减少。

32. 腺体萎缩有哪些病理表现？

胃黏膜萎缩是指胃固有腺体减少，组织学上有两种类型：

(1) 化生性萎缩　胃固有腺体被肠化或假幽门化生腺体替代。

(2) 非化生性萎缩　胃黏膜层固有腺体被纤维组织或纤维肌性组织替代或炎性细胞浸润引起固有腺体数量减少。

33. 什么叫胃黏膜的肠化生？

胃黏膜内出现肠型上皮时称为胃黏膜的肠化生。

34. 什么是假幽门腺化生？

胃底腺黏膜内出现幽门腺结构时称为假幽门腺化生。

35. 肠腺化生有哪些病理表现？

慢性胃炎胃黏膜萎缩性病变中常见有肠上皮化生、假幽门腺化生及不典型增生。根据细胞形态及分泌的黏液类型，用组织化学和酶学方法将其分为四型：

(1) Ⅰ型　为小肠型完全肠化，此型占肠化的多数；由小肠吸收细胞、杯状细胞、潘氏细胞组成，与正常小肠上皮相似；吸收细胞游离缘有清楚的纹状缘；杯状细胞含氮乙酰化唾液酸黏液。

(2) Ⅱ型　为小肠型不完全肠化，由黏液柱状细胞和杯状细胞组成，无成熟的吸收细胞和潘氏细胞；柱状细胞无纹状缘，细胞分泌中性黏液或少量氮乙酰化唾液酸黏液。

(3) Ⅲ型　为大肠型完全肠化，由大肠吸收细胞和杯状细胞构成，无潘氏细胞；吸收细胞呈柱状，纹状缘不明显；杯状细胞含氧乙酰化唾液酸黏液，少数含硫酸黏液。

(4) Ⅳ型　为大肠型不完全肠化，主要由柱状细胞和杯状细胞构成，无成熟的吸收细胞和潘氏细胞；柱状细胞分泌硫酸黏液，有时混有少量唾液酸及中性黏液；杯状细胞含氧乙酰化唾液酸黏液和硫酸黏液，有时见少量氧乙酰化唾液酸黏液。

36. 肠腺化生有什么临床意义？

小肠型肠化可在正常胃内出现，无重要临床意义。大肠型肠化，尤其是Ⅳ型肠化与胃癌密切相关，被认为是胃癌的癌前期病变。假幽门腺化生是胃黏膜萎缩的重要标志。2006年慢性胃炎共识意见更强调重视肠化生的范围，范围越广，发生胃癌的危险性越高。

37. 何谓异型增生？

异型增生是细胞在再生过程中过度增生和丧失分化，在结构和功能上偏离正常轨道，形态学上出现细胞异型性和腺体结构紊乱。异型增生和上皮内瘤变是同义词。

38. 异型增生（上皮内瘤变）有哪些病理表现？

异型增生（上皮内瘤变）又称不典型增生，细胞核多形性，核染色过深，核浆比例增大，胞浆嗜碱性，细胞极性消失。黏液细胞、主细胞和壁细胞之间差别消失。胃上皮分泌产物改变或消失，腺管结构不规则。异型增生可见于炎症、糜烂、溃疡、胃息肉或胃癌边缘黏膜上，本身尚不是癌，可能恶变，或长期保持原状，甚至自然地或在某些药物作用下退变回复。异型增生是重要的胃癌癌前病变，按程度分为轻度和重度2级。

（1）轻度　腺管结构轻度不规则，排列紊乱或疏密不匀，主要分布于黏膜浅层，杯状细胞减少，核深染，呈椭圆形或杆状，体积稍增大，核排列密集，位于细胞基底侧。轻度不典型增生常可逆转，有时与胃黏膜炎症再生性变化不易区别。

（2）重度　腺管结构紊乱，形态大小不一，上皮细胞呈柱状或立方形。核浆比例增大，核深染或呈疏松网状，类圆形或杆状，多为复层及假复层排列。重度不典型增生有时与癌变不易区别，应予密切观察。

39. 慢性胃炎的临床表现有哪些？

慢性胃炎的症状缺乏特异性，且症状的轻重与黏膜的病理变化往往不一致。最常见的临床表现是上腹痛与饱胀。疼痛无明显节律性，通常进食后较重，空腹时较轻。大多数患者可无任何临床症状或有程度不等的消化不良症状，如上腹隐痛、食欲减退、餐后饱胀、嗳气、反酸、恶心、早饱等。进食硬、冷、辛辣或其他刺激性食物时可引发症状，或使原有症状加重。严重萎缩性胃炎患者可有贫血、乏力、消瘦、舌炎、腹泻及头晕症状。慢性胃炎的体征多不明显，少数患者可出现上腹轻压痛，此外无特殊体征。

40. 诊断慢性胃炎要做哪些检查？

包括胃液分析、血清学检测、幽门螺杆菌（HP）检查、胃肠X线钡餐检查、胃镜和活组织检查等。

41. 胃酸测定对判断慢性胃炎有何意义？

①测定基础胃酸分泌量及注射组织胺或五肽胃泌素后测定胃的最大泌酸量和

高峰泌酸量以判断胃泌酸功能，有助于萎缩性胃炎的诊断及指导临床治疗。非萎缩性胃炎胃酸分泌多正常，以增生为主要表现的胃炎，如疣状胃炎也可有胃酸分泌增高；而萎缩性胃炎胃酸明显降低，尤以胃体胃炎更为明显，其泌酸功能随胃腺体的萎缩、肠腺化生程度的加重而降低；以胃窦为主的胃炎一般正常。

②通过24小时胃内pH连续监测，发现慢性胃炎患者pH＞3的时间较长，尤以夜间为甚，部分患者进餐后pH升高持续时间长，提示慢性胃炎患者胃酸分泌功能降低。

42. 血清学检测如何判断胃炎？

胃体为主的慢性胃炎或萎缩性胃炎患者中血清胃泌素水平常升高；若病变严重，不但胃酸和胃蛋白酶原分泌减少，内因子分泌也减少，因而影响维生素B_{12}也减少；慢性胃窦胃炎时血清胃泌素水平下降，下降程度随G细胞破坏程度而定；免疫因素引起的慢性胃炎血清中可出现壁细胞抗体、内因子抗体或胃泌素抗体。

43. 在X线钡餐检查下，慢性胃炎有何表现？

气钡双重造影检查时，慢性萎缩性胃炎主要表现为胃黏膜皱褶相对平坦、减少。胃窦胃炎X线征表现为胃窦黏膜呈锯齿状及胃窦部痉挛或幽门前段持续性向心性狭窄、黏膜粗乱等。疣状胃炎X线钡餐特征改变为胃窦部有结节状粗大皱襞，某些皱襞结节的中央有钡斑。X线钡餐检查对慢性胃炎的诊断常常是不准确不全面的，但在排除某些恶性病灶（如皮革胃）、了解胃肠动力方面胃镜无法取代。

44. 非萎缩性（浅表性）胃炎的内镜表现有哪些？

①胃黏膜红斑，常为局限的片状、条状或点状，有时呈弥漫性，充血的边缘模糊渐与邻近黏膜融合。

②黏膜水肿，反光强，有肿胀感。潮红的充血区与苍白的水肿区相互交叉存在，显示出红白相间、以充血的红相为主，或呈花斑状。

③黏液斑，因黏液分泌增多，附着在黏膜上呈白色或灰白色黏液斑，且不易剥脱。黏液斑一旦脱落可见黏膜表面充血发红，或伴有糜烂改变。

④出血点黏膜易出血，可有出血点或出血斑存在。

⑤糜烂可见黏膜浅小缺损的糜烂区，边缘轻度充血，底部覆盖灰黄色薄苔。糜烂区域可大可小，形态常不规则。

45. 萎缩性胃炎的内镜表现有哪些？

①黏膜色泽改变多呈灰色、灰黄色或灰绿色，严重者呈灰白色。可呈弥漫性

或局限性斑块分布，如果黏膜颜色改变不均匀，残留有一些桔红色黏膜，则表现出红白相间，但以灰白色为主。

②血管显露黏膜皱襞变细变薄，黏膜下可见有红色或蓝色血管显露，轻者见血管网，重者可见树枝状血管分支。当胃内充气时黏膜变薄及血管显露更加明显。

③增生颗粒在萎缩的黏膜上有时可见上皮细胞增生或严重肠化生形成的细小增生颗粒，偶尔可形成较大的结节。

④出血及糜烂，内镜触碰萎缩性黏膜也易出血，亦可出现黏膜糜烂。

46. 如何提高慢性胃炎诊断的正确率？

诊断慢性胃炎的最可靠方法是内镜检查和直视下胃黏膜的活组织病理学检查，而慢性胃炎的确诊以及程度判定主要靠病理学检查。由于慢性胃炎的病变常呈局灶性分布，而内镜所见与病理结果尚难完全一致。因内镜操作上的一些技术因素，如胃内充气量、胃腔压力、物镜与黏膜的距离等亦可引起诊断上的差别，故对可能或肯定存在的病灶一定要做活检，并且要多部位黏膜活检，以提高诊断正确率。临床实践中最好多部位取材，标本要足够大，达到黏膜肌层，建议取2～3块：胃窦小弯1块（和大弯1块）和胃体小弯1块。

47. 慢性胃炎应与哪些疾病相鉴别？

①胃镜检查和活检可明确慢性胃炎的诊断，同时排除胃癌和消化性溃疡等疾病。

②慢性胃炎最易引起消化不良症状，经规范治疗后，如果症状改善不明显，需进一步通过B超检查、生化检查以及CT检查等，排除胆囊疾病、胰腺疾病等。

48. 慢性胃炎如何治疗？

慢性胃炎目前尚无特效疗法，通常认为无症状者无需进行治疗，有症状慢性胃炎患者的治疗一般包括饮食治疗、病因治疗及对症治疗三个方面。

49. 慢性胃炎的饮食治疗包括哪些？

应避免过硬、过酸、过辣、过热、过分粗糙或刺激性的食物和饮料，忌烟酒、浓茶与咖啡。饮食应节制，少食多餐，食物要营养丰富、易消化。进食宜细嚼慢咽。

50. 慢性胃炎的病因治疗包括哪些？

①根除幽门螺杆菌（HP）治疗。

②避免服用损伤胃黏膜的药物，如阿司匹林、吲哚美辛等。

③应治疗慢性牙龈炎、扁桃腺炎、鼻窦炎等慢性感染灶。

④对有慢性肝胆疾病、糖尿病或尿毒症等全身性疾病患者，应针对原发病进行治疗。

51. 慢性胃炎的对症治疗包括哪些？

①当患者出现消化不良，以腹胀、早饱为主要表现时，应用胃动力药物，通过促进胃排空及增加胃近端张力而提高胃肠运动功能。这类药物包括甲氧氯普胺（胃复安）、多潘立酮及西沙比利等。由于胃复安可引起锥体外系症状，现临床已少用。多潘立酮为外周多巴胺受体拮抗剂，极少有中枢作用，系目前广泛应用的胃动力药，约50%患者的胃排空迟缓症状能得到缓解。西沙比利为5-HT4受体激动剂，主要功能是促进肠肌间神经丛中乙酰胆碱的生理学释放，协调并加强胃排空。同时可给予助消化药酵母片、胰酶片、多酶片等。

②当慢性胃炎黏膜萎缩、肠上皮化生明显者，应用黏膜保护剂，可增强胃黏膜屏障，促进上皮生长。此类药物包括硫糖铝、前列腺素E、麦滋林-S、生胃酮、思密达及胃膜素等，对缓解上腹不适症状有一定作用，但单用效果欠佳。

③对于上腹疼痛、反酸症状明显，或伴有黏膜糜烂或出血的患者，除给予黏膜保护剂外，应采用抑酸剂进行治疗，常用的抑酸剂包括H2受体拮抗剂（包括西咪替丁、雷尼替丁及法莫替丁等）及质子泵抑制剂（包括奥美拉唑与兰索拉唑等）。

④对萎缩性胃炎合并缺铁性贫血者应补充铁剂，对合并大细胞贫血者应根据维生素B_{12}或叶酸的缺乏而分别给予补充。

⑤对胆汁反流明显的患者，应用促胃动力药同时，可服用考来烯胺或氢氧化铝凝胶来吸附胆汁。

⑥应用中医中药治疗慢性胃炎的药物繁多，在临床有一定的疗效。

52. 慢性胃炎的预后如何？

慢性胃炎一般预后良好，萎缩性胃炎特别是伴有重度肠化生和上皮内瘤变（不典型增生）者有发生癌变可能，应定期随访胃镜检查及病理组织学检查，一般1~2年做内镜和病理随访1次。活检中发现中-重度萎缩伴有肠化生的萎缩性胃炎1年左右随访1次；伴有低级别上皮内瘤变并剔除取于癌旁者，根据内镜和临床情况缩短到6~12个月随访1次；高级别上皮内瘤变者需立即复查胃镜和病理，必要时手术治疗或内镜下局部治疗。

53. 特殊类型胃炎包括哪些？

特殊类型胃炎包括慢性糜烂性胃炎、感染性胃炎、胃克罗恩病、嗜酸粒细胞性胃炎、胃黏膜巨肥症、慢性淋巴细胞性胃炎、门脉高压性胃病、胃手术后胃炎以及肉芽肿性胃炎等。

54. 什么是慢性糜烂性胃炎？

慢性糜烂性胃炎又称疣状胃炎或痘疮性胃炎，是一种特殊类型的胃糜烂，其形态特征是糜烂处有黏膜隆起，呈疣状外观，具有再发性或持续性多发糜烂的特点。

55. 慢性糜烂性胃炎在人群分布上有什么特点？

据统计，糜烂性胃炎多发于 20～30 岁及 50～60 岁年龄组，男性多发，男女之比为 6∶1～3∶1。

56. 慢性糜烂性胃炎在病理上有何特征？

肉眼下病变呈特征性疣状隆起，也可呈不整形或长条形，色泽与周围黏膜相似。病变多分布于胃窦部，也可见于胃体或胃底。一般为多发散在分布，常沿皱襞嵴呈链状排列，直径大多为 0.5～1.0 厘米，高 0.2～0.3 厘米。隆起的顶部常呈脐状凹陷糜烂，淡红色或覆有黄色薄苔。糜烂愈合后凹陷可依然存在，也可消失。

组织学上可将病变分为糜烂期与修复期。糜烂期的组织学特征为上皮变性、坏死、脱落、中性粒细胞浸润与少量纤维素样渗出，有时可见浅表腺体坏死脱落的同时伴有幽门腺或胃小凹上皮增生；修复期主要表现为糜烂周围固有腺、幽门腺或胃小凹上皮增生，有时可见纤维化。再生的腺管可出现不同程度的不典型增生。黏膜肌层常明显增厚并隆起，结构紊乱。

57. 慢性糜烂性胃炎有哪些临床表现？

患者多以慢性上腹部不适、疼痛、反酸和嗳气为主要症状，但亦可无任何症状。常与消化性溃疡等其他上消化道疾病并存。

58. 慢性糜烂性胃炎确诊依据是什么？

慢性糜烂性胃炎的确诊主要依靠内镜检查，辅以胃黏膜组织活检。

59. 内镜下慢性糜烂性胃炎有何特征？

在内镜下观察，本病具有特征性的顶部有脐状凹陷糜烂的隆起性病变，多呈圆形或类圆形，直径约 0.5～1.5 厘米，好发于胃窦部，其次为胃体部，胃底部较少见。同时，内镜下糜烂面的外观随病期而异，初期多呈黑色，为变性血红蛋白所覆盖，继而为灰黄色，为纤维素样坏死物所致；当糜烂面被新生上皮覆盖后则呈红色。

60. 根据病变的内镜下形态特征，慢性糜烂性胃炎是如何分型的？

可分为两型：

(1)未成熟型　隆起性病变主要由组织炎性水肿引起，可在 3 个月内消失。内镜下形态特征为隆起的起始部逐渐增高，高度较小，顶部的脐样凹陷大而浅，多好发于胃窦部。

(2)成熟型　由未成熟型转变而来。隆起性病变主要为组织增生所致，不易消失。内镜下形态特征为隆起的起始部较陡，隆起较高，顶部脐样凹陷小而深，或脐样凹陷消失而呈息肉样。

61. 慢性糜烂性胃炎应与哪些疾病相鉴别？

慢性糜烂性胃炎与其他疾病的鉴别主要依靠内镜和胃黏膜组织活检。内镜下慢性糜烂性胃炎与浅表性胃炎所致糜烂的区别是前者病变呈隆起性，后者一般平坦。当遇到单个或 2 个呈不规则样隆起性病变时，应与Ⅱa 型早期胃癌、息肉及迷走胰腺鉴别，此时常依赖胃黏膜组织活检。

62. 慢性糜烂性胃炎如何治疗？

慢性糜烂性胃炎的治疗原则主要为抑酸、保护胃黏膜与加强胃动力。由于多数患者存在胃酸过多，有明显上腹部疼痛不适的表现，因此抑酸治疗尤为必要。通常可用 H2 受体拮抗剂或质子泵抑制剂进行治疗，可缓解多数患者的临床症状。

63. 感染性胃炎包括哪几种？

感染性胃炎包括四种：细菌感染、病毒感染、真菌感染和寄生虫感染。其中细菌感染主要有胃结核和胃梅毒；病毒性胃炎多由巨细胞病毒（CMV）引发；胃的真菌感染有黄曲霉菌、毛霉菌、组织胞浆菌及念珠菌等，但以白色念珠菌最为多见。胃的寄生虫感染罕见，病原虫为日本血吸虫及异尖线虫。

64. 胃结核是怎么引起的？

一般情况下，由于胃酸有杀菌作用且胃壁淋巴滤泡少，被吞咽的结核菌多随胃排空而至小肠，但是，当患者有胃黏膜损伤、糜烂或溃疡，胃酸低下，运动减弱或机体免疫功能低下，结核菌直接侵入胃黏膜引发结核。此外，结核菌亦可随血行播散、淋巴管逆行、邻近脏器结核直接蔓延或经腹膜感染而引发胃结核。

65. 胃结核分为几种类型？

胃结核据其病理形态学改变可分为五种类型：溃疡型、浸润型、粟粒型、壁内肿块型及胃外结核蔓延型。

66. 胃结核有哪些临床特征？

胃结核临床罕见，其消化道症状多无特异性，可因病变部位、性质、病变大小及受累范围的不同而表现不一。溃疡型患者可出现上腹部疼痛不适或引起上消化道出血；弥漫浸润型常致胃运动减弱而出现胃潴留症状；肿块型患者上腹部常可扪及包块；若病变位于幽门附近可出现幽门梗阻症状。由于胃结核患者多伴有肺结核或其他胃外结核，故常有结核病的一般症状，如疲乏、贫血、发热、盗汗、体重减轻等。

67. 除临床特征外，胃结核的诊断还需依赖哪些检查方法？

X线钡剂检查显示胃结核好发于胃窦至胃体小弯侧，溃疡的直径较大，多＞2厘米，边缘粗糙不平，增厚及水肿，龛影周围可见一条宽度随压力改变的圆形透光带；肿块型的X线改变常难与胃癌区别，常见胃壁浸润及肿瘤样改变；弥漫浸润型患者可呈皮革样改变。内镜检查及多部位活检有助于诊断。组织学上发现结核结节伴干酪样坏死，病变组织病理染色发现结核杆菌或病变组织培养有结核菌生长均有助于本病的确诊。

68. 胃结核有哪些并发症？

胃结核的并发症以幽门梗阻最为常见，还有上消化道出血、穿透性溃疡及慢性胃溃疡等。

69. 胃结核如何治疗？

其治疗有赖多联持续的抗结核药物，经正规的抗结核治疗，胃结核可痊愈。

70. 什么是胃梅毒？

螺旋体侵入胃壁引发的梅毒性胃炎，称胃梅毒。

71. 胃梅毒是怎样发生的？

梅毒系性传播疾病，通常在感染梅毒螺旋体 4～6 年后出现内脏受累改变，病变侵入心血管、中枢神经系统、肺、胃肠道及泌尿系，此时称Ⅲ期梅毒。其实，Ⅰ期梅毒或Ⅱ期梅毒，其螺旋体即可侵入胃壁引发梅毒性胃炎，即胃梅毒。

72. 胃梅毒如何诊断？

①患者有梅毒病史，血梅毒相关抗体阳性。

②内镜检查可发现黏膜充血水肿、皱襞增粗、弥漫性浅表糜烂，黏膜脆弱易出血以及大小不一的溃疡，胃壁僵硬，甚至可见结节状改变。如在大的不规则椭圆形溃疡周围有青紫或棕红色的匍行性黏膜，对胃梅毒的诊断有高度提示性。若行胃黏膜活检，将新鲜组织块置盐水中做暗视野观察可见很多能活动的螺旋体。

③X 线钡剂检查可见胃壁柔软性差、皱襞增粗、充盈缺损，严重者可见胃腔呈同心性狭窄、胃壁僵硬等改变。

④其临床表现无特异性，可出现上腹疼痛、恶心、呕吐、嗳气、体重减轻等症状。

⑤对可疑患者如经非特异治疗无效，而抗梅毒治疗后能迅速恢复者，可做出胃梅毒的临床诊断。

73. 胃梅毒如何治疗？

通常经过抗梅毒治疗，胃黏膜的炎症、糜烂、溃疡、腺体破坏、梗阻等改变多能恢复正常，梅毒螺旋体亦可消失。

74. 病毒性胃炎有什么特征？

病毒性胃炎多由巨细胞病毒引发，多见于免疫抑制或免疫缺陷的患者中。临床可出现胃炎或消化性溃疡症状，常伴厌食或纳差。如有溃疡或糜烂可出现上消化道出血。内镜检查可见胃黏膜充血、多发浅表糜烂或活动性出血。有时需做多处及多次活检，如在溃疡周围或炎症部位发现细胞内有 CMV 性包涵体，则有助于诊断。

75. 胃真菌感染发生的病理机制是什么？

①胃肠道的真菌感染与全身或局部组织的免疫功能降低有关，多发生于老年人、恶性肿瘤、长期应用激素或抗生素、糖尿病以及结核等慢性消耗性疾病患者中。

②胃黏膜糜烂或溃疡可使胃黏膜屏障受损，长期服用质子泵抑制剂或 H2 受体拮抗剂、胃大部切除或迷走神经切断术后可使胃酸分泌减低，胃液 pH 增高，这些局部因素亦利于真菌侵入黏膜引起感染。

76. 胃真菌感染如何诊断？

胃真菌感染必须在活检标本中见到真菌方可诊断。

77. 胃真菌感染临床分哪几型？

胃真菌感染可分为真菌性胃炎、真菌性溃疡、慢性消化性溃疡合并真菌感染以及真菌性肉芽肿四种类型。

78. 真菌性胃炎有何特征？

多由播散性真菌病所致，胃黏膜可见大片坏死及广泛出血，念珠菌感染时可有鹅口疮样改变或不伴溃疡的结节状损害，多见于有严重慢性病的免疫低下患者。

79. 真菌性溃疡、慢性消化性溃疡合并真菌感染与消化性溃疡如何鉴别？

无论真菌性溃疡或溃疡合并真菌感染，其临床表现与消化性溃疡相似，但上消化道出血的发生率较高，出血量较多，持续时间较长，且有反复出血倾向，抗溃疡药物治疗效果较差。内镜检查溃疡较深凹，形状不规则，溃疡面污秽，坏死组织多，有较厚灰白苔，清除苔层后可见溃疡底部粗糙不平，易出血。有时溃疡巨大，直径超过 2 厘米，边缘呈结节状隆起，周围黏膜粗糙，与恶性溃疡表现相似，但溃疡底部活检组织常可发现真菌菌丝。少数患者亦可发生溃疡恶变。

80. 胃真菌感染患者如何治疗？

①抗真菌治疗。
②去除病因，治疗原发病，增强机体免疫功能。
③对真菌感染时间长、溃疡深大、上腹部触及包块、估计有侵犯周围脏器及可能恶变者应考虑手术治疗。

81. 胃血吸虫病是怎样发生的？

胃血吸虫病好发于幽门部，因门脉高压，虫卵可经交通支逆流进入胃幽门静脉，穿破血管后沉积在黏膜下及其他各层胃壁。

82. 胃血吸虫病有何病理特征？

本病的主要病理改变为虫卵性肉芽肿，此系卵内毛蚴分泌的可溶性抗原刺激宿主产生相应抗体，在虫卵周围形成抗原－抗体复合物而引起肉芽肿。当虫卵变性钙化后肉芽肿可退化形成瘢痕组织。若纤维组织及黏膜过度增生亦可引起息肉及腺瘤样改变。

83. 胃血吸虫病有哪些临床特征？

胃血吸虫病患者的症状无特异性，可因病变的严重程度、受累部位及范围大小而有所不同，轻者有上腹胀痛、嗳气、反酸，重者可见幽门梗阻或上消化道出血等症状。内镜检查可见幽门窦部黏膜粗糙，伴有充血、出血、糜烂或溃疡，部分患者因肉芽肿融合或过度的组织增生而形成肿块，被覆黏膜常有糜烂和溃疡。少数患者有炎性息肉及幽门部肿胀。病理检查见黏膜及黏膜下有大量虫卵沉积，黏膜下及肌层可见大量纤维母细胞。胃血吸虫病常可与胃癌并存，其发生率可高达 64.2%，以分化型腺癌为主。

84. 胃血吸虫病如何诊断？

胃血吸虫病诊断困难，内镜下多次多处活检有助于发现虫卵。

85. 胃血吸虫病如何治疗？

可用吡喹酮类药物进行治疗，但若有幽门梗阻、反复上消化道出血或合并胃癌时应及早手术治疗。

86. 胃异尖线虫病是怎样引起的？

异尖线虫是一种蛔虫样线虫，摄入生的或未煮熟的、被异尖线虫幼虫感染的鱼可引起胃异尖线虫病。本病日本报道较多，国内尚未见报道。

87. 胃异尖线虫病有何特征？

急性胃异尖线虫病多于摄食含有幼虫的生鱼 2~12 小时后发病，出现痉挛性腹痛、呕吐、腹泻及荨麻疹，有时在呕吐物中可找到幼虫。慢性感染者可有上腹痛、恶心、呕吐、全身倦怠等，症状无特异性，少数患者亦可无症状，通常诊断困难。除少数患者经内镜下活检诊断为嗜酸性肉芽肿外，多数被诊断为溃疡、息肉及癌肿。病变部位以胃体多见，其次为胃窦、幽门、胃角、贲门。组织学检查示黏膜下层虫体周围组织有充血、出血及中性与嗜酸粒细胞浸润、组织坏死等蜂窝织炎性改变。免疫学检测如皮内试验、幼虫沉淀试验、放射变应原吸附试验等有助于本病的诊断。胃异尖线虫病无特殊治疗方法,临床以对症治疗为主。

88. 什么是胃痉挛?

胃痉挛就是胃部肌肉抽搐,主要表现为上腹痛、呕吐。胃痉挛本身是一种症状,不是疾病,出现胃痉挛时,主要对症治疗,解痉止痛止呕,如果常常出现胃痉挛,应注意寻找原因,从根源上治疗,才是最有效的办法。

89. 胃痉挛的发病原因有哪些?

(1)环境因素

①在环境因素中,饮食的情况最常见。比较公认的观点是饮食不规律可能增加胃痉挛病的危险性,饮用生冷和对胃有刺激的食物常常可以引起胃痉挛病的复发。

②工作高度紧张的职业易致胃痉挛发生,这仅为一般的印象,无确切的证据,但从就诊的病人来看,知识分子患胃痉挛的比例相当大。

③个人的不同习惯常与胃痉挛的发病有关,如长期吸烟者的胃痉挛发病率明显高于不吸烟者。

④另外已经明确阿斯匹林可以破坏胃酸分泌的自身调节作用及胃黏膜屏障,可致胃痉挛病。

(2)遗传因素 胃痉挛的发病,与遗传因素有密切关系。从家族病史的研究来看,慢性消化性胃痉挛者的亲属患胃痉挛病的机会要比一般人群大2.5~3倍。

(3)精神因素 精神因素与上消化道疾病的关系人所共知。长期心理压力或持续高度精神紧张易患消化性胃痉挛这一现象早已被公认。但确切的机制尚未证实,可能与长期的心理(精神)应激引致胃痉挛增强或黏膜抵抗力的减弱有关。

90. 胃痉挛的危害有哪些?

(1)恶性贫血 恶性贫血患者中10%发生胃痉挛,胃痉挛的发生率为正常人群的5~10倍。

(2)慢性萎缩性胃炎 慢性萎缩性胃炎与胃痉挛的发生率呈显着的正相关。

(3)巨大胃黏膜皱襞症 约10%可癌变。血清蛋白经巨大胃黏膜皱襞漏失,临床表现有低蛋白血症与浮肿。

(4)胃息肉 腺瘤型或绒毛型息肉虽然占胃息肉中的比例不高,癌变率却为15%~40%。直径大于2厘米者癌变率更高。增生性息肉多见,而癌变率仅1%。

(5)良性胃溃疡 胃溃疡本身并不是一个癌前期状态。溃疡边缘的黏膜容易

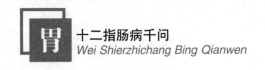

发生肠上皮化生与恶变。

（6）残胃　胃良性病变手术后残胃发生的癌瘤概率增大。胃手术后尤其在术后 10 年开始，发生率显着上升。

91. 胃痉挛容易与哪些症状混淆？

（1）急性胃痛　胃痛是临床上常见的一个症状，多见急慢性胃炎，胃、十二指肠溃疡病，胃神经官能症。急性胃痛发病急，变化快，病情重。病人感觉胃部剧痛，同是伴随打嗝、胀气、恶心、呕吐、腹泻、胸闷等病症。

（2）慢性胃痛　慢性胃痛常见于慢性胃炎，慢性胃炎系指不同病因引起的各种慢性胃黏膜炎性病变，是一种常见病，其发病率在各种胃病中居首位。自纤维内镜广泛应用以来，对本病认识有明显提高。慢性胃炎常有一定程度的萎缩和化生，常累及贲门，伴有 G 细胞丧失和胃泌素分泌减少，也可累及胃体，伴有泌酸腺的丧失，导致胃酸蛋白酶和内源性因子的减少。

（3）胃肠气胀　胃肠气胀是由于多种原因引起的胃肠道不通畅或梗阻，胃肠道的气体不能随胃肠蠕动排出体外积聚于胃肠道内称胃肠气胀。胃肠气胀可以是功能性的，也可以是器质性的。如肠道易激综合征、糖尿病引起的胃轻瘫使胃肠道气胀为功能性气胀。幽门梗阻、肠梗阻引起者多为器质性气胀。常和便秘同时存在。

（4）胃寒疼痛　胃寒疼痛是胃寒症的临床表现。胃寒症是指阴寒停留于胃腑所表现的症候，多因过食生冷所致。

92. 有哪些慢性疾病会伴发胃痉挛？

胃泌素瘤、嗜碱性细胞性白血病、慢性阻塞性肺气肿、肝硬变、类风湿性关节炎、慢性肾功能衰竭等均会伴发胃痉挛。

93. 胃痉挛的患者一定要做胃镜吗？

不是一定要做胃镜的。单纯的胃痉挛是不需要做胃镜的。但如果有经常打嗝、反酸水的症状，这就要考虑做胃镜了。

94. 胃痉挛的治疗方法有哪些？

（1）葱姜外敷疗法　取生大葱去皮去叶留葱白和须根与生姜捣烂加入小米干饭，放锅内炒热后撒酒，翻炒至烫手取出，用布包好，外敷胃区。

（2）刮痧疗法　应用刮痧疗法可疏通经络、运行气血，使胃部痛疼缓解。手执刮痧器，沿选定的经穴，顺一个方向，用力均匀、缓慢地刮。一般每处刮抹

20次左右即可。

(3)穴位疗法 取患者中脘穴、天枢穴、足三里、下巨虚穴进行针灸,每10分钟行针一次,疼痛剧烈者5分钟行针1次,留针半小时,若半小时仍很明显,也可适当留针时间长点。起针后,从中脘穴开始自上而下每个穴重灸,等灸完了一般患者都能止住疼。然后让患者卧床休息即可。

95. 胃痉挛有哪些预防措施呢?

胃痉挛与体质和饮食等因素有关,应注意调整。体质较差、饮食不规律者更易出现。无论年龄、体质如何,患者要特别注意别大量进食生冷食物,尤其是啤酒、雪糕、冰棍等,并且不要暴饮暴食。

96. 胃痉挛忌食的食物有哪些?

忌食的食物有:忌喝大量冰凉的饮料。温度相差太大会强烈刺激胃肠道,导致突发性挛缩。忌空腹吃香蕉、菠萝。菠萝里含有强酵素,空腹吃会伤胃,其营养成分必须在吃完饭后才能更好地被吸收。香蕉中含有大量的钾,若空腹食用,会使血液中的含钾量骤然升高,而钾会对人的心血管等系统产生抑制作用,严重者心脏传导阻滞,危害机体健康。

97. 胃痉挛患者的饮食需要注意哪些?

胃痉挛患者的饮食需注意:饮食应规律,要注意不可大量进食生冷食物,如啤酒、雪糕、冰棍等,并且不要暴饮暴食。平时要注意做到三餐定时、定量,细嚼慢咽,不吃太硬、太软、太刺激的食物。另外,要注意选择就餐环境,不宜顶风进餐等。如胃痉挛发作,则尽量不进食和少喝水,否则会对胃造成刺激而引起绞痛和呕吐。胃痉挛症状缓解后,几天内都要防止腹部着凉,饮食宜清淡易消化,避免病情再度复发。

98. 什么是嗜酸粒细胞性胃炎?

嗜酸粒细胞性胃炎常为自限性疾病,主要特点为末梢血中嗜酸粒细胞增多,胃壁各层有嗜酸粒细胞浸润。

99. 嗜酸粒细胞性胃炎有何临床特点?

本病多发于20~50岁,临床症状与病变部位、范围及受累层次的不同而异,可表现为自发性发作与缓解相交替。

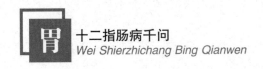

100. 嗜酸粒细胞性胃炎有哪些病理特征？

其病变常侵及胃窦部，可同时累及近侧小肠，此时称嗜酸粒细胞性胃肠炎。胃黏膜浸润引起黏膜散在浅表溃疡、黏膜皱襞粗大及增厚；肌层受累时引起胃壁增厚僵硬，胃排空迟缓；浆膜层受累可引起腹膜炎与腹水；若同时有胃黏膜、肌层及浆膜层受累，病情常较严重，可引起组织坏死及肉芽组织增生，内有大量嗜酸粒细胞浸润，引起严重梗阻及广泛粘连。

101. 如何诊断嗜酸粒细胞性胃炎？

当窦部黏膜受累常出现上腹痛、恶心及呕吐；肌层受累时可出现幽门梗阻症状；浆膜层受累出现腹膜炎与腹水，腹水为内含大量嗜酸粒细胞的渗出性腹水。内镜及 X 线钡餐检查可见黏膜充血水肿、不规则隆起、溃疡及窦腔狭窄、蠕动减弱。胃黏膜活检发现大量嗜酸粒细胞浸润。实验室检查可见外周血嗜酸粒细胞计数增高。

102. 嗜酸粒细胞性胃炎应与哪些疾病相鉴别？

本病应与嗜酸性肉芽肿以及伴有嗜酸粒细胞增高的其他胃肠道病变相鉴别。

103. 嗜酸粒细胞性胃炎如何治疗？

常采用的有效的治疗方法为激素治疗。泼尼松，30 毫克/天，1 周后即可产生临床疗效，仅少数患者需长期激素治疗。色甘酸二钠也可试用于临床治疗，但疗效尚不确切。该病预后一般良好。

104. 什么是胃扭转？

胃扭转是胃本身沿不同轴向引起胃囊部分发生异常的扭转，常因胃正常位置的固定机制障碍或胃邻近器官病变使胃移位有关。胃扭转不常见，其急性型发展迅速，诊断不易，常延误治疗；而其慢性型的症状不典型，也不易及时发现。

105. 胃扭转的发病机制如何？

根据扭转方式不同，胃扭转可分成两大类型：

（1）绕胃纵轴型胃扭转或器官型胃扭转 胃大弯绕胃的纵轴向上旋转，以致胃大弯向上而胃小弯向下，产生反转胃。根据扭转胃位于结肠的上下位置，又可分为结肠上型和结肠下型，以前者较多见。

（2）绕胃横轴旋转型胃扭转或系膜轴型胃扭转 胃以胃的横轴即小网膜的纵轴为轴心，从右向左或从左向右旋转，前者胃窦位于胃体之前，而后者则胃体位于胃窦之前。

除与膈附着部分之外，整个胃部旋转，为完全性扭转，只有一部分胃扭转者，为部分性扭转，一般常为胃窦部扭转。

106. 胃扭转的发病原因有哪些？

胃扭转很少见，有原发性和继发性之分。原发性者最重要的致病因素是系胃的韧带有先天性松弛和延长，或胃－肝、胃－脾和胃－结肠韧带被切断；胃运动异常、胃重载牵拉、急性胃扩张、饱餐、剧烈呕吐和腹腔内压力增高均可诱发胃扭转。继发性胃扭转最多见于膈疝、膈膨胀和颈部迷走神经切断后膈肌张力松弛，可能与长期胸腔负压牵引，拉松了胃韧带有关。胃扭转也可见于胃肿瘤、结肠胀气、肿大的脾压迫胃和上腹部切口疝。部分性胃扭转多见于葫芦胃。

107. 胃扭转临床症状有哪些？

①急性胃扭转罕见，起病突然，发病迅速，上腹部有剧烈疼痛，可放射到背、两胁和左下胸，继而很快呕吐，以后反复干呕而无物出为特点。这是因为胃扭转闭塞胃贲门之故。上腹部迅速发生进行性膨胀而下腹则平坦柔软，以后发生血管闭塞和胃组织坏死，常引起休克。

②慢性胃扭转较常见，可持续多年而无症状，也可间断地有发作性紧压感，左上腹部烧灼感或疼痛，餐后常诱发上腹痛，可伴有嗳气恶心和呕吐等症状，有时可有上消化道出血。

108. 如何明确诊断胃扭转？

①剧烈干呕而无物吐出。

②上腹部快速膨隆。

③不能将胃管插入胃腔。腹部 X 线平片示胃腔显著扩张，可见两个液平，1个位于膈下的近端胃，另 1 个位于心后纵隔的远端胃内，若出现气腹则提示并发胃穿孔。胃呈"发针"样，胃角向右向后，改变体位也固定不变；可有膈疝证据，钡餐不能通过贲门；此外，小肠和结肠充气，提示伴发肠麻痹。

④内镜检查：胃扭转时内镜检查有一定难度，可见胃的前后壁或大弯、小弯的位置改变，有些病人可发现食管炎、肿瘤或溃疡。

109. X 线征象对胃扭转有重要的诊断意义，具体征象是什么？

①胃失去正常解剖形态。

②钡餐透视时，钡剂停留在食管下端，不能通过贲门。

③形成两个胃腔，上方较小的部分为胃窦，下方较大的液气平面为胃底。
④X 线透视是胃扭转被发现的重要手段。

110. 胃扭转与急性心肌梗死、急性胰腺炎、慢性胃炎、胃及十二指肠穿孔这几个病如何鉴别？

(1)急性心肌梗死　急性胃扭转并发食管裂孔疝与膈疝，可出现胸痛，类似急性心肌梗死合并左心力衰竭的某些症状。心电图的特征性表现，或谷草转氨酶增高，对急性心肌梗死有重要的诊断价值；而本病不具备心电图特征性表现，且 X 线钡餐造影具备胃扭转征象。

(2)急性胰腺炎　急性胰腺炎与胃扭转均有上腹痛，呈阵发性加剧，呕吐。急性胰腺炎的呕吐，于腹痛发生不久出现，常剧烈，并可吐出胆汁；而急性胃扭转为剧烈干呕，无呕吐物，或仅有胃内容物，并无胆汁。急性胰腺炎腹部体征与疼痛程度不相称，上腹部虽有压痛，但柔软无肌卫；而急性胃扭转上腹部膨隆，下腹部平坦柔软。

(3)慢性胃炎　慢性胃炎与胃扭转均有上腹部胀痛、嗳气不舒、呕吐吞酸等表现，其症状均无特异性，所以在临床上慢性胃炎经治疗反复不愈者，应及时进行 X 线钡餐造影，进行鉴别。慢性胃炎无胃扭转的 X 线表现。

(4)胃及十二指肠穿孔　胃扭转与胃及十二指肠穿孔者发病均有上腹部疼痛。胃及十二指肠穿孔的疼痛，先始于上腹部，但迅速随着胃、肠内容物自穿孔处溢流入腹腔，变为全腹的剧痛，腹肌紧张，呈舟状腹，压痛、反跳痛明显；而胃扭转主要在上腹部疼痛，下腹部柔软，无压痛、反跳痛。X 线检查：胃及十二指肠穿孔，70%可见膈下游离气体；而胃扭转 X 线腹部平片在左上腹可见两个或一个液平面，而无其他征象。

111. 胃扭转的并发症有哪些？

(1)急性胃扭转　晚期可出现血管闭塞，胃壁坏死穿孔，严重的消化道出血，甚至休克，死亡，病死率可高达 30%～50%。

(2)慢性胃扭转　少数因扭转部位黏膜损伤或胃本身的病变，可有上消化道出血。

112. 急性胃扭转特征性的三联征是什么？

①持续性的干呕，很少或无呕吐物。
②突然发生的严重而短暂的胸部或上腹部疼痛。
③胃内难以插入胃管。

113. 胃扭转如何治疗呢？

急性胃扭转时，应纠正水电解质紊乱及休克，可试用胃管减压吸出胃液，促使胃自行复位，若胃管不能插入，即应考虑手术治疗。慢性胃扭转可以保守治疗，对继发性胃扭转尚需治疗原发病。除血管绞窄和休克的患者可试用胃镜检查复位，有很多成功的报道，慢性胃扭转复位后有的行手术预防复发。

114. 胃扭转治疗时需注意什么？

慢性胃扭转的治疗：对于慢性胃扭转病人的手术选择比较困难。医生和病人应权衡手术利弊。如果医生不建议手术或病人不愿接受手术时，病人应清楚将来发展成急性胃扭转的可能性及其并发症。如果全胃位于胸腔或存在食管旁疝，则应手术防止急性发作。早已发现缺铁性贫血与大裂孔疝有关，最近的报告表明，此联系的解释是疝在膈前后滑动时的机械性损伤可引起胃线性糜烂，因此并发严重的缺铁性贫血者，也可作为手术的适应证。

115. 胃扭转有哪些预防方法呢？

①定时定量饮食，细嚼慢咽，温度适宜。
②补充维生素 C。
③不抽烟，少饮酒，少吃辣椒、胡椒辛辣食物。
④规律饮食。

116. 胃扭转保守复位治疗措施如何？

(1)手法复位

①站立前倾位整复法：患者口服钡剂 300～500 毫升，身体前倾，整复者站在其侧后，双手环抱其腹部，令患者放松腹部或行腹式深呼吸，整复者用手反复拍击其腹部，如器官轴型胃扭转，可用手从上腹向下推压，然后令患者迅速直立，在透视下观察是否已整复。

②跪趴位整复法：患者口服钡剂 300～500 毫升，以双掌及膝部支撑身体，使腹部略抬高，令患者放松腹部或行腹式深呼吸，整复者站在其侧后，双手环抱其腹部用手反复拍击其腹部，也可用手从上腹向下推压，然后帮助患者向右后旋转立，在透视下观察是否已整复。

③蹲立跳跃整复法：患者吞服多量钡剂后，令患者做下蹲和立起跳跃，也可辅以用手拍击或推压腹部。此法对轻度部分性胃扭转的整复有一定效果。

(2)钡餐透视下自动转体复位治疗　患者仰卧在 X 线机床上，在医师指导下向指定方向自动转体 360° 进行复位：如为前式扭转向右自动转体 360°，后式扭转则向左自动转体 360°。在转体同时将 X 线机床缓慢立起，患者转体需与 X 线机床立起保持同步。一般一次复位即可成功，如 1 次未能复位者可按此方法重复数次便可成功。据相关文献报道成功率可达 98%。

(3) 胃镜诊断和治疗　胃镜通过贲门后先注气扩张胃体腔，然后循腔进镜，以确定胃扭转的类型、部位、方向、程度，依胃扭转的类型采取不同方法的复位。若胃体腔潴留液过多，应首先吸出液体，然后注气循腔进镜，根据扭转方向逆时针或顺时针旋转镜身并向前推进，若能看见幽门，继续注气即可复位，有时需要旋转错位处数次方能复位。侧卧不能进入胃窦腔时需令患者仰卧位容易有效。复位后可给患者腹部加压，流质饮食 3 天。

117. 什么是消化性溃疡？

消化性溃疡主要指发生于胃和十二指肠的慢性溃疡，是一多发病、常见病。溃疡的形成有各种因素，其中酸性胃液对黏膜的消化作用是溃疡形成的基本因素，因此得名。酸性胃液接触的任何部位，如食管下段、胃肠吻合术后吻合口、空肠以及具有异位胃黏膜的 Meckel 憩室都可发生溃疡，绝大多数的溃疡发生于十二指肠和胃，故又称胃、十二指肠溃疡。

118. 消化性溃疡是由什么原因引起的？

近年来的实验与临床研究表明，胃酸分泌过多、幽门螺杆菌感染、胃黏膜保护作用减弱、胃排空延缓和胆汁反流、胃肠肽的作用、遗传因素、药物因素、环境因素、精神因素等，都和消化性溃疡的发生有关。

119. 消化性溃疡的发病机理如何？

消化性溃疡的发病机理较为复杂，迄今尚未完全阐明。概括起来，本病是胃、十二指肠局部黏膜损害因素和黏膜保护因素之间失去平衡所致，当损害因素增强和（或）保护因素削弱时，就可出现溃疡，这是溃疡发生的基本原理。胃酸 - 胃蛋白酶的侵袭作用增强或胃黏膜防护机制的削弱是本病的根本环节。任何影响这两者平衡关系的因素，都可能是本病发病及复发的原因。但胃和十二指溃疡发病机理也有所不同，胃溃疡的发生主要是防护机制的削弱，如幽门功能的失调、胆汁及肠液的返流、胃黏液及黏膜屏障破坏等。十二指肠溃疡的发病则与胃酸 - 胃蛋白酶侵袭力量增强关系密切，表现在壁细胞群总数增大、神经内分泌功能紊乱导致胃酸分泌持续增多等。应该指出，各因素在发病中往往不是单独起作用的，同一因素也可能参与不同的发病环节，各因素往往是互相联系或综合作用，例如神经精神因素及内分泌调节紊乱既可影响胃酸分泌增多，又可削弱黏膜屏障。另外，患者的个体特异性，可有不同的起主要作用的发病因素。因此在临床工作中必须结合病史和检查资料，探索各个患者发病的有关因素，才能更有针对性地指导预防及治疗。

120. 引起胃酸异常分泌的机理是什么？

胃酸是由壁细胞所分泌，壁细胞群总数与胃酸分泌量密切相关。临床上通过测定最大胃酸排泌量可大致反映壁细胞群总数的数量。壁细胞群总数增多，胃酸分泌随之增高，故壁细胞群增多是溃疡发病的重要因素之一。十二指肠溃疡患者手术切除胃标本壁细胞群总数直接计数表明，壁细胞群总数平均数可增至19亿，较正常人增加一倍左右，临床测定最大胃酸排泌量也增高至25~42毫摩尔/小时。胃溃疡患者壁细胞群总数及最大胃酸排泌量测定则增高不明显，可正常或稍低，壁细胞群总数增多与遗传及体质因素有关，亦可能因壁细胞长期遭受兴奋刺激所致。

壁细胞膜具有毒蕈碱样（M）、胃泌素（G）、组胺（H2）等三种受体。相应的兴奋刺激时，副交感神经兴奋时产生乙酰胆碱，胃泌素细胞（G细胞）分泌胃泌素，邻近的肥大细胞产生组胺，这些刺激的增加，都是重要的致溃疡因素。

121. 吸烟对消化性溃疡有何影响？

吸烟可刺激胃酸分泌增加，一般比不吸烟者可增加91.5%；吸烟可引起血管收缩，并抑制胰液和胆汁的分泌而减弱其在十二指肠内中和胃酸的能力，导致十二指肠持续酸化；烟草中烟碱可使幽门括约肌张力减低，影响其关闭功能而导致胆汁反流，破坏胃黏膜屏障，消化性溃疡的发病率在吸烟者显著高于对照组，在相同的有效药物治疗条件下，溃疡的愈合率前者亦显著低于后者，因此，长期大量吸烟不利于溃疡的愈合，亦可致复发。

122. 饮食因素对消化性溃疡有什么影响？

食物对胃黏膜可引起理化性质损害作用，暴饮暴食或不规则进食可能破坏胃分泌的节律性。据临床观察，咖啡、浓茶、烈酒、辛辣调料、泡菜等食品，以及偏食、饮食过快、太烫、太冷、暴饮暴食等不良饮食习惯，均可能是本病发生的有关因素。

123. 精神因素可以导致消化性溃疡吗？机理如何？

在病因调查中发现，持续、过度的精神紧张以及劳累、情绪激动等神经精神因素常是十二指肠溃疡的发生和复发的重要因素。

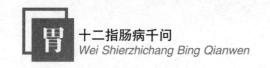

有关精神因素可通过下列两个途径来影响胃的功能：

（1）植物神经系统　迷走神经反射使胃酸分泌增多，胃运动加强，交感神经兴奋则使胃黏膜血管收缩而缺血，胃运动减弱。

（2）内分泌系统　通过下丘脑－垂体－肾上腺轴而使皮质酮释放促进胃酸分泌而减少胃黏液分泌。

124. 哪些药物可以导致消化性溃疡？

有些药物会可造成胃黏膜的损害，引起胃、十二指肠溃疡，经多年的医学临床观察和研究证实，确实已成定论，其中以非甾体抗炎药最为明显。因此，服药治病，一定要阅读说明书或请教医生，避免造成胃炎、胃溃疡等。下面几类药物长期服用可直接或间接损害胃黏膜，甚至导致胃黏膜炎症、糜烂、溃疡及出血乃至发生溃疡：

（1）各种阿司匹林制剂　长期或大剂量服用可引起胃痛及不适，严重者可有呕血、黑便等，胃镜检查可发现胃黏膜炎症、糜烂及溃疡形成。据有关杂志报道，长期服用阿司匹林造成的胃溃疡是普通人群胃溃疡发生率的3倍。有慢性胃病的人服用该药，胃溃疡发生率更高，稳定期溃疡服用该药可使溃疡活动甚至出血。

（2）糖皮质激素　由于长期服用可使胃酸分泌，胃黏膜及全身各器官发生一系列不利的变化，胃酸增多，胃黏膜脆弱，导致胃溃疡，并可抑制原来炎症损伤的修复与愈合。

（3）消炎痛和保泰松　这类药物属激素替代药，对胃黏膜有直接的损害作用，可导致急性胃溃疡。

（4）解热镇痛药　如A.P.C、扑热息痛、去痛片以及感冒通等感冒药。这类药物因都含有阿司匹林成分，均可导致胃溃疡。

（5）治疗冠心病的药物　如藻酸双酯钠（P.S.S）、潘生丁、利血平，也可导致胃溃疡，甚至胃出血。

（6）消炎药　红霉素、乙酰螺旋霉素等大环内酯类抗生素，容易造成胃的不适。

（7）抗癌药及其他　各类化疗药物往往造成胃肠刺激。

各类化学药物均有治疗的方面和中毒的方面，有病时应听从医嘱，切不可私自乱用药。

125. HP在消化性溃疡发病中的作用如何？

澳大利亚学者Warren和Matrshall于1983年从人胃黏膜中培养分离出幽门螺

杆菌以后，发现此菌与溃疡病的关系非常密切。十二指肠溃疡患者的幽门螺杆菌检出率高达70%～100%，胃溃疡患者的检出率为60%～70%。溃疡病经药物治疗愈合后幽门螺杆菌仍阳性的患者，其溃疡复发率明显高于阴性的患者。幽门螺杆菌致胃十二指肠黏膜损伤的机理十分复杂，目前主要有以下5种学说：

（1）"漏屋顶学说"　Goodwin把存在炎症的胃黏膜比喻为漏雨的屋顶，由于黏膜受损，导致H^+（酸雨）反向弥散，黏膜进一步损伤，溃疡形成。在给予抑酸药治疗后，胃酸抑制，溃疡愈合，但只能获得短期的疗效，因为终究没有把漏雨的屋顶修好，没有改变溃疡病的自然病程。消化性溃疡的自然病程中溃疡复发率>70%。如果针对与炎症及与溃疡有关的HP治疗（根除HP），则溃疡不易复发。所以只有通过黏膜修复即修好屋顶才能长期防雨，达到溃疡病治愈的目的。

（2）"胃泌素相关学说"　Levi提出HP分泌的尿素酶可将尿素水解产生氨，氨在HP周围的形成的氨云可使胃窦部pH值增高，反馈性引起胃泌素分泌增加，从而使胃酸分泌增加，这在十二指肠溃疡的形成中起重要作用。

（3）胃上皮化生学说　HP通过定植于十二指肠内的胃化生上皮，引起黏膜损伤并导致十二指肠溃疡形成。十二指肠内胃上皮化生是HP定植并导致溃疡形成的先决条件。HP释放的毒素、破坏性的酶类及其激发的免疫反应导致十二指肠炎症的产生。由于炎症黏膜对其他致溃疡因子的攻击耐受力下降，导致溃疡的发生，或者重度炎症本身导致溃疡产生。在十二指肠内，HP仅在胃上皮化生部位附着定植，此为本学说的一个有力证据。

（4）介质冲洗学说　已经证实HP感染导致多种炎性介质的释放，包括空泡毒素、乙醛、血小板活化因子、白细胞介素等，这些炎性介质在胃排空时冲至十二指肠而导致十二指肠黏膜损伤。加上HP可以定植于有胃上皮化生的十二指肠黏膜，这就解释了HP主要存在在胃窦但可以导致十二指肠溃疡的发生。

（5）免疫损伤学说　HP通过免疫机制导致溃疡的产生。此学说认为黏膜损伤是未能根除HP而引发的持续免疫反应的结果。HP可导致从急性炎症反应到体液及细胞免疫等一系列免疫反应，并导致黏膜损伤的发生。

126. 消化性溃疡出现的腹痛有什么特点？

（1）长期性　由于溃疡发生后可自行愈合，但每于愈合后又好复发，故常有上腹疼痛长期反复发作的特点。整个病程平均6～7年，有的可长达一二十年，甚至更长。

（2）周期性　上腹疼痛呈反复周期性发作，乃为此种溃疡的特征之一，尤以十二指肠溃疡更为突出。中上腹疼痛发作可持续几天、几周或更长，继以较长时

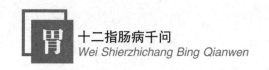

间的缓解。全年都可发作，但以春、秋季节发作者多见。

（3）节律性　溃疡疼痛与饮食之间的关系具有明显的相关性和节律性。十二指肠溃疡的疼痛好在二餐之间发生，持续不减直至下餐进食或服制酸药物后缓解。一部分十二指肠溃疡病人，由于夜间的胃酸较高，尤其在睡前曾进餐者，可发生半夜疼痛。胃溃疡疼痛的发生较不规则，常在餐后1小时内发生，经1~2小时后逐渐缓解，直至下餐进食后再次出现上述节律。

（4）疼痛部位　十二指肠溃疡的疼痛多出现于中上腹部，或在脐上方，或在脐上方偏右处；胃溃疡疼痛的位置也多在中上腹，但稍偏高处，或在剑突下和剑突下偏左处。疼痛范围约数厘米直径大小。因为空腔内脏的疼痛在体表上的定位一般不十分确切，所以，疼痛的部位也不一定能准确反映溃疡所在的解剖位置。

（5）疼痛性质　多呈钝痛、灼痛或饥饿样痛，一般较轻而能耐受，持续性剧痛提示溃疡穿透或穿孔。

（6）影响因素　疼痛常因精神刺激、过度疲劳、饮食不慎、药物影响、气候变化等因素诱发或加重；可因休息、进食、服制酸药、以手按压疼痛部位、呕吐等方法而减轻或缓解。

127. 消化性溃疡的检查项目有哪些？

怀疑消化性溃疡者明确诊断需要合理检查。

（1）胃镜检查　胃镜检查和黏膜活检对消化性溃疡有确诊价值，是最直观和准确的检查方式。在胃镜下能明确诊断溃疡发生的部位、形态、分期，并且能初步判断溃疡的性质。胃镜检查时，应常规对溃疡边缘及邻近黏膜做多处活检，此不仅可以区别良、恶性溃疡，还能检查幽门螺杆菌，对治疗有指导意义。

（2）X线钡餐检查　龛影是X线钡餐诊断溃疡的直接征象，由于溃疡周围组织的炎症、水肿，龛影周围可出现透亮带。胃溃疡的龛影多见于胃小弯，且常在溃疡对侧见到痉挛性胃切迹。十二指肠溃疡的龛影常见于球部，通常比胃的龛影小。间接征象包括局部压痛、胃大弯侧痉挛性切迹、十二指肠球部激惹及球部畸形等。间接征象只提示但不能确诊有溃疡。

（3）便潜血试验　活动性十二指肠溃疡或胃溃疡常有少量渗血，使粪便隐血试验阳性，但一般短暂，经治疗1~2周内转阴。如果胃溃疡患者持续阳性，应怀疑有癌肿可能。

（4）幽门螺杆菌检查　HP感染的诊断方法很多，应根据不同的诊断目的和条件选择诊断方法。应选用经过考核，敏感性、特异性高的试剂和方法进行检测。

（5）胃液分析　胃溃疡患者胃酸分泌正常或稍低于正常；十二指肠溃疡患者常有胃酸分泌过高，但也只见于1/4~1/3病例，以基础分泌（BAO）和夜间分泌

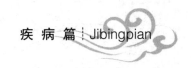

(MAO)为明显。

(6)血清胃泌素测定 对消化性溃疡诊断意义不大。但如怀疑有胃泌素瘤，应做此项测定。血清胃泌素值一般与胃酸分泌呈反比，即胃酸低胃泌素高，胃酸高胃泌素低。胃泌素瘤时则两者同时升高。

128. 胃镜下消化性溃疡的表现如何？

胃镜下溃疡多呈圆形或椭圆形，镜下还可发现伴随溃疡的胃炎和十二指肠炎。与X线钡餐检查相比，胃镜对发现胃后壁溃疡和十二指肠巨大溃疡更为可靠。因老年人临床症状不典型者居多，在有条件的地方提倡扩大胃镜和钡餐造影检查的范围。胃镜下溃疡多呈圆形或椭圆性，少数为线性溃疡，底部附有黄白苔。

根据溃疡及周围黏膜表现可将溃疡分为3期：

(1)活动期(A期) A1期溃疡中心附有厚苔，周围黏膜充血、水肿。A2期苔厚，溃疡周边出现红晕。

(2)愈合期(H期) H1期苔薄，仍看不到基底，溃疡周边有红晕，有黏膜集中。H2期溃疡变浅，间或看到红色溃疡基底。

(3)瘢痕期(S期) S1期溃疡苔完全消失，形成鲜红色瘢痕。S2期溃疡局部颜色与周围黏膜颜色相似或发白。

129. 如何预防消化性溃疡？

去除和避免诱发消化性溃疡发病的因素是预防消化性溃疡的主要措施，例如精神刺激、过度劳累、生活无规律、饮食不调、吸烟与酗酒、服用非甾体类药物等。消化性溃疡经药物治疗后达到症状缓解、溃疡愈合后，仍需要间断服用药物维持治疗一段时间，中药调护对预防溃疡复发有积极意义。HP相关性胃十二指肠溃疡，在应用降低胃酸药物的同时，给予有效的抗菌药物，根除HP感染也是预防溃疡复发的重要环节。此外，胃泌素瘤或多发性内分泌腺瘤、甲状旁腺功能亢进症、Meckel憩室、Barrett食管等疾病常可伴发消化性溃疡，应积极治疗原发病，对预防溃疡发生有积极意义。

130. 消化性溃疡预后如何？

消化性溃疡是一种具有反复发作倾向的慢性病，部分患者病程可长达一二十年或更长，但经多次发作后不再发作者也不在少数。许多病人尽管一再发作，但始终无并发症发生；也有不少病人症状较轻而不被注意，或不经药物治疗而自愈。由此可见，在多数病人，本病的预后良好。但高龄患者一旦并发大量出血，病情常较凶险，不经恰当处理，病死率可高达30%。球后溃疡较多发生大量出血

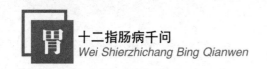

和穿孔。消化性溃疡并发幽门梗阻、大量出血者,以后再发生幽门梗阻和大量出血的机会增加。少数胃溃疡患者可发生癌变,其预后显然变差。

131. 消化性溃疡主要并发症有哪些?

消化性溃疡主要并发症有消化道出血、穿孔、幽门梗阻、癌变。

(1)消化道出血 是本病最常见并发症,其发生率约占本病患者的20%~25%,也是上消化道出血的最常见原因。并发于十二指肠溃疡者多见于胃溃疡,而并发于球后溃疡者更为多见。并发出血者,其消化性溃疡病史大多在一年以内,但一次出血后,就易发生第二次或更多次出血。尚有10%~15%的患者可以大量出血为消化性溃疡的首见症状。

(2)穿孔 溃疡穿透浆膜层而达游离腹腔即可致急性穿孔;如溃疡穿透与邻近器官、组织粘连,则称为穿透性溃疡或溃疡慢性穿孔。后壁穿孔或穿孔较小而只引起局限性腹膜炎时,称亚急性穿孔。

(3)幽门梗阻 大多由十二指肠溃疡引起,但也可发生于幽门前及幽门管溃疡。其发生原因通常是由于溃疡活动期,溃疡周围组织的炎性充血、水肿或反射性地引起幽门痉挛。此类幽门梗阻属暂时性,可随溃疡好转而消失;内科治疗有效,故称之为功能性或内科性幽门梗阻。反之,由溃疡愈合、瘢痕形成和瘢痕组织收缩或与周围组织粘连而阻塞幽门通道所致者,则属持久性,非经外科手术而不能自动缓解,称之器质性和外科性幽门梗阻。

(4)癌变 胃溃疡癌变至今仍是个争论的问题。一般估计,胃溃疡癌变的发生率不过2%~3%,但十二指肠球部溃疡很少引起癌变。

132. 消化性溃疡合并出血的临床表现如何?

消化性溃疡合并出血的临床表现取决于出血的部位、速度和出血量。如十二指肠后壁溃疡,常可穿透其毗邻的胰十二指肠动脉而致异常迅猛的大量出血;而其前壁因无粗大的动脉与之毗邻,故较少发生大量出血。溃疡基底部肉芽组织的渗血或溃疡周围黏膜糜烂性出血,一般只致小量而暂时出血。消化性溃疡出血速度快而量多者,则表现为呕血及黑粪;如出血量少,出血速度慢而持久,则可表现为逐渐出现的低色素性小细胞性贫血和粪便潜血阳性。十二指肠溃疡出血,黑粪比呕血多见,而胃溃疡出血,两者发生机会相仿。短时间内的大量出血,可因血容量的锐减而致头昏、眼花、无力、口渴、心悸、心动过速、血压下降、昏厥,甚至休克。消化性溃疡并发出血前,常因溃疡局部的充血突然加剧而致上腹疼痛加重。出血后则可因充血减轻,以及碱性血对胃酸的中和与稀释作用,腹痛随之缓解。

根据消化性溃疡病史和出血的临床表现，诊断一般不难确立。对临床表现不典型而诊断困难者，应争取在出血后 24～48 小时内进行急诊内镜检查，其确诊率可达 90% 以上，从而使患者得到及时诊断和治疗。

133. 消化性溃疡合并穿孔的临床表现如何？

急性溃疡穿孔病例 70% 有溃疡病史，15% 可完全无溃疡病史，有 15% 病例在穿孔前数周可有短暂的上腹部不适。有溃疡病史者在穿孔前常有一般症状加重的病程，但少数病例可在正规内科治疗的进程中，甚至是平静休息或睡眠中发生。

（1）症状　穿孔的典型症状是突发性上腹剧痛，呈刀割样，可放射至肩部，很快扩散至全腹。有时消化液可沿右结肠旁沟向下流至右下腹，引起右下腹痛。病人常出现面色苍白、冷汗、肢体发冷、脉细等休克症状，伴恶心、呕吐。病人往往非常清楚地记得这次剧痛突发的确切时间。2～6 小时后，腹腔内大量渗液将消化液稀释，腹痛可稍减轻。再往后，由于发展至细菌性腹膜炎期而症状逐渐加重。

（2）体征　病人呈重病容，强迫体位，呼吸表浅。全腹压痛，反跳痛，但以上腹部最明显，呈"板状腹"。胃穿孔后，胃内空气可进入腹腔，站立或半卧位时，气体位于膈下，叩诊肝浊音界缩小或消失，即所谓"气腹征"。若腹腔内积液超过 500 毫升以上时，可叩出移动性浊音。听诊肠鸣音一开始即可消失，所谓"寂静腹"。

134. 消化性溃疡合并穿孔的临床检查有何异常？

消化性溃疡合并穿孔时，血常规血白细胞总数和中性粒细胞增多；腹部 X 线透视多可发现膈下有游离气体，从而可证实胃肠穿孔的存在；但无膈下游离气体并不能排除穿孔存在。严重的穿孔病例或溃疡穿透累及胰腺时，血清淀粉酶亦可增高，但一般不超过正常值的 5 倍。

135. 消化性溃疡合并幽门梗阻的临床表现如何？

幽门梗阻时会出现胃潴留，病人可感上腹饱胀不适，并常伴食欲减退、嗳气、反酸等消化道症状，尤以饭后为甚。呕吐是幽门梗阻的主要症状，多于餐后 30～60 分钟后发生。呕吐次数不多，约每隔 1～2 天一次。一次呕吐量可超过 1 升，内含发酵宿食。病人可因长期、多次呕吐和进食减少而致体重明显减轻。但不一定有腹痛，如有腹痛则较多发生于清晨，且无节律性。因多次反复大量呕吐，H^+ 和 K^+ 大量丢失，可致代谢性碱中毒，并出现呼吸短促、四肢无力、烦躁不安，甚至发生手足搐搦症。空腹时上腹部饱胀和逆蠕动的胃型以及上腹部震水音，是幽门梗阻的特征性体征。需要说明的是，因为溃疡活动期，溃疡周围组织的炎性充血、水肿引起幽门痉挛可随溃疡好转而消失，内科治疗有效；因为溃疡瘢痕形成和瘢痕组织收缩或与周围组织粘连，或者溃疡恶变阻塞幽门通道者，往往内科治疗无效，需要外科手术才能彻底治疗。

136. 消化性溃疡患者饮食应该注意什么？

对消化性溃疡患者的饮食持下列观点：

①细嚼慢咽，避免急食，咀嚼可增加唾液分泌，后者能稀释和中和胃酸，并可能具有提高黏膜屏障作用。

②有规律的定时进食，以维持正常消化活动的节律。

③当急性活动期，以少吃多餐为宜，每天进餐4～5次即可，但一旦症状得到控制，应鼓励较快恢复到平时的一日三餐。

④饮食宜注意营养，但无需规定特殊食谱。

⑤餐间避免零食，睡前不宜进食。

⑥在急性活动期，应戒烟酒，并避免食用咖啡、浓茶、浓肉汤和辣椒、食醋等刺激性食物，不用损伤胃黏膜的药物。

⑦饮食不过饱，以防止胃窦部的过度扩张而增加胃泌素的分泌。

137. 治疗消化性溃疡的药物有哪些？

主要包括降低胃酸的药物、根除幽门螺杆菌感染的药物和增强胃黏膜保护作用的药物。

（1）降低胃酸的药物　包括制酸药和抗分泌药两类。

①制酸药：与胃内盐酸作用形成盐和水，使胃酸降低。此类药种类繁多，有碳酸氢钠、碳酸钙、氧化镁、氢氧化铝、三硅酸镁等，其治疗作用在于：结合和中和 H^+，从而减少 H^+ 向胃黏膜的反弥散，同时也可减少进入十二指肠的胃酸；提高胃液pH值，降低胃蛋白酶活性。胃液pH1.5～2.5时，胃蛋白酶的活性最强。

制酸药分可溶性和不溶性两大类，碳酸氢钠属于可溶性，其他属于不溶性。前者止痛效果快，但长期和大量应用时，副作用较大。含钙、铋、铝的制酸剂可致便秘，镁制剂可致腹泻，常将二种或多种制酸药制成复合剂，以抵消其副作用。

②抗分泌药物：主要有组胺H2受体拮抗剂和质子泵抑制剂两类。

组胺H2受体拮抗剂：组胺H2受体拮抗剂选择性竞争H2受体，从而使壁细胞内cAMP7产生及胃酸分泌减少，故对治疗消化性溃疡有效。

质子泵抑制剂：胃酸分泌最后一步是壁细胞分泌膜内质子泵驱动细胞内 H^+ 与小管内 K^+ 交换，质子泵即 $H^+－K^+$-ATP酶。质子泵抑制剂可明显减少任何刺激激发的酸分泌。

（2）HP 感染的治疗　对 HP 感染的治疗主要是应用具有杀菌作用的药物。清除指药物治疗结束时 HP 消失，根除指药物治疗结束后至少 4 周无 HP 复发。临床上要求达到 HP 根除，消化性溃疡的复发率可大大降低。体外药物敏感试验表明，在中性 pH 条件下，HP 对青霉素最为敏感，对氨基糖甙类、四环素类、头孢菌素类、氧氟沙星、环西沙星、红霉素、利福平等高度敏感；对大环内酯类、呋喃类、氯霉素等中度敏感；对万古霉素有高度抗药性。但 HP 对铋盐中度敏感。

（3）加强胃黏膜保护作用的药物　已知胃黏膜保护作用的减弱是溃疡形成的重要因素，近年来的研究认为加强胃黏膜保护作用，促进黏膜的修复是治疗消化性溃疡的重要环节之一。

①胶态次枸橼酸铋：对消化性溃疡的疗效大体与 H2 受体拮抗剂相似。CBS 在常规剂量下是安全的，口服后主要在胃内发挥作用，仅约 0.2%吸收入血。严重肾功能不全者忌用该药。少数病人服药后出现便秘、恶心、一时性血清转氨酶升高等。

②前列腺素 E：具有细胞保护作用，能加强胃肠黏膜的防卫能力，但其抗溃疡作用主要基于其对胃酸分泌的抑制。

③硫糖铝：硫糖铝是硫酸化二糖和氢氧化铝的复合物，在酸性胃液中，凝聚成糊状黏稠物，可附着于胃、十二指肠黏膜表面，与溃疡面附着作用尤为显著。

④表皮生长因子（EGF）：是一种多肽，由唾液腺、Brunner 腺和胰腺分泌。EGF 不被肠道吸收，能抵抗蛋白酶的消化，在黏膜防御和创伤愈合中起重要作用。EGF 不仅能刺激黏膜细胞增殖，维护黏膜光整，还可增加前列腺素、巯基和生长抑素的释放。胃肠外的 EGF 还能抑制壁细胞的活力和各种刺激引起的酸分泌。

⑤生长抑素：生长抑素能抑制胃泌素分泌，而抑制胃酸分泌，可协同前列腺素对胃黏膜起保护作用。主要应用于治疗胃十二指肠溃疡并发出血。

（4）促进胃动力药物　在消化性溃疡病例中，如见有明显的恶心、呕吐和腹胀，实验室检查见有胃潴留、排空迟缓、胆汁返流或胃食管反流等表现，应同时给予促进胃动力药物，如甲氧氯普胺（Metoclopramide）、多潘立酮（Domperidone）、西沙必利（cisapride）等。

138. 制酸药治疗消化性溃疡的作用机理是什么？如何选用？

制酸药为无机弱碱性制剂，能直接中和胃酸，形成盐和水，从而提高胃液 pH 值，降低胃蛋白酶活性，降低十二指肠酸负荷，减轻胃酸对十二指肠黏膜的刺激，以缓解疼痛，促进溃疡愈合。

制酸药的剂型以液体（如凝胶）最好，粉剂次之，片剂最差。应用单一品种的抗酸药有一定的不良反应，且在临床上达不到满意的效果，因而在临床上多采用几种抗酸药组成复方制剂以互相取长补短，减少不良反应。常见的副作用有腹胀、食欲不振、钠潴留致高血压、软骨病或骨质疏松、代谢性碱中毒、肾功能损害等。

139. 常见制酸药物的作用及特点如何？

碳酸氢钠：小苏打，作用强，起效快而短暂。中和胃酸时产生 CO_2，可引起嗳气、腹胀、继发性的胃酸分泌增加，口服后可被肠道吸收，导致碱血症和碱化尿液。

氢氧化铝：抗酸作用较强，起效缓慢，作用持久。作用后产生的氧化铝有收敛、止血和致便秘作用。长期服用可影响肠道对磷酸盐的吸收。

氧化镁：中和胃酸作用强，作用缓和而持久，不产生 CO_2，肠道难吸收，不会引起碱血症。产生的氯化镁可引起腹泻。

氢氧化镁：抗酸作用较强较快，Mg^{2+} 有导泻作用，少量吸收后经肾排出，如肾功能不良可引起血镁过高。

三硅酸镁：抗酸作用较弱，作用慢而持久，在胃内生成胶状二氧化硅对溃疡面有保护作用。

碳酸钙：抗酸作用较强，作用快而持久。可产生 CO_2 气体，进入小肠的 Ca^{2+} 可促进胃泌素的分泌，引起反跳性胃酸分泌增加。

140. 常用 H2 受体拮抗剂有哪些？机理如何？

H2 受体拮抗剂：目前临床上广泛应用的 H2 受体拮抗剂按药理作用可分四代。第一代代表药物为西咪替丁，第二代代表药物为雷尼替丁，第三代代表药物为法莫替丁，第四代代表药物为罗沙替丁。第三代的法莫替丁为强效品种，第四代的罗沙替丁为生物利用度最高的品种。

H2 受体拮抗剂抑制胃酸机理在于：组胺与 H2 受体拮抗剂结合后，首先激活作为受体一部分的腺苷酸环化酶，催化胃壁细胞的 ATP 生成 cAMP，最后在 $H^+ - K^+ -$ ATP 酶和蛋白激酶参与下分泌胃酸，H2 受体拮抗剂能选择性地与组胺 H2 受体结合，竞争性地拮抗组胺对 H2 受体的作用，从而抑制胃酸分泌。

141. 常用 H2 受体拮抗剂如何应用？

H2 受体拮抗剂可高度选择性地与组胺 H2 受体结合，竞争性地拮抗组胺与 H2 受体结合后引起的胃酸分泌，产生抑酸作用，用于治疗消化性溃疡。传统的给药方法是一日剂量分次给药。如西咪替丁 200 毫克，每天四次；或 400 毫克，每天二次；雷尼替丁 150 毫克，每天二次；法莫替丁 20 毫克，每天二次；尼扎替丁 150 毫克，每天二次；罗沙替丁 75 毫克，每天二次。

近年来的研究结果表明，组胺的基础分泌以夜间为主，并且夜间胃液酸度在消化性溃疡，特别是十二指肠溃疡发病机制中起重要作用。白天的胃酸分泌与乙酰胆碱、胃泌素相关，且排出量不但与溃疡的形成无关，而且还具有以下显著的生理性作用：维持正常的消化过程，特别是蛋白质的消化，因为胃蛋白酶原转变为胃蛋白酶只有在足够酸的环境中才能实现；一定的胃酸酸度与钙和铁的吸收有重要关系；白天正常的胃酸分泌可保持胃内无菌环境，避免念珠菌使溃疡愈合延缓、幽门螺杆菌感染引起部分患者溃疡病的过早复发、胃酸持久抑制引起一些患者腹泻。因此，有学者认为，H2 受体拮抗剂在白天的抑酸作用弱，而夜间给予此类药可以有效地抑制胃酸分泌，从而可以使溃疡快速愈合，症状缓解。临床观察也支持这一观点，即在睡前将 H2 受体拮抗剂一日剂量一次给药，在溃疡愈合速度、症状缓解和安全性上均与一日剂量分次给药法相同，并且这种给药法可以提高溃疡病患者的用药依从性。

已经在临床应用的 H2 受体拮抗的一日剂量一次给药法为：睡前服，西咪替丁 800 毫克，雷尼替丁 300 毫克，法莫替丁 40 毫克，尼扎替丁 300 毫克，罗沙替丁 150 毫克。

142. 常用抑酸药质子泵抑制剂有哪些？机理如何？

（1）**质子泵抑制剂**　目前用于临床的质子泵抑制剂有奥美拉唑、兰索拉唑、泮托拉唑和雷贝拉唑，它们的化学结构近似，均为苯并咪唑衍生物，具有亲脂性，容易穿透细胞壁。因为它们的分子结构中都含有吡啶环而呈碱性，在壁细胞中仅对其分泌小管的酸性环境具有亲和性。

（2）**质子泵抑制剂抑制胃酸机理**　本身是一类无活性的前体药，进入肠道吸收以后进入血液，由于其为弱碱性，所以很快就被吸引到壁细胞分泌小管的高酸环境中，在胃壁细胞的管池及分泌小管的细胞膜上分布着 H^+-K^+-ATP 酶，该酶是介导胃酸分泌的最终途径，能将细胞外的 K^+ 泵入细胞内，而将 H^+ 泵出细胞外，H^+ 与 Cl^- 结合形成胃酸。质子泵抑制剂（PPI）通过非竞争性不可逆的对抗作用，抑制胃壁细胞内的质子泵，产生较 H2 受体阻滞剂更强更持久的抑酸效应。因而对基础、夜间胃酸和五肽胃泌素、试餐等刺激的胃酸分泌有极明显的抑制作用，是目前已发现的作用最强的一类胃酸分泌抑制剂。

143. 常用质子泵抑制剂有何共同特点？

常用质子泵抑制剂它们有一些共同特点：

①在酸性胃液中很不稳定，与胃酸接触易于破坏，故口服制剂必须外裹保护膜后方可服用。

②均从肠道中吸收，与食物同服会影响药物吸收速度。

③小肠吸收后在肝内代谢，由尿中排泄。

④对幽门螺杆菌有抑制作用，可能与其改变了幽门螺杆菌生存的内环境而增强了抗菌药物的杀菌作用有关。

144. 常用质子泵抑制剂如何应用？

(1)奥美拉唑　口服20毫克/次，1～2次/天；静滴40毫克/12小时；奥美拉唑（OME）是目前临床应用最广泛的质子泵抑制剂，在通常剂量（20～40毫克/天）下，可抑制24小时酸分泌≥90%，迅速控制症状和使溃疡愈合。

(2)兰索拉唑　通常成人每日一次，口服兰索拉唑30毫克，连续服用4～6周；胃溃疡和吻合口溃疡连续服用八周，十二指肠溃疡需连续服用六周。反流性食管炎通常成人每日一次，口服兰索拉唑30毫克，连续服用八周。对反复发作和复发性反流性食管炎的维持治疗，每日一次，口服15毫克，如症状缓解不明显可加量至30毫克。

(3)泮托拉唑　在酸性条件下较OME化学稳定性好，生物利用度高，与肝脏细胞色素P450酶无相互作用，副反应很少；口服40毫克/次，1～2次/天；静滴40毫克/12小时。

(4)雷贝拉唑　药物解离能力强，对质子泵的抑制速度和强度优于奥美拉唑和兰索拉唑，不经细胞色素P450酶药物系统代谢，主要通过非酶代谢途径代谢转化成硫醚，无药物间相互作用；口服10毫克/次，1～2次/天。

(5)埃索美拉唑　是单S型异构体的质子泵抑制剂，ESO与OME相比，仅小部分通过肝脏的细胞色素P450药物系统代谢，因此药物首过代谢率低，血浆浓度高，生物利用度高达89%，24小时内对胃酸的抑制作用更持久更有效。同时吸收迅速，口服后约1～2小时血浆药物浓度达到高峰。口服40毫克/次，1～2次/天。

145. 常用胃黏膜保护剂有哪些？如何应用？

黏膜保护剂是治疗消化性溃疡的主要药物之一，具有保护和增强胃黏膜防御机能。常用的有以下几种：

(1)体次枸橼酸铋　如得乐、丽珠得乐冲剂等，在胃液pH条件下，在溃疡表面或溃疡基底肉芽组织形成一种坚固的氧化钒胶体沉淀，成为保护性薄膜，从而隔绝胃酸、酶及食物对溃疡黏膜的侵蚀作用，促进溃疡组织的修复和愈合。此外它能与胃蛋白酶发生整合作用而使其失活,铋离子能促进黏液分泌,这些对溃疡愈合也有一定作用。用于胃及十二指肠溃疡治疗,每次1包（300毫克）,每日4次,饭前半小时和睡前服。如果是合剂,每次5毫升,每天3次,以3倍开水稀释后服,6周为一疗程。由于这种铋剂不吸收,很少发生不良反应,服药期间可使舌面和大便变黑,停药后可以恢复正常。

(2)硫糖铝　为蔗糖硫酸酯碱式铝盐,能与胃蛋白酶络合,抑制胃蛋白酶分解活性;与胃黏膜蛋白络合,形成保护膜,且有制酸作用;能促进黏膜再生,增强其抵抗力。用于溃疡病,但疗效发生慢,用药2周左右症状才能改善,3~6个月溃疡面缩小或愈合。每次1.0克,每天4次,饭后2~3小时服用。

(3)铝碳酸镁　具有抗酸作用,能中和胃酸;能与胃蛋白酶、胆酸结合,抑制其活性,防止这些物质对胃黏膜的损伤,维护其屏障作用。用于胃溃疡、十二指肠溃疡、反流性食管炎等疾病的治疗,伴胆汁反流者有其适宜。每日3次,每次1~2袋,直接口服或温水冲服。

(4)麦滋林　可促进溃疡愈合,并抑制阿司匹林和非类固醇(如消炎痛等)引起的消化系统黏膜病变,也可抑制胃蛋白酶的分泌,用于治疗慢性胃炎、胃及十二指肠溃疡。

(5)替普瑞酮　它可增加胃黏液表层大分子糖蛋白,促进前列腺素E2合成,改善胃黏膜血流,防止解热止痛药对胃黏膜损害,有利溃疡糜烂愈合炎症消失。饭后服药,每日3次,每次50毫克(1片)。个别人服药可能有恶心、口干现象,但继续治疗过程中,不良反应自行消失,不影响治疗。

(6)前列腺素　为细胞保护剂,可促进胃黏膜上皮细胞去氧核糖核酸合成,增强黏膜和碳酸氢根分泌以加强胃黏膜防御屏障,且能抑制胃液,防止解热止痛药对胃黏膜的损害。

(7)胃膜素　提取自猪的胃内壁糖蛋白,遇酸形成极为黏稠的胶状物,附着在胃黏膜上,保护溃疡面,从而促进其愈合。每次50克,每天4次。

(8)其他　猴头菌片、前列腺素E、胃必治、胃得乐、乐得胃、丙谷胺、思密达等,也具有提高胃黏膜的保护作用。目前认为痢特灵抗菌药也有增强胃黏膜的屏障作用。

146. 消化性溃疡合并大出血如何处理?

消化性溃疡合并大出血须紧急处理,原则为迅速止血及补充血容量。具体措施包括:

(1)一般治疗　绝对卧床休息,必要时给予小量镇静剂如安定等。加强护理,密切观察患者症状、呕血及黑粪的数量、血压与脉搏、尿量等。定期复查血红蛋白、红细胞压积、尿素氮等。除大量呕血外，一般不必禁食，可给全流食，以中和胃酸，减轻胃饥饿性收缩以利止血。

(2)止血措施 一般性止血剂如止血芳酸或止血敏可以应用，但效果不肯定。云南白药（0.5克，每日3次）口服，去甲肾上腺素8毫克加入冷盐水100~200毫升口服或胃管内灌注，有一定效果。H2受体拮抗剂甲氰咪胍（每日0.8~1.2克）肌肉注射或静脉滴注或呋喃硝胺都有较好的疗效。内镜下直接喷洒止血剂，如1%~5%孟氏（Monsell）溶液（碱式硫酸亚铁溶液）以及内镜下高频电凝及激光止血等有较好的疗效。

(3)补充血容量 立即配血，静脉输液，先补生理盐水、5%葡萄糖盐水、右旋糖酐或其他血浆代用品，如出血量较多，应及早输血。

(4)外科手术 如内科治疗无效，应急症手术。

147. 消化性溃疡合并穿孔如何治疗？

消化性溃疡合并穿孔治疗有手术和非手术治疗两种方法。

(1)非手术治疗 主要是通过胃肠减压减少漏出，加上抗生素控制感染，待溃疡穿孔自行闭合，腹腔渗液自行吸收。非手术治疗有较高的病死率，尤其溃疡穿孔患者年龄大，若因非手术治疗耽误太久的时间，再施行手术治疗将增加手术病死率。非手术治疗后半数病人仍有溃疡症状，最终还需手术，且再穿孔率可达8.5%，此外有一定数量的误诊与漏诊。

(2)手术治疗 目前国内大多应用穿孔修补术、胃大部分切除术，随着迷走神经切断术的开展，胃溃疡穿孔的手术治疗也有了新的变化。另外少数医院还开展了腹腔镜穿孔修补或粘补术。

148. 消化性溃疡合并穿孔非手术治疗适应证如何？

非手术治疗后，半数病人仍有溃疡症状，最终还需手术，且再穿孔率可达8.5%，此外有一定数量的误诊与漏诊。因此选择非手术治疗应掌握严格的适应证：

①穿孔小，空腹穿孔，渗出量不多，症状轻。

②病人年轻，病史不详，诊断不肯定，临床表现较轻。

③病人不能耐受手术或无手术条件者。

④穿孔时间已超过24~72小时，临床表现不重或已有局限趋势（可能形成脓肿）者。

总之，饱食后穿孔、顽固性溃疡穿孔以及伴有大出血幽门梗阻、恶变者均不适合非手术治疗。

149. 消化性溃疡合并穿孔手术治疗方式有哪些？

（1）单纯穿孔修补术　过去30年对溃疡穿孔是行单纯穿孔修补术还是行治愈性手术存在分歧，焦点是行单纯穿孔修补术后有超过半数的病人溃疡复发，20%~40%的病人还需行治愈性手术。国外报道行单纯穿孔修补术后溃疡复发率可达61%~80%，40%需再手术治疗。国内约64.8%远期效果差，因此有人不主张行单纯修补术而应施行治愈性手术。

单纯穿孔修补术适应证：

①穿孔时间>8小时，腹腔内有明显的脓性渗出液，全身情况较差者。

②急性溃疡，穿孔边缘柔软而无硬结，病人年轻，无慢性溃疡病史。

③年龄>65岁，伴有其他慢性疾病者。

（2）胃大部切除术　胃穿孔后的胃大部切除术应尽量施行毕Ⅰ式手术，术后远期效果优于毕Ⅱ式手术。

胃大部切除术的适应证：

①慢性胃十二指肠溃疡穿孔，穿孔时间<8小时，全身情况较好，可做包括溃疡灶在内的胃大部切除术。如高位巨大胃溃疡，应先冰冻切片排除胃癌。

②DU穿孔曾做缝合修补术后穿孔复发者。

③DU穿孔，位于幽门环附近，缝合可能会狭窄者。

④穿孔合并出血或梗阻者。

⑤慢性溃疡病治疗期穿孔者。

（3）胃穿孔修补术+胃迷走神经切断术　除以上两种手术方法以外，国内外还有人提出可行穿孔修补术后附加胃迷走神经切断术，远期疗效良好。溃疡穿孔行HSV+穿孔修补术优点在于不切除胃体，手术病死率低。

（4）腹腔镜下胃穿孔的处理　随着腹腔镜的应用，国内也有少数单位开展了腹腔镜下溃疡穿孔修补术或粘补术。

150. 消化性溃疡并发幽门梗阻如何治疗？

（1）功能性或器质性幽门梗阻的初期　其治疗方法基本相同，非手术疗法包括：

①静脉输液，以纠正失水、电解质紊乱及代谢性碱中毒，根据情况每日静脉输复方氯化钠及10%葡萄糖（1∶2）液2000~3000毫升，有低血钠、低血钾、低血氯者应注意补充。注意补充热量并适量给水解蛋白、复方氨基酸等。

②胃管减压。插入胃管抽尽胃内潴留物，每晚睡前用生理盐水洗胃一次，并测定胃内潴留量，以了解胃排空情况。经过3~5天抽吸洗胃，若病情显著好转，则提示幽门梗阻为功能性。此后可给流质食物，少量多餐，逐渐增加流食量。

③经胃灌洗术后，如胃潴留已少于200毫升，表示胃排空已接近正常，可给

流质饮食。

④消瘦和营养状态极差者，宜及早予以全肠外营养疗法。

⑤口服或注射抑酸抗酸药物等治疗，但禁用抗胆碱能药物。

⑥应用促进胃动力药如吗丁啉或西沙必利，但禁用抗胆碱能药物如何托品、颠茄类，因此类药物能使胃松弛和胃排空减弱而加重胃潴留。

（2）手术疗法　瘢痕所致幽门梗阻和非手术治疗无效的幽门梗阻应视为手术适应证。手术的目的是解除梗阻，使食物和胃液能进入小肠，从而改善全身状况。幽门梗阻患者术前要做好充分准备。术前2～3天行胃肠减压，每日用温盐水洗胃，减少胃组织水肿。输血、输液及改善营养，纠正水电解质紊乱。常用的手术方法有：

①胃空肠吻合术：方法简单，近期效果好，死亡率低，但由于术后吻合溃疡发生率很高，故现在很少采用。对于老年体弱、低胃酸及全身情况极差的患者仍可考虑选用。

②胃大部切除术：如患者一般情况好，在我国为最常用的术式。

③迷走神经切断术：迷走神经切断加胃窦部切除术或迷走神经切断加胃引流术，对青年患者较适宜。

④高选择性迷走神经切断术：近年有报道，高选择性迷走神经切除及幽门扩张术取得满意效果。

151. 消化性溃疡外科治疗的适应证有哪些？

消化性溃疡的大多数经过内科积极治疗后，症状缓解，溃疡愈合，如能根除HP感染和坚持药物维持治疗，可以防止溃疡复发。外科治疗主要适用于：

①急性溃疡穿孔；

②穿透性溃疡；

③大量或反复出血，内科治疗无效者；

④器质性幽门梗阻；

⑤胃溃疡癌变或癌变不能除外者；

⑥顽固性或难治性溃疡，如幽门管溃疡、球后溃疡多属此类。

152. 胃手术后常见并发症有哪些？

部分胃部疾患需要进行手术切除的方法，这一方法尽管有较高治愈疾病的可能性，但是在术后就会导致一些并发症的发生，对患者的健康及生活有严重的影响。胃手术后由于术中处理不当，以及术后解剖、生理、营养代谢和吸收等方面的障碍均会导致一些术后远期并发症。近期主要常见并发症有胃出血、吻合口瘘、肠梗阻、胃瘫；远期并发症有倾倒综合征、餐后综合征、盲袢综合征、胆汁反流性残胃炎、吻合口溃疡、残胃癌等。由于这些并发症的存在，给病人带来手术后的痛苦，干扰正常工作和生活，也提示进行胃手术要慎重，要严格掌握手术适应证，合理手术，尽可能减少并发症的产生。

153. 胃手术后并发出血的主要原因是什么？

胃癌术后胃出血多为吻合口出血，其原因常为缝合胃壁时未能完全缝闭血管，特别是在全层缝合过浅或不严密的情况下，有时胃壁血管向黏膜内出血不宜发现。近年来某些质量稍差的吻合器在手术时已闭合或吻合胃壁，但仍可发生延迟性出血。另外，应激性溃疡也是术后胃出血的一个常见原因。其所致出血可呈弥漫性，血色常为咖啡色或黯红色，一般常持续3~5天。

154. 胃手术后并发出血如何处理？

手术时对吻合及闭合胃壁后不可靠的部位加强缝合数针，往往可减少术后渗血；若渗血较少可应用局部止血药，也可以用肾上腺素稀释液注入胃腔，常能奏效。方法为100毫升生理盐水内加肾上腺素8毫克，经胃管注入胃内，每次100~200毫升，夹闭胃管后15~30分钟后抽出，可以反复应用，直至抽出液变清亮为止。如出血量超过1000毫升，则考虑出血量较大，需急诊手术；若为应激性溃疡所致出血，服用奥美拉唑、西米替丁及凝血酶原复合物等药物多可奏效。此外，近年来亦有人使用奥曲肽100毫克静注，或500~1000微克在24小时内以50微克/小时的速度维持静脉滴注等治疗应激性溃疡所致出血。

155. 胃手术后并发吻合口瘘的主要原因是什么？

吻合口瘘是胃癌术后较严重的并发症，由于近年来吻合器的应用和手术技巧的提高，其发生率已有所下降。胃癌术后发生吻合口瘘的原因多为组织水肿、营养不良、吻合技术欠缺等。一般来讲，发生于术后2~3天的吻合口瘘多为手术技术所致；而发生于7~9天者常是其他综合因素所致。

156. 胃手术后并发吻合口瘘如何处理？

（1）放置引流管　胃癌术后放置引流管不但可排除腹腔内残液及残留癌细胞，还可观察有无出血及瘘的形成。目前临床上多主张在胃癌术后放置双套管，若发生吻合口瘘可以通过冲洗和低负压吸引保持局部清洁，促使漏口愈合。

（2）手术治疗　吻合口瘘发生后是否行手术治疗应根据漏口大小、引流量多少及全身与局部情况而定，其中体温、脉搏、有无腹痛、白细胞计数常为重要的

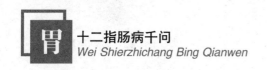

观察指标。若上述各项均正常，则可行保守治疗；若瘘口大、发生早、引流量多、有腹痛等征象，则应以手术引流为主。

此外，若胃癌术后发生吻合口瘘，无论采用何种方法治疗都应维持蛋白量及水、电解质平衡。

157. 胃手术后并发肠梗阻如何处理？

胃癌术后发生的肠梗阻较复杂，包括功能性肠梗阻和机械性肠梗阻。其中发生于胃癌术后10天左右的多为功能性肠梗阻，但也不绝对。

(1)功能性肠梗阻 经补液及保守治疗后可缓解，近来常用泛影葡胺80毫升口服，观察了解排出情况，由于重力的关系，12小时内则可通气、通便，可见有药物排出，如不排出则需手术治疗。

(2)机械性肠梗阻 机械性肠梗阻的治疗需视患者具体情况而定。如患者仅表现为腹胀、嗳气、呃逆、呕吐等，给予保守治疗3～4周常可缓解。若患者表现为突发腹痛、呕吐，腹部出现肌痉挛、压痛、反跳痛，甚至出现肠管坏死、休克等时，应行急诊手术解除梗阻。此外，如为完全性肠梗阻则需手术治疗。

158. 胃手术后并发胃瘫如何处理？

胃瘫是胃癌术后较常见的并发症之一，并且往往手术彻底性越高，其出现的可能性越大，可能与迷走神经切断及胃张力改变有关。常发生于术后开始进食或饮食结构发生改变时，常有腹胀、胸闷、上腹不适等症状。

药物治疗：胃瘫对药物治疗的反应不一，较常用的药物有红霉素、新斯的明等；禁食、进行持续胃肠减压。

心理安慰：由于胃瘫者常有恐惧、焦虑等现象，患者心理压力较大，家属应做好安慰工作，并且医生也应告知患者病情，帮助患者建立信心。

159. 什么是残胃癌？残胃癌的发病原因是什么？

残胃癌是指胃术后5年以上（一般在15～20年后）在残胃发生的胃癌。一般认为胃手术后15年内残胃癌的发生率比一般人群的胃癌为低，而术后15年以上发生率逐渐增高，至术后20年以上，其发生率比一般人群高出6～7倍。胃与十二指肠手术切除后残胃癌发生率两者大致相仿。胃次全切除术后作毕Ⅱ式和单纯胃空肠吻合术者比毕Ⅰ式更易发生残胃癌。

胃手术改变了胃的正常解剖和生理功能，使胃更多地暴露于致癌、促癌物的作用之下，当机体免疫功能低下时，残胃癌即可发生。常见原因可能与以下因素有关：

①胃大部切除或迷走神经切断后，胃呈低酸或无酸状态，加以胃泌素分泌下降使保护性黏液减少，胃黏膜逐步萎缩，而胃手术后的胆汁，胰液和肠液的反流更损害胃黏膜，形成慢性萎缩性胃炎，肠上皮化生和不典型增生，乃是残胃癌发生的重要原因。

②胃手术后胃酸减少，有利于细菌在胃内的生长繁殖，细菌毒素及胆汁被细菌分解的代谢产物可有促癌作用，而含硝酸盐还原酶的细菌更能促进致癌物亚硝胺的合成，在这些致癌、促癌物的作用下，胃黏膜可能癌变。

③胃手术后的疤痕，甚至不吸收缝线的刺激，亦可能是残胃癌发生的因素之一。

160. 残胃癌有哪些临床表现？如何明确诊断？

胃切除术后10年以上始突然发生胃纳减退、体重减轻、粪便隐血以及中上腹持续性疼痛且不能被制酸解痉药物缓解等症状，为本病的常见临床表现。出现以上表现要高度怀疑残胃癌。

明确诊断需要胃镜检查并做可疑部位的黏膜活检，是诊断本病的主要方法，其确诊率在90%以上。此外也可行X线钡餐检查，大多病例可见残胃有充盈缺损，但要与吻合口周围良性黏膜皱襞的增生相鉴别，由于手术改变了胃的正常解剖和生理功能，X线钡餐造影常可遗漏较小的病灶，故确诊率为50%左右。

161. 什么叫倾倒综合征？

倾倒综合征是指由于手术，在胃切除与胃空肠吻合术后失去幽门或其正常功能，进餐时胃内食物骤然倾倒至十二指肠或空肠，可引起一系列症状。发病机理尚未完全清楚，一般认为缺乏幽门的正常控制时，大量高渗性食糜容易倾入肠腔，使肠腔膨胀，自主神经反射性的反应以及肠壁释出的5-羟色胺、血管活性肠肽的作用所致，也有细胞外液渗入肠腔引起血容量降低等因素的综合反应。

162. 倾倒综合征有何临床表现？

症状在进食中或饭后30分钟内出现，持续15~60分钟，饭后平卧可减轻症状，早期餐后症状群主要包括两组症状：

①一组是胃肠道症状，常在餐后，尤其是进食大量碳水化合物后20~30分钟，最常见的是稍食即饱感，随后发生上腹部胀满不适、恶心呕吐、吐出物为碱性含胆汁、腹部有绞痛、肠鸣音增加、排便急迫感腹泻、便稀等。

②另一组是血管舒张、神经循环系统症状，如心悸、心动过速、出汗、头昏、眩晕、面色发红或苍白、发热、无力、血压降低甚至昏厥等。

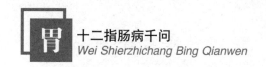

有胃手术史,包括胃空肠吻合术、胃迷走神经切断术、胃大部分切除术,出现以上典型临床症状即可诊断。胃切除越多,吻合口越大,发病率越高,尤以毕Ⅱ式为常见。多发生在在胃切除后 2～4 周(少数在 1 个月至 1 年内发生),当进食增加时出现症状。进食加糖牛奶易诱发。发作时血糖可增高,血钾、血磷下降,血管驰缓素升高。

163. 如何预防倾倒综合征?

预防的方法为手术时胃切除不应过多,残胃不宜过小,吻合口要大小适中,一般以 4 厘米宽度比较合适,进食后如有症状应平卧,尽量进食营养高而易消化的固体食物,少食多餐,并避免过甜、过咸、过浓饮食和乳制品,饮水和流食可在两餐之间而不在餐时进服,术后早期餐后症状群多数病人症状较轻,经过一个时期的胃肠道适应和饮食调节后,症状可以消失或易于控制。

164. 倾倒综合征如何注意饮食保健?

饮食成分和进食餐次的控制是所有治疗中最重要的环节。本症主要以调节饮食为主,宜少量多餐,患者每日总食量分为 6 次,细嚼慢咽,多进干食少进汤,限制食糖,避免摄入大量过甜、过热的流质饮食,宜予高蛋白、高脂肪和低碳水化合物饮食。

165. 倾倒综合征如何用药治疗?

药物可用抗组胺或抗乙酰胆碱制剂以及抗痉挛和镇静药,近年来也有试用抗 5-羟色胺药物,取得一定的效果。餐前半小时服阿托品或普鲁苯辛以减慢肠蠕动,也可服达美康或注射胰岛素,以缩短高血糖症的持续时间。文献报道,应用生长抑素治疗亦有效,对严重病例可试用生长抑素。轻中度病例经治疗在数月或数年,症状可减轻或痊愈。

少数病人症状显著,经上述药物治疗和预防措施无效时,可考虑手术治疗。临床上应用的手术方法种类颇多,原则上不外缩小吻合口、胃空肠吻合改为胃十二指肠吻合、移植一段空肠于胃和十二指肠之间(空肠代胃术)等,目的均在于减慢食物直接进入空肠内的速度。

166. 何为吻合口溃疡?

吻合口溃疡是指胃空肠吻合术后,在吻合口或某附近黏膜发生溃疡,又称复发性消化性溃疡。消化性溃疡经胃切除术后再发生的溃疡称为复发性消化性溃疡,其中尤以吻合口或吻合口附近空肠黏膜上的复发性溃疡最为多见。吻合口溃疡的平均发病率为 1%～10%，其中 95% 见于十二指肠溃疡术后，2%～4% 见于胃溃疡术后，2% 见于复合性溃疡术后。男性多于女性。吻合口溃疡的发病率与首次胃切除术方式有关，多见于胃空肠吻合术，其发生以术后 2～3 年最多见。

167. 吻合口溃疡诊断要点有哪些？

①有胃手术史，多发于术后 2～3 年。

②上腹痛与溃疡病术前相似而又不同，比术前严重，疼痛多呈发作性，多在夜间痛且显著，常向背部放射，腹痛发作期较长，缓解期较短，进食、服用制酸剂或呕吐，仅可暂时缓解。

③纳差、恶心、呕吐及体重减轻较常见。

④部分患者可并发穿孔和出血，但很少发生梗阻。

⑤腹部压痛部位与腹痛部位一致，腹痛处有时可有腹肌紧张。

⑥溃疡活动期粪便潜血可持续阳性。

⑦X 线钡餐检查或胃镜见吻合口有龛影或溃疡面。

168. 何为盲袢综合征？

盲袢综合征是指小肠内容物在肠腔内停滞和细菌过度繁殖引起的腹泻、贫血、吸收不良和体重减轻的综合征。有人认为称之为小肠污染综合征似更确切。盲袢综合征可由小肠狭窄、憩室、硬皮病及神经功能失调等引起，但主要见于胃切除、胃肠吻合术后导致盲袢或盲袋的形成并发生淤滞而引起。结肠梗阻性病变不能切除回肠与结肠行捷径吻合时，由于逆蠕动吻合，使肠内容物有一部分进入旷置的肠管内致使旷置肠管扩张等所引起一系列症状。

169. 盲袢综合征病因与发病机制如何？

正常人小肠上段仅存在少量细菌，如细菌过度繁殖可引起本病。原因有下列各种：

（1）进入小肠的细菌数超量

①食物严重污染。

②胃黏膜屏障机能损伤，如胃酸缺乏、胃空肠吻合术后、部分或全胃切除术后。

③小肠内细菌种植，如胆管炎、肠间瘘和回盲瓣括约肌切除术后等。

（2）肠腔内细菌清除延缓

①局部解剖结构的异常，如十二指肠及空肠憩室、炎先天性肠腔狭窄或由 Crohn 病、结核、溃疡引起的狭窄。

②手术后的问题，如输入袢淤滞、术后盲袢、空肠旁路、肠侧侧吻合术。

③全身性疾病引起的肠功能紊乱，如硬皮病、淀粉样病、辐射病、小肠假性梗阻等。

④神经功能失调导致小肠蠕动失调，如迷走神经切断术、糖尿病等。

(3)免疫功能减退　机体衰老、营养不良、尿毒症、热带性腹泻、胆盐缺乏、单糖吸收不良者等。

小肠内细菌的过度繁殖可损伤小肠黏膜，影响肠道对营养物质的吸收。同时大量的维生素 B_{12} 被细菌消耗，可造成维生素 B_{12} 缺乏。此外，大量的细菌可将结合性胆盐分解为非结合性胆盐，影响脂肪微粒的形成，从而影响脂肪物质的吸收。非结合胆盐还能刺激肠蠕动，故盲袢综合征几乎皆伴有脂肪泻和水泻。

170. 盲袢综合征临床表现如何？

盲袢综合征的临床表现多样，大致可以归集如下：

(1)胃肠道症状　腹泻是每个病例皆有的表现，包括脂肪泻和水泻，常有腹胀、腹痛，可有恶心、呕吐。由于食物被过度分解，粪便多恶臭。偶有因肠袢黏膜糜烂或溃疡形成而引起消化道出血、穿孔。

(2)消化吸收不良的症状　由于维生素 B_{12} 吸收不良和被消耗，常引起高色素性大细胞贫血，亦可因铁吸收障碍而有低色素性小细胞贫血。可因各种维生素吸收障碍引起夜盲症、口角炎、舌炎、糙皮病、低钙性搐搦及骨质软化等。由于消化吸收的障碍，低蛋白血症及体重减轻十分常见。

(3)神经系统症状　少数患者可出现深部感觉受损、步态不稳、共济失调、肌张力异常等神经系统症状。

171. 哪些辅助检查有助于诊断盲袢综合征？

盲袢综合征根据病史和腹泻等典型症状诊断不难。不典型的病例可做以下检查以辅助诊断：

(1)肠抽吸液检查　用插管法取得小肠液做细菌培养，如细菌总数超过 100000 个/立方毫米，即提示小肠细菌过度生长。亦可测定小肠液中非结合性胆汁酸，本征为阳性。此外尚可测定小肠液中挥发性脂肪酸，如乙酸＞0.8 毫摩尔/升，丙酸＞0.1 毫摩尔/升，丁酸＞0.01 毫摩尔/升，可提示本征。

(2)尿排泄物测定　尿兰母和酚是蛋白质在肠内被细菌分解的产物，若患者尿中排泄量明显增加可提示本征。

(3)呼吸试验　由于在盲袢内繁殖的细菌能把 ^{14}C 标记的甘氨酸由胆盐分解出来而被吸收，经过代谢变为 $^{14}CO_2$，运送到血液中，并经肺呼出，在口服 ^{14}C

标记的甘氨酸后 4 小时可在呼吸气中出现。患本征时 $^{14}CO_2$ 的排出可较正常人高 10 倍。

（4）X 线造影或 CT 检查 有些病例可显示出盲袢、狭窄、瘘管等小肠病变，有助于诊断的确立。腹部平片可见扩张的肠管（梗阻病变近端肠管）。小肠造影显示钡剂从吻合口逆行进入旷置的肠管，并且有一部分通过狭窄部位逆行进入旷置的近端肠管，然后再由顺蠕动将钡剂推入吻合口远端，或逆蠕动到吻合部位。

（5）超声检查 可探及原结肠病变部位及其近端扩张的肠管。

172. 如何治疗盲袢综合征？

盲袢综合征的治疗可分为外科治疗与内科治疗两部分。对小肠解剖结构上的异常，应尽可能通过手术予以纠正。如切除盲袢或狭窄部位，以消除小肠淤滞，解除发病的基础。若在毕Ⅱ式手术后发生本病者，可将毕Ⅱ式手术改为毕Ⅰ式手术。

内科治疗包括抗生素治疗与支持治疗。本综合征的抗生素治疗非常重要，由于感染的细菌极为复杂，故抗生素的应用需有良好的设计。可根据病原菌培养的结果不断调整治疗方案以避免耐药菌株的形成。营养支持治疗也同等重要，但肠黏膜因感染受损导致吸收障碍，恢复过程颇为缓慢，必要时需由肠外途径给予补充。除糖、脂肪、蛋白质外，各种维生素、铁剂、钙剂等皆应补充。

经保守治疗无效，改回结肠吻合的逆蠕动为顺蠕动。肠袢式吻合，可拆除后掉转方向缝合。如双端吻合，将近端回肠与结肠吻合口拆除，封闭结肠吻合口，在远端回肠与结肠吻合的远端 5 厘米左右的结肠上行回结肠吻合。

173. 如何预防治疗盲袢综合征？

回结肠捷径吻合时，一定要顺蠕动，与大肠蠕动方向一致，且在吻合的近端，应加强 2～3 针，将肌层缝合，使蠕动方向更一致。若回结肠双端吻合时，回肠远端与结肠近端吻合，回肠近端与结肠远端吻合，两吻合口应相距 5 厘米左右，以预防返流。如病变未能造成肠腔完全梗阻，将回肠末端封闭，而近端回肠在结肠病变近端行端侧吻合，是一大错误，因待病变发展成完全梗阻，则封闭口与病变之间的肠黏膜分泌物增加，渐渐扩张，可破裂形成腹膜炎，属手术错误，应提高警惕。

174. 何为残窦综合征？有何临床表现？

残窦综合征是指毕Ⅱ式手术后，胃窦切除不全，残留胃窦所致的吻合口溃疡症候群。残留胃窦复发性溃疡的发病率为 40%。典型的症状是胃液分泌过多和

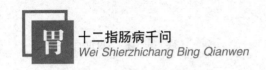

吻合口溃疡所致的一系列症状，如长期、周期性、饥饿性的上腹部疼痛、上腹部烧灼感、反酸、嗳气等。

175. 残窦综合征病因是什么？

本征的发病机制为残留胃窦的黏膜受到反流的碱性十二指肠液刺激而产生大量的胃泌素，经吸收进入血液，作用于胃底部黏膜，刺激残胃的壁细胞，促使胃液分泌过多，胃酸过高，发生术后吻合口溃疡。

176. 残窦综合征如何治疗？

治疗上是彻底切除残胃窦，并恢复顺行的、生理的十二指肠通路，即将毕Ⅱ式改为毕Ⅰ式，如将胃与十二指肠直接做端端吻合术和游离空肠袢替换术；有人主张同时加做双侧迷走神经干切断术。

177. 什么是十二指肠壅滞症？

十二指肠壅滞症是指各种原因引起十二指肠远端阻塞，食糜通过不畅，致使十二指肠近端扩张，内容物壅积而产生腹胀、腹痛及呕吐等症状的临床综合征。主要症状特征有进食后喷射状呕吐、上腹近脐部疼痛以及恶心、腹胀等。十二指肠壅滞症属中医的"呕吐"、"反胃"、"胃痛"、"腹痛"等范畴。

178. 十二指肠壅滞症是由什么原因引起的？

引起本症原因很多，有十二指肠本身的病变，但更多的原因是来自十二指肠以外的异常压迫，其中以肠系膜上动脉压迫十二指肠形成壅积者居多（占50%），该情况也称为肠系膜上动脉综合征（superiormesentericarterysyndrome）。

其他原因有：

（1）先天异常　如先天性腹膜束带压迫牵拉而阻断十二指肠；十二指肠远端先天性狭窄或闭塞，环状胰腺压迫十二指肠降段；十二指肠发育不良产生的巨十二指肠，以及十二指肠因先天性变异而严重下垂，可折拗十二指肠空肠角而使之关闭，从而产生壅积症。

（2）肿瘤　十二指肠良、恶性肿瘤；腹膜后肿瘤，如肾脏肿瘤、胰腺癌、淋巴瘤；十二指肠的转移癌，邻近肿大的淋巴结（癌转移）、肠系膜囊肿或腹主动脉瘤压迫十二指肠。十二指肠远端或近端空肠浸润性疾病和炎症，如进行性系统性硬化症、Crohn病以及憩室炎性粘连或压迫引起缩窄等。胆囊和胃手术后发生粘连牵拉十二指肠；胃空肠吻合术后粘连、溃疡、狭窄或输入袢综合征。

（3）其他先天性畸形　十二指肠倒位、胆囊十二指肠结肠索带所致十二指梗阻；十二指肠前门静脉；法特氏壶腹位置异常（胆总管开口于十二指肠第三部）。

179. 十二指肠壅滞症的发病机理如何？

十二指肠横段位于腹膜后，从右至左横跨第三腰椎和腹主动脉，其前方被肠系膜根部内的肠系膜上血管神经束所横跨。若两者之间的角度过小，可使十二指肠受压。肠系膜上动脉一般在第一腰椎水平处分出，与主动脉呈30°~42°角。此外，下列5个因素也是引起机械性梗阻的原因：
①肠系膜上动脉过长或过短。
②肠系膜上动脉变异，从腹主动脉分出的部位过低或分出时角度狭窄。
③异常粗大的静脉横压在十二指肠前方。
④脊柱前凸畸形使十二指肠占有的空隙减少。
⑤瘦长型或内脏下垂者肠管重量牵引肠系膜根部。

180. 十二指肠壅滞症的类型有哪些？

急性十二指肠梗阻类型者常发生于躯干被石膏固定或牵引而引起急性胃扩张征象。慢性梗阻是临床上最常见的类型，呃逆、恶心及呕吐是常见的症状，多在饭后出现，呕吐物含有胆汁，症状可因体位的改变而减轻，如侧卧、俯卧、胸膝位时症状可减轻。如不能缓解，长期发作，可导致消瘦、脱水和全身营养不良。

181. 十二指肠壅滞症有哪些临床表现？

（1）症状　上腹部不适与疼痛、呃逆、恶心、呕吐、反酸、嗳气是常见的消化不良症状。呕血与黑便、腹胀也较常见。饱餐后1~4小时出现中上腹重压感，仰卧时加重，改变体位可使症状减轻。部分患者可突然发病，表现为餐后喷射状呕吐，吐出宿食和胆汁，呕吐常发生在阵痛之后，吐后减轻。由于长期反复发作，可导致营养不良，水、电解质代谢紊乱，也可出现血管神经异常，如偏头痛。长期发作而不能缓解者，常有食欲缺乏、消瘦、维生素缺乏、神经衰弱等。

（2）体征　大部分病人体型细瘦，腹壁松弛无力，有上述症状时，可见上腹部胀满，有时见有胃型或肠型，有上腹部压痛，上腹可闻及振水声。部分患者可发现下垂的肾脏、肝和脾，沿十二指肠触摸时有压痛，腹部可见蠕动波。

（3）实验室检查　一般无异常。但病程长者，可有血红蛋白下降。

（4）腹部平片　可见胃和十二指肠扩大、积气、积液，呈双泡征，而小肠内仅少量气体，完全梗阻时无气体，腹部平片常用于儿童。

（5）全消化道X线钡餐造影　对诊断具重要价值。常见的征象有十二指肠水

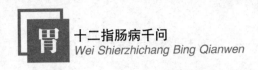

平部见钡柱中断，见"刀切征"，受阻近端肠管强有力的顺向及逆向蠕动构成的钟摆运动，俯卧位时钡剂顺利通过、逆蠕动消失。

（6）胃镜　一般对本病诊断意义不大，但可排除胃溃疡、胃癌等其他疾病。

（7）选择性肠系膜上动脉造影　动脉造影侧位片证实肠系膜上动脉与十二指肠间的角度过小，常呈锐角，这一征象对本病的诊断有重要意义。

182. 十二指肠壅滞症在 X 线钡餐造影时有哪些表现？

钡剂通过十二指肠水平部受阻、蠕动及逆蠕动增强。钡剂在十二指肠中来回徘徊，呈钟摆样运动。近端肠管扩张，可见轻度扩张或明显扩张，并有部分出现液平。十二指肠压迹：十二指肠水平部呈笔杆样整齐压迹，故又称"笔杆症"或"刀切症"。体位改变的影响：于立位、卧位时十二指肠梗阻加重，俯卧位或右侧卧位时梗阻可缓解。

183. 十二指肠壅滞症的检查项目有哪些？

怀疑十二指肠壅滞症者明确诊断需要合理检查。腹部平片胃、十二指肠腔扩大、积气、积液，呈双泡征是其主要征象。全消化道 X 线钡餐造影：常见的征象有十二指肠水平部见钡柱中断，见"刀切征"，对诊断具重要价值。肠系膜上动脉造影：可显示肠系膜上动脉与腹主动脉的解剖角度的关系，且有助于十二指肠肿瘤、壶腹部肿瘤及胰头癌的诊断。十二指肠引流对明确十二指肠梗阻的原因有一定意义。此外超声检查、内镜检查、血生化检查对诊断和鉴别诊断有一定的价值，其中超声内镜对于发现十二指肠邻近器官病变具有积极的意义。呕吐严重时可检查电解质。

184. 十二指肠壅滞症如何诊断？

病程一般较长，呈周期性反复发作。间歇发作性上腹胀痛，呕吐物为胆汁及宿食，进食后 1～4 小时或晚间发作，俯卧、左侧卧位、胸膝位或抬高床脚时可缓解症状。常伴乏力、消瘦、营养不良、便秘、贫血等症状。全消化道 X 线钡剂造影及选择性肠系膜上动脉造影证实有十二指肠壅滞症。

185. 十二指肠壅滞症与哪些疾病鉴别？

十二指肠壅滞症与消化性溃疡、急性胃扩张、胃神经官能症、功能性消化不良、幽门梗阻、十二指肠内结石、胃石、蛔虫团、异物所致十二指肠梗阻等相鉴别。消化性溃疡有慢性、复发、节律性的上腹痛，伴有泛酸等，胃镜检查可证实本病。急性胃扩张多发生在手术之后，腹部平片可鉴别。胃神经官能症多于情志因素相关，发作时多伴有精神因素而不伴有器质性改变。幽门梗阻常因幽门区水肿、痉挛或瘢痕引起，呕吐含酸臭味的未消化食物，呕吐物中无胆汁，胃镜检查可有助于本病的诊断。十二指肠内结石、胃石、蛔虫团、异物所致十二指肠梗阻，有上腹胀痛、呕吐，与体位变化无关，全消化道 X 线钡剂造影可证实。

186. 十二指肠壅滞症的并发症有哪些？

十二指壅滞症大约有 20% 的患者可以并发胃或者十二指肠溃疡；由于十二指肠降段扩张、壅滞，肠腔内细菌过度生长易上行感染引起胆囊炎，感染的十二指肠内容物反流入胰管可致急性胰腺炎，此外还可并发胃十二指肠炎、反流性食管炎、急性胃扩张等。

187. 内科如何治疗十二指肠壅滞症？

十二指肠壅滞症无明显症状者可不必处理。急性发作时，应住院对症支持治疗，需给予静脉营养，包括脂肪乳剂、鼻饲管减压和抗痉挛药物等。应嘱咐患者注意少量多餐，餐后膝胸位半小时，加强腹肌锻炼。改善营养，积极治疗慢性消耗性疾病。急性发作或梗阻严重、呕吐频繁时，给予禁食、胃肠减压，要纠正水、电解质、酸碱失衡。如内科保守治疗效果不明显，可采用手术治疗。

188. 十二指肠壅滞症哪种情况下考虑手术治疗？

如果肿瘤压迫或先天发育异常以及内科治疗无效的肠系膜上动脉综合征，应该考虑采用手术治疗。

189. 十二指肠壅滞症常用手术方式有哪些？

常用游离十二指肠韧带、十二指肠空肠吻合术、十二指肠复位术等方法。

190. 针灸如何治疗十二指肠壅滞症？

针灸治疗可有一定疗效，如在梁门、中脘、双侧天枢、双侧足三里穴针灸，每日 1 次，3～4 次后症状可缓解。

191. 中药如何治疗十二指肠壅滞症？

(1) 肝胃气逆

治则：疏肝理气，和胃降逆。

方药：半夏厚朴汤合金铃子散加减。

处方：姜半夏 9 克，厚朴 9 克，姜竹茹 9 克，紫苏 9 克，茯苓 12 克，川楝

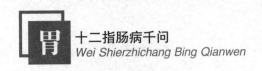

子9克、延胡索9克、陈皮9克、甘草6克。

随症加减：呕吐痰涎、胃中有振水者，可加用桂枝9克、白术12克、旋覆花12克、代赭石30克，以化痰降逆；泛酸、心烦口渴者，加左金丸6克、黄芩9克、山栀9克，以清热除烦。

(2)饮食停滞

治则：消食导滞，清热和胃。

方药：保和丸加减。

处方：半夏9克，茯苓9克，陈皮6克，山楂15克，神曲15克，莱菔子9克，连翘12克，黄连3克，生大黄6克，枳实9克，甘草6克。

随症加减：呕甚者，加姜竹茹9克，以止呕；腹胀气滞甚者，加大腹皮12克、青皮9克、槟榔9克，以行气导滞；便秘者，加芒硝15克，以加强通便之功。

(3)瘀血中阻

治则：化瘀活血，和中止痛。

方药：丹参饮合失笑散加味。

处方：丹参15克，蒲黄9克（包煎），五灵脂9克（包煎），当归9克，檀香3克，延胡索9克，砂仁3克，半夏9克，茯苓9克，陈皮6克。

随症加减：反复呕吐者，可加旋覆花12克、代赭石30克、姜竹茹9克，以降逆止呕；神疲乏力、形体消瘦者，可加党参12克、黄芪15克，以补气；头晕心悸、口干唇燥、皮肤皱瘪者，加生地、石斛、北沙参各9克，以养阴。

192. 十二指肠壅滞症的日常防护有哪些？

少食多餐，避免含纤维素食物，膝胸位锻炼，开始每次数分钟，以后逐渐延长时间；睡眠时把床尾抬高或垫高臀部，下腹部适当的加压包扎以托住下垂的内脏，尚可进行适当的腹肌锻炼，以防止复发。

193. 十二指肠壅滞症的预后如何？

十二指肠壅滞症是一种具有反复发作倾向的慢性病，部分患者病程可长达数年或更长；本病积极治疗，一般预后较好。

194. 十二指肠壅滞症患者饮食应该注意什么？

宜少食多餐，进食要慢，不可过饥过饱，预防诱发呕吐。呕吐发作时，饮食当以清淡为原则，如藕粉、牛奶、生姜粥等。禁忌油腻及大蒜、烟、酒等辛辣刺激之物，生冷蔬菜水果也要慎用。在缓解时应补充营养，如蛋汤、猪肝汤、红枣汤、桂圆汤等。

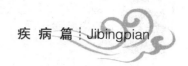

195. 什么是幽门螺杆菌？

幽门螺杆菌，Helicobacter pylori，简称 HP。幽门螺杆菌是一种单极、多鞭毛、末端钝圆、螺旋形弯曲的细菌。长 2.5～4.0 微米，宽 0.5～1.0 微米。在胃黏膜上皮细胞表面常呈典型的螺旋状或弧形。在固体培养基上生长时，除典型的形态外，有时可出现杆状或圆球状。幽门螺杆菌是微需氧菌，环境氧要求 5%～8%，在大气或绝对厌氧环境下不能生长。幽门螺杆菌感染是慢性活动性胃炎、消化性溃疡、胃黏膜相关淋巴组织（MALT）、淋巴瘤和胃癌的主要致病因素。1994 年世界卫生组织/国际癌症研究机构（WHO/IARC）将幽门螺杆菌定为 I 类致癌原。

196. HP 的发现有什么重要意义？

大量研究表明，超过 90% 的十二指肠溃疡和 80% 左右的胃溃疡，都是由幽门螺杆菌感染所导致的。目前，消化科医生已经可以通过内窥镜检查和呼气试验等诊断幽门螺杆菌感染。抗生素的治疗方法已被证明能够根治胃溃疡等疾病。幽门螺杆菌及其作用的发现，打破了当时已经流行多年的人们对胃炎和消化性溃疡发病机理的错误认识，被誉为是消化病学研究领域的里程碑式的革命。由于他们的发现，溃疡病从原先难以治愈反复发作的慢性病，变成了一种采用短疗程的抗生素和抑酸剂就可治愈的疾病，大幅度提高了胃溃疡等患者获得彻底治愈的机会，为改善人类生活质量做出了贡献。

这一发现还启发人们去研究微生物与其他慢性炎症疾病的关系。人类许多疾病都是慢性炎症性疾病，如局限性回肠炎、溃疡性结肠炎、类风湿性关节炎、动脉粥样硬化。虽然这些研究目前尚没有明确结论，但正如诺贝尔奖评审委员会所说："幽门螺杆菌的发现加深了人类对慢性感染、炎症和癌症之间关系的认识。"

197. HP 如何传染？

幽门螺杆菌的传染力很强，可通过手、不洁食物、不洁餐具、粪便等途径传染，所以，日常饮食要养成良好的卫生习惯，预防感染。烟、酒、咖啡及辛辣刺激的食物，这些物质可降低某些药物的生物活性从而减低治疗效果。

（1）传播途径一　口口传播。中国保守的喂养方式，家长将食物嚼碎之后再喂给孩子，如果家长患有慢性胃炎，就会将病菌通过口口喂养的方式传染给孩子。

（2）传播途径二　恋人之间的亲吻。幽门螺杆菌广泛存在于感染者的唾液、牙菌斑中。接触感染者的唾液、食用受幽门螺杆菌污染的食物均可造成传染。

198. HP 的流行病学在全球范围内呈现怎样的趋势？

全球不同 HP 菌株可能具有不同的细菌毒力，与宿主和环境因素相互作用可致不同的疾病表现形式。年龄、种族、性别、地理位置和社会经济状况都是影响HP感染率的因素。

发展中国家的HP总感染率较高，发达国家较低。同一国家内，富裕的城市人口和贫穷的农村人口间，HP感染率可能存在类似较大的差异。

形成差异的首要原因是人群间社会经济状况差异。HP主要通过口－口或粪－口途径传播。缺乏必要的卫生设施、安全饮用水和基本卫生条件以及不良饮食和过于拥挤的环境，都会影响总感染率。全球HP感染率>50%；HP感染率在国家内和国家间可能有显著差异。

总体而言，HP血清阳性率随年龄的增长而增加，呈队列现象。发展中国家年轻人的HP感染率明显高于发达国家。

199. 感染HP的症状有哪些？

①幽门螺杆菌感染的症状主要是反酸、烧心以及胃痛、口臭。这主要是由于幽门螺杆菌诱发胃泌素分泌而发生反酸烧心，而具有胃溃疡疾病的患者，幽门螺杆菌更是引起了胃痛这一主要症状的发生，并且口臭最直接的病菌之一就是幽门螺杆菌。

②幽门螺杆菌能够引起慢性胃炎。主要临床表现有：上腹部不适、隐痛，有时发生嗳气、反酸、恶心、呕吐的症状，病程较为缓慢，但是容易反复发作。

③患者感染幽门螺杆菌后产生多种致病因子，从而引起胃黏膜损害，临床疾病的发生呈现多样性，而且患者多会出现反酸、嗳气、饱胀感等等，且感染幽门螺杆菌的患者比没有感染幽门螺杆菌的患者多数倍。

200. 感染HP后如何检查？

（1）胃镜采样检测　主要在患者需做胃镜检查时"搭车"采样，在活检采样时一起做显微镜检查，检测是否有幽门螺杆菌。如果为阳性，即可确诊幽门螺杆菌感染阳性。但由于观察时间过短或某些因素的影响导致结果不够可靠，另外，胃镜采样难度较大，比较复杂，费用较高，部分医院没有高端仪器，仍然使用此方法，给患者带来不便。

（2）细菌的直接检查　是指通过胃镜检查钳取胃黏膜（多为胃窦黏膜）做直接涂片、染色，组织切片染色及细菌培养来检测HP。其中胃黏膜细菌培养是诊断HP最可靠的方法，可作为验证其他诊断性试验的"金标准"，同时又能进行药敏试验，指导临床选用药物。

（3）尿素酶检查　因为HP是人胃内唯一能够产生大量尿素酶的细菌，故可通过检测尿素酶来诊断HP感染。尿素酶分解胃内尿素生成氨和二氧化碳，使尿

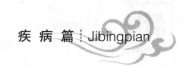

素浓度降低、氨浓度升高。基于此原理已发展了多种检测方法:

①胃活检组织尿素酶试验;

②呼吸试验;

③胃液尿素或尿素氮测定;

④15N-尿素试验。

(4)免疫学检测 目前已有多种免疫学检测方法,通过测定血清中的 HP 抗体来检测 HP 感染,包括补体结合试验、凝集试验、被动血凝测定、免疫印迹技术和酶联合吸附测定(ELISA)等。

(5)聚合酶链反应技术 正常胃黏膜很少检出 HP(0~6%),慢性胃炎患者 HP 的检出率很高,约 50%~80%,慢性活动性胃炎患者 HP 检出率则更高,达 90% 以上。

201. 根除 HP 有何益处?哪些人群需要根除 HP?

(1)消化性溃疡 是根除 HP 最重要的适应证。根除 HP 可促进溃疡愈合,显著降低溃疡复发率和并发症发生率。根除 HP 使绝大多数消化性溃疡不再是一种慢性、复发性疾病,而且可以彻底治愈。

(2)胃黏膜相关淋巴组织(MALT)淋巴瘤 是一种少见的胃恶性肿瘤,约 80% 以上 HP 阳性的早期(病变局限于黏膜和黏膜下层)、低级别胃 MALT 淋巴瘤根除 HP 后可获得完全应答,但病灶深度超过黏膜下层者疗效降低。根除 HP 已成为 HP 阳性低级别胃 MALT 淋巴瘤的一线治疗方案。

(3)HP 阳性慢性胃炎伴消化不良 可等同于 HP 阳性的非溃疡性消化不良(non-ulcer dyspepsia,NUD)或功能性消化不良(functional dyspepsia,FD),这是因为 HP 感染者几乎均有慢性胃炎。NUD 和 FD 在诊断标准上存在差异(症状、病程),但在临床实践中常将 NUD 作为广义 FD,未严格区分。一些国际性共识多将 NUD 作为 HP 根除指征。根除 HP 可使 1/12~1/5 的 HP 阳性 FD 患者的症状得到长期缓解,这一疗效优于其他任何治疗。此外,根除 HP 还可预防消化性溃疡和胃癌。

(4)慢性胃炎伴胃黏膜萎缩或糜烂 根除 HP 可消除炎症反应,使萎缩发展减慢或停止,并有可能使部分萎缩得到逆转,但肠化生难以逆转。

(5)早期胃肿瘤已行内镜下切除或手术胃次全切除 早期胃癌手术或内镜下切除后 5 年乃至 10 年生存率均很高,因此仍存在再次发生胃癌的风险。根除 HP 可显著降低这一风险。不仅胃癌,高级别上皮内瘤变(异型增生)内镜下切除者根除 HP 预防胃癌也是有益的。

(6)长期服用质子泵抑制剂(PPI) HP 感染者长期服用 PPI 可使胃炎类型发

生改变，从胃窦为主胃炎发展为胃体为主胃炎。这是因为服用PPI后，胃内pH上升，有利于HP从胃窦向胃体位移，胃体炎症和萎缩进一步降低胃酸分泌。胃体萎缩为主的低胃酸或无酸型胃炎发生胃癌的危险性显著升高。HP感染的蒙古沙鼠模型研究显示，PPI可加速或增加胃癌发生率。

(7)胃癌家族史　除少数（约1%～3%）遗传性弥漫性胃癌外，绝大多数胃癌的发生是HP感染、环境因素和遗传因素共同作用的结果。胃癌患者一级亲属的遗传易感性较高，虽遗传易感性难以改变，但根除HP可以消除胃癌发病的重要因素，从而提高预防效果。

(8)计划长期服用非甾体消炎药(NSAIDs，包括低剂量阿司匹林)　HP感染和服用NSAIDs包括阿司匹林是消化性溃疡发病的两个独立危险因素。HP感染、服用NSAIDs和（或）低剂量阿司匹林者发生胃十二指肠溃疡的风险增加；在长期服用NSAIDs和（或）低剂量阿司匹林前根除HP可降低服用这些药物者发生胃十二指肠溃疡的风险。然而，仅根除HP不能降低已在接受长期NSAIDs治疗患者胃十二指肠溃疡的发生率，此类患者除根除HP外，还需要持续PPI维持。

(9)其他　许多证据表明，HP感染与成人和儿童不明原因的缺铁性贫血相关，根除HP可增加血红蛋白水平；根除HP可使50%以上特发性血小板减少性紫癜(idiopathic thrombocytopemc purpura, ITP)患者血小板计数上升。随机对照研究证实，根除HP对淋巴细胞性胃炎、胃增生性息肉有效。多项病例报道称根除HP对Menetrier病治疗有效。这些疾病临床上少见或缺乏其他有效治疗方法，根除HP显示有效，值得推荐。其他一些胃外疾病与HP感染的相关性尚待更多研究证实。

(10)个人要求治疗　情况和获益各异，治疗前应经过医生严格评估。年龄<45岁且无报警症状者，支持根除HP；但年龄≥45岁或有报警症状者则不予支持根除HP，需先行内镜检查。在治疗前需向受治者解释清楚这一处理策略潜在的风险，包括漏检上消化道癌、掩盖病情和药物不良反应等。

202. 感染HP后如何治疗？

幽门螺杆菌感染现在主要靠抗幽门螺杆菌药物进行治疗。尽管幽门螺杆菌在体外对许多抗菌药物都很敏感，但是在体内用药并不那样如意。这是因为幽门螺杆菌主要寄生在黏液层下面，胃上皮细胞表面。注射途径用药对它无作用，经口服用药又因为胃酸环境、黏液层的屏障及胃的不断排空作用，使药效也大大地受到了限制。再加上有些药长期应用易产生严重的副作用或耐药菌株等问题，因此，对幽门螺杆菌的治疗原则是：

①采用联合用药方法；

②幽门螺杆菌的根除率>80%，最好在90%以上；

③无明显副作用，病人耐受性好；

④病人经济上可承受性。判断幽门螺杆菌感染的治疗效果应根据幽门螺杆菌的根除率，而不是清除率。根除是指治疗终止后至少在一个月后，通过细菌学、病理组织学或同位素示踪方法证实无细菌生长。

203. 根除 HP 的同时应如何注意个人生活？

根除幽门螺杆菌前应先注意口腔卫生。使用一段时间漱口水和抑菌牙膏，修复口腔问题，如蛀牙、牙垢、牙结石等。可以先更换牙具，牙具不要放在卫生间内，要放在阳光可以照射到的地方，无窗子的卫生间要定期紫外线灯 30 分钟以上时间杀菌消毒，口杯、水杯、不锈钢保温杯不要混用，并且经常要蒸煮消毒，特别是在药物治疗期间，分餐消毒碗筷。

204. 常用的根除 HP 感染药物有哪些？

目前国内外常用的抗幽门螺杆菌药物有阿莫西林、甲硝唑、克拉霉素、四环素、呋喃唑酮、氧氟沙星，质子泵抑制剂（PPI）及铋剂＋两种抗生素，根据不同个体采用序贯疗法或伴同疗法，疗程一般为两个星期，具体方案选择应以专业医师指导为准。由于治疗幽门螺杆菌感染抗菌方案的广泛应用，有可能扩大耐药性问题的产生。因此，将来替换性的治疗或预防策略，如疫苗预防或免疫治疗的研究是值得重视的。

205. HP 的一线治疗方案是什么？

（1）三联疗法　PPI+2 种抗生素：阿莫西林和克拉霉素，或甲硝唑和克拉霉素。此疗法在全球范围内被接受和使用，高达 30%的患者对基于 PPI 的标准疗法治疗失败。过去几年中，标准疗法根除率降至 70%～85%，部分由克拉霉素耐药性增加所致。延长疗程可能提高根除率，但仍存在争议。研究提示可将 7 天疗程延长至 14 天。

（2）四联疗法　PPI+铋剂+2 种抗生素：阿莫西林和克拉霉素，或甲硝唑和四环素。此疗法费用可能较三联疗法低；服药较三联疗法困难；根除率相同或更高。

206. HP 的二线治疗方案是什么？

在含克拉霉素的方案治疗失败后，可选择：

①PPI+铋剂+四环素+甲硝唑×10～14 天；

②PPI+阿莫西林+左氧氟沙星×10 天；

③PPI+呋喃唑酮+四环素+铋剂×10 天；

④PPI+ 呋喃唑酮 + 左氧氟沙星 × 10 天。

207. HP 的三线治疗方案是什么？

在含克拉霉素的疗法和四联疗法治疗失败后，可选择：

①PPI+ 阿莫西林 + 左氧氟沙星 × 10 天；

②PPI+ 阿莫西林 + 利福布汀 × 10 天；

③PPI+ 呋喃唑酮 + 左氧氟沙星 × 7～10 天。

208. 初次治疗 HP 失败后的补救疗法是什么？

不同药物组合重复治疗：

①PPI bid+ 四环素（500 毫克）tid+ 铋剂 qid+ 甲硝唑（500 毫克）tid × 10 天；

②PPI+ 阿莫西林（1000 毫克）bid+ 左氧氟沙星（500 毫克）bid × 10 天。

209. 治疗 HP 感染的服药方式有哪些？

①睡前空腹服用抗酸药物效果最好。奥美拉唑、雷贝拉唑、兰索拉唑选一。

②一定要使用抗菌药物。

③服药期间吃酸的食品或者喝酸奶，这会让你的治疗前功尽弃。

210. HP 感染的治愈经验有哪些？

（1）治疗第一步　更换牙刷，对病人的杯洗具按时用巴氏消毒，早晚使用漱口水。漱口水要有杀菌功效，即其配方为化学药剂，如麝香草酚或复方替硝唑液。

（2）传染性　会传染且传染性很强，家中有人感染时，一定要分餐，并且使用家用消毒柜每日每餐后对餐具消毒。

（3）治疗时间　大多数患者由于第一步没有做到位，即未使用医用漱口液，对个人洗漱用具未杀菌，只是盲目服用"三联"药物，这样的治疗只是会暂时好转，停药之后复发率高。一年两年甚至更长时间不会完全康复，最后发展为胃炎或者萎缩性胃炎。第一步做好的患者，不超过两周即可治愈的。

211. HP 治疗级联化流程的注意事项有哪些？

①在资源有限的高感染率地区，在合适的临床情况下可行试验性 HP 根除。鉴于药物费用较高，一些非专利药物如呋喃唑酮可作为 PPI 三联疗法的备选。全球非专利 PPI 的供应正在增长。

②发展中国家的抗生素耐药性很高，发达国家亦在增长。必须仔细考虑所选用的抗生素，特别是已知耐药的抗生素。

③PPI 治疗消化性溃疡的疗效存在地区差异，主要由体质、CYP2C19 基因多态性和药物应答不同所致。与 H2RAs 相比，PPI 可更快速地减轻疼痛和愈合溃疡。虽然 H2RAs 亦可抑制胃酸分泌，但更倾向于选择 PPI，因其疗效更佳，且无快速耐药现象，但需每日服用 2 次。

④铋剂是关键性考虑因素，并非所有国家都供应。Maastrichtl 共识指出：以铋剂为基础的四联疗法和标准三联疗法的根除率和可信区间大致相似，且以铋剂为基础的疗法较其他疗法费用更低。

⑤在 HP 高感染率和资源有限的发展中国家，呋喃唑酮在 HP 治疗中有一定地位。

⑥四环素也是一种对 HP 有效的药物，推荐用于根除方案。四环素不仅对 HP 有效，且耐药率低，价格便宜。

⑦诸多国家使用非专利药物，这类药物缺乏适当的质量控制，易导致治疗失败。

⑧在巴西，有青霉素过敏史的患者接受 PPI+ 克拉霉素（500 毫克）+ 呋喃唑酮（200 毫克）bid×7 天的疗法。

⑨来自亚洲的报告显示，7 天克拉霉素 + 阿莫西林 +PPI 三联疗法依然有效。在亚洲，甲硝唑耐药率接近 80%（体外实验）。

⑩医师在决定治疗方案前需了解本地区的耐药谱（特别是克拉霉素）。

212. 根除 HP 选择治疗方案需考虑哪些因素？

需考虑的因素有：
①HP 感染率；
②胃癌患病率；
③抗生素耐药性；
④给药的便捷性；
⑤铋剂的可获得性；
⑥内镜和 HP 检查的可获得性；
⑦种族；
⑧药物过敏耐受性；
⑨既往治疗和结局；
⑩当地治疗的有效性。

213. HP 久治不愈的原因是什么？

（1）幽门螺杆菌的耐药性　患者感染的幽门螺杆菌菌株对所用的抗生素耐药

是造成治疗失败的主要因素。研究发现，幽门螺杆菌的根除率在复治者比初治者明显下降，同样的治疗方案，随着时间的推移，幽门螺杆菌的根除率逐步降低；部分一线治疗失败的患者，进入二线治疗后仍无法奏效，根本原因是幽门螺杆菌对部分抗生素日益严重的耐药性。

(2)患者的依从性　患者未按要求完成疗程、不定时服药、减少量等均可导致根除治疗失败。一些患者本身临床症状较重，根除治疗药物的不良反应可能会加重其临床症状而使得患者不能坚持服药，对这些患者可暂缓根除幽门螺杆菌治疗。给患者根除幽门螺杆菌治疗时要向患者强调按要求完成疗程的重要性，以获得患者的配合。

214. 如何预防HP感染？

①亚洲人使用筷子在一个大碗里吃菜的习俗，使唾液里的细菌有机会通过筷子传播到食物上并在相互传染。当然，这种用餐方式还可传播其他疾病，所以我国医学家早就呼吁：要改变用餐方式，宜选择分餐制或使用公筷。

②科学家在一些拉美国家的饮水中发现了幽门螺杆菌，研究还发现这些细菌可在河水中存活3年。专家也证实幽门螺杆菌可在自来水中存活4~10天。因此，要做到喝开水不喝生水、吃熟食不吃生食，牛奶则要在消毒后再饮用。

③幽门螺杆菌是经口腔进入人体的，因为这种细菌常存在于病人和带菌者的牙垢与唾液中。因此，注意口腔卫生、防止病从口入，就是预防幽门螺杆菌感染、预防胃病与胃癌的重要措施。在中国有不少婴儿感染幽门螺杆菌，经过研究发现，婴儿感染幽门螺杆菌与大人口对口喂食有关系。因此如果有幽门螺杆菌存在的父母们，一定要注意这一点，以免影响自己孩子的身体健康。非洲小孩的幽门螺杆菌感染率高，也是母亲习惯先咀嚼再喂食的缘故。

④实验证明，溃疡病患者与人接吻，也有传播此病的危险，应加警惕。

⑤养成良好的卫生习惯，做到饭前便后洗手。经常使用的餐具也一定要严格消毒。

⑥牙具等清洁用品不要放在卫生间内，一定要放在通风的地方。而卫生间也需要经常通风以及接受阳光的照射，卫生间在阴面的可采用紫外线灯照射，5~10分钟即可。

⑦定期到医院接受幽门螺杆菌检查，以便能够及时发现，及时治疗。

215. 根除HP推荐方案有哪些最新补充？

世界胃肠病组织（WGO）发展中国家HP感染、欧洲和北美儿童胃肠病学、肝病学和营养学会关于儿童HP感染处理的共识以及在我国第11次消化系统疾病学术会议上重点提及的欧洲 Maastricht 四共识，主要就 HP 感染的根除治疗进行了更新。

随着 HP 耐药率的上升，标准三联疗法的根除率已显著下降，又产生了序贯疗法（前 5 天质子泵抑制剂 + 阿莫西林，后 5 天 PPI + 克拉霉素 + 甲硝唑）、伴同疗法（PPI + 阿莫西林 + 克拉霉素 + 甲硝唑）和含左氧氟沙星（主要替代克拉霉素）三联疗法。由于国际上不少国家不能获得铋剂和呋喃唑酮，因此，推荐的方案有一定差异。

①Maastricht 四共识推荐的根除 HP 方案原则为首先应区分克拉霉素耐药率高、低（以 15%~20%为界）地区，在克拉霉素低耐药地区，一线方案为标准三联疗法或序贯疗法或伴同疗法；二线方案为含铋剂的四联疗法或含左氧氟沙星的三联疗法；在克拉霉素耐药高的地区，一线方案为铋剂四联疗法，如无铋剂，则用序贯疗法或伴同疗法；二线方案为含左氧氟沙星三联疗法。

②WGO 共识中推荐的发展中国家根除 HP 方案：无克拉霉素耐药或不可能有克拉霉素抵抗时，一线方案可选用标准三联疗法或含铋剂的四联疗法，如无铋剂，则用序贯疗法或伴同疗法；当含克拉霉素的治疗方案失败时，可选择含铋剂的四联疗法或左氧氟沙星三联疗法，也可选用含呋喃唑酮的方案为二线方案；当含克拉霉素的方案和四联疗法治疗失败时，选择的三线方案为 PPI + 阿莫西林 + 左氧氟沙星/利福布丁或 PPI + 呋喃唑酮 + 左氧氟沙星疗法。

③亚太共识不推荐序贯疗法（缺乏证据），我国的多中心、大样本研究结果也未显示出其优势。

④发达国家中根除 HP 应用四环素仍很普遍，在 WGO 共识中推荐"呋喃唑酮用于根除 HP"，同时"呋喃唑酮"也具有中国特色。因此，在耐药率逐年增加并已达相当高水平的今天，四环素、呋喃唑酮与铋剂可能成为提高我国 HP 根除率的主要药物。

216. HP 感染的科研检测诊断标准是什么？

HP 培养阳性或下列 4 项中任 2 项阳性者，诊断为 HP 阳性：

①HP 形态学（涂片、组织学染色或免疫组化染色）；

②尿素酶依赖性试验 [快速尿素酶试验（RUT）、^{13}C 或 ^{14}C- 尿素呼气试验（UBT）]；

③血清学试验（ELISA 或免疫印迹试验等）；

④特异的 PCR 检测。

217. HP 感染的临床诊断检测标准是什么？

下列 2 项中任 1 项阳性者，诊断为 HP 阳性：

①HP 形态学（涂片或组织学染色）；
②尿素酶依赖性试验（RUT、^{13}C 或 ^{14}C-UBT）。

218. 什么是上消化道出血？

上消化道出血是指屈氏韧带以上的食管、胃、十二指肠出血，包括胰管、胆管以及胃空肠吻合术后上段空肠的出血。表现为黑便、血便、呕血等，可伴有血容量减少引起的急性周围循环障碍，为临床常见急症。

219. 上消化道出血的病因有哪些？

上消化道出血临床上最常见的病因是消化道溃疡、食管胃底静脉曲张破裂、急性糜烂出血性胃炎和胃癌。

(1) 上消化道疾病 食管、胃十二指肠疾病。

(2) 门静脉高压 引起的食管胃底静脉曲张破裂或门静脉高压胃病。

(3) 上消化道邻近器官或组织的疾病 胆道出血、胰腺疾病累及十二指肠、主动脉瘤破入食管、胃或十二指肠、纵隔肿瘤或脓肿破入食管。

(4) 全身性疾病 血管性疾病、血液病、尿毒症、结缔组织病、急性感染流行性疾病等。

220. 上消化道出血的临床表现有哪些？

(1) 呕血与黑便 是上消化道出血的特征性表现。上消化道出血后，都有黑便。一般而言，幽门以上出血易导致呕血，幽门以下出血易导致黑便，有呕血者均有黑便，有黑便者未必都有呕血。

(2) 失血性周围循环障碍 急性大量失血导致周围循环障碍。表现为头晕、面色苍白、突然起立发生昏厥、肢体冷感、心率增快、血压降低等。病人疲乏无力，进一步会出现精神萎靡、烦躁不安、甚至反映迟钝、意识模糊。也可引起多器官的功能衰竭。

(3) 贫血和血象变化 急性大量出血后血红蛋白浓度、红细胞计数与红细胞压积下降，为失血性贫血，在出血后经 3～4 小时以上出现，24～72 小时血液稀释到最大程度。

(4) 发热 上消化道大量出血后可出现低热，持续 3～5 天降至正常。

(5) 氮质血症 由于失血、血容量减少，引起肾血流量和肾小球滤过率下降以及潴留血量的分解、吸收，导致肾性氮质血症和肠源性氮质血症。根据上消化道出血引起的氮质血症，不仅可以估计出血量的多少，而且可以估计出血是否停止和病情预后。

221. 如何明确诊断上消化道出血？

根据呕血、黑便和周围循环衰竭的临床表现，呕吐物或粪便隐血试验呈阳性、血红蛋白浓度、红细胞计数及红细胞压积下降的实验室证据，可做出上消化道出血的诊断，但必须注意排除消化道以外的出血因素：

①来自呼吸道出血：区别咯血与呕血。

②口鼻咽喉部出血。

③进食后引起的黑便：如动物血、炭粉、铁剂等药物。

222. 上消化道出血患者周围循环衰竭有何特点？

周围循环衰竭的程度与出血量多少和失血速度快慢有关。当出血量较大、失血较快时：

①由于循环血容量迅速减少，静脉回心血量相应不足，导致心输出量明显降低，可引起一系列临床表现，如心悸、头昏、出汗、恶心、口渴等；

②出血后常因便意而到厕所排便，排便时或便后起立昏厥到地，应特别注意；

③脉搏细速，血压下降，但在出血早期，血压可因代偿而基本正常，甚至偏高，应注意血压波动、脉压较窄；

④由于外周血管收缩和血液灌注不足，皮肤湿冷，呈灰白色或紫灰花斑；

⑤尿量减少或尿闭者应警惕并发急性肾功能衰竭。

223. 上消化道出血患者为什么会出现发热？

循环血容量减少，周围循环衰竭，导致体温调节中枢的功能障碍以及贫血的影响，可能是引起发热的病因。发热一般不超过 38.5℃，可持续 3~5 天。

224. 上消化道出血后血象会有哪些变化？

在出血的早期，血红蛋白测定、白细胞计数与血细胞比容均无变化，因此血象检查不能作为早期诊断和病情观察的依据。出血 3~4 小时后出现正细胞正色素性贫血。24 小时内网织红细胞增高，如出血不止，网织红细胞可持续升高。出血 2~5 小时，白细胞计数可升高至 $(1~2) \times 10^{10}$/升，血止后 2~3 天才恢复正常。但对于肝硬化食管胃底静脉曲张破裂的病人，因脾功能亢进，则白细胞可不增高。

225. 上消化道出血的治疗原则是什么？

上消化道出血是临床上的急症，应采取积极的措施，补充血容量，纠正电解质失衡，预防和治疗失血性休克，给予止血治疗，同时进行积极的病因诊断和治疗。如果超过 24~48 小时未能止血者，考虑手术治疗。

226. 上消化道出血如何分度？

(1) 轻度　失血量占全身总循环血量的 10%～15%（成人失血量 <500 毫升）。
(2) 中度　失血量占全身总循环血量的 20%（成人失血量 <800~1000 毫升）。
(3) 重度　失血量占全身总循环血量的 30% 以上（成人失血量 >1500 毫升）。

227. 如何判断有无上消化道活动性出血？

①持续呕出鲜红色血，黑便次数增多，便质稀薄伴以肠鸣音活跃、腹痛、急迫等症状。
②补充血容量后循环不稳定，甚至持续下降。
③血红蛋白、血细胞比容持续下降。
④血尿素氮循环稳定，尿量充足时仍持续不降或再度上升提示活动出血。

228. 上消化道出血有什么特殊的检查方法？

近年来报道出血的临床研究有了很大的进展，除沿用传统方法——X线钡餐或久灌检查之外，内镜检查已普遍应用，在诊断基础上又发展了血治疗。
①X线钡剂检查：仅适用于出血已停止和病情稳定的患者，其对急性消化道出血病因诊断的阳性率不高。
②内镜检查；
③血管造影；
④放射性核素显像：近年应用放射性核素显像检查法来发现活动性出血的部位，其方法是静脉注射 ^{99}Tc 胶体后做腹部扫描，以探测标记物从血管外溢的证据，可指导初步的定向作用。

229. 食管静脉曲张出血时，三腔管压迫止血的并发症有哪些？

①呼吸道阻塞和窒息；
②食管壁缺血、坏死、破裂；
③吸入性肺炎。最近几年，对气囊进行了改良，在管腔中央的孔道内，可以通过一根细径的纤维内镜，这样就可以直接观察静脉曲张出血及压迫止血的情况。

230. 上消化道出血是否停止如何判断？

一次出血后黑便持续天数受患者排便次数的影响，如每天排便 1 次，约 3 天后粪便色泽恢复正常。因此，不能仅从有无黑便来判断出血是否停止。
有下列迹象者，应认为有继续出血：
①反复呕血，或黑便次数增多、粪质稀薄，甚至呕血转为鲜红色、黑便变成

暗红色，伴有肠鸣音亢进。

②周围循环衰竭的表现经补液输血而未见明显改善，或虽暂时好转而又恶化，中心静脉压波动。

③白细胞计数、血红蛋白测定与血细胞比容继续下降，网织细胞计数持续增高。

④补液与尿量足够的情况下，血尿素氮持续或再次增高。

231. 如何治疗上消化道出血？

（1）一般治疗　卧床休息，记录血压、脉搏、出血量与每小时尿量，保持病人呼吸道通畅，避免呕血时引起窒息。大量出血的患者应禁食。

（2）补充血容量　当血红蛋白低于9克/分升，收缩压低于11.97千帕（90毫米Hg）时，应立即输入足够量的全血。

（3）止血　根据不同病因采取不同止血措施，消化性溃疡的出血是黏膜病变出血，采用血管收缩剂可使出血的小动脉强烈收缩而止血。H2受体拮抗剂对应激性溃疡和急性胃黏膜病变出血的防治有良好作用。另也可以用生长抑素治疗本病，可以首次静脉250微克，继以250微克/小时，大多数病人数小时内止血。

（4）胃内降温　通过胃管以10℃～14℃冰水反复洗胃腔而使胃降温，可起到止血作用。

（5）内镜治疗

①局部喷洒5%Monsell液。

②激光治疗：能有效的治疗出血，但注意防止出血、穿孔等激光治疗的并发症发生。

③电凝治疗：适用于持续性出血者，但应注意电灼不当可引起动脉出血。

④热探头：能将电能在其顶部转变成热能，通过热效应止血。

（6）食管静脉曲张出血的非手术治疗

①气囊填塞止血：最常用的是双气囊三腔管。

②药物治疗：小剂量静脉缓滴0.4微克/分，止血率可达86%。

③硬化剂注射疗法主要适用于不宜手术治疗的高危病人。

④经皮经肝食管胃底静脉曲张血管栓塞术用于加压素或气囊填塞止血失败的高危病人。

（7）手术治疗　必要时采取手术治疗。

232. 静脉曲张出血时降低门静脉压力的药物有哪些？

（1）生长抑素及其类似物　可以收缩内脏血管，减少内脏血容量，降低门静脉压力，抑制胃酸与促胃液素的分泌，特别适用于肝硬化合并上消化道出血。目前临床上用的 14 肽天然生长抑素，首剂 250 微克/小时静脉注射，再 250 微克/小时持续静滴。另一种为人工合成的衍生物奥曲肽，常用量为首剂 100 微克静脉缓注，继以 25～50 微克/小时持续静脉滴注。

（2）垂体后叶素及其衍生物　垂体后叶素可降低门静脉压力，用于食道胃底静脉曲张破裂出血或门脉高压性胃病。不良反应大，常与硝酸甘油等扩血管药物合用。甘氨酸赖氨酸加压素为垂体后叶素的衍生物，其作用时间长，不良反应相对减少。

233. 食管、胃底曲张破裂大出血时，其止血措施有哪些？

（1）药物止血

①血管加压素：通过对内脏血管的收缩作用，减少门静脉血流量，降低门脉压。其方法是 0.2 单位/分钟静脉持续滴注，可逐渐增加剂量至 0.4 单位/分钟，但此剂量不良反应大，常见的有腹痛、血压升高、心律失常、心绞痛，严重者可发生心肌梗死。因此，应同时使用硝酸甘油，以减少其引起的不良反应。有冠状动脉粥样硬化性心脏病、高血压者忌用。

②三甘氨酰赖氨酸加压素：为加压素拟似物，与加压素比较，该药止血效果好、不良反应少、使用方便（2 毫克/次、4～6 小时 1 次、静脉推注）。

③生长抑素及其拟似物：可明显减少门脉及其侧支循环血流量，止血效果肯定，因不伴全身血流动力学改变，故短期使用几乎没有严重不良反应。此类药物已成为近年治疗食管胃底静脉曲张出血的最常用药物。

（2）气囊压迫止血　用气囊压迫过久会导致黏膜糜烂，故持续压迫时间最长不超过 24 小时，放弃解除压迫一段时间后，必要时可重复充盈气囊恢复牵引。气囊压迫止血效果是肯定的，但缺点为患者痛苦大、并发症多，现已基本不用。

（3）内镜治疗　不但能达到止血目的，而且可有效防止早起再出血，是当前治疗食管胃底静脉曲张破裂出血的重要手段。

（4）外科手术或经颈静脉肝内门体静脉分流术　在大量出血上述方法治疗无效时唯有进行外科手术。

234. 在治疗上消化道出血期间患者是否都应禁食？

上消化道出血在出血期要绝对禁食，经治疗出血停止后，逐次给予患者温凉的流质、半流质以及易消化的软食物。

235. 垂体后叶素的使用剂量是多少？有什么不良反应？

静脉滴注：每次 5～10 微克，加入 5% 葡萄糖液 500 毫升内缓慢滴入，每日给药次数酌情决定，每次剂量为 20 微克。紧急情况下也可以将本品 5~10 微克加在 5%葡萄糖液 20 毫升中徐缓推注，同时严密观察是否有不良反应出现。肌内注射：每次 5~10 微克。

不良反应：常见的有心绞痛、心律失常、急性心肌梗死、肠绞痛、血压增高等，所以常与硝酸甘油等扩张血管药物合用。静脉滴注过速时可出现心悸、胸闷、出汗、面色苍白，偶可出现腹痛、腹泻，极少有过敏性休克。

236. 上消化道 X 线钡餐检查、胃镜检查及 X 线上消化道透视检查各有何优缺点？

X 线钡餐检查对胃大体形态、收缩功能和黏膜下或者胃外压性病变以及病变定位较好，而胃镜检查则可看到胃黏膜改变、病变大小形态的改变，而且可以直接进行活检，很直观，假阴性和假阳性率极低。这是胃镜的独特优点。二者结合应用，可以使优点得到互补，诊断率得到提高。

胃镜检查的优点有以下 5 个方面：

①直观：通过胃镜可以直观地看到食管、胃、十二指肠球部及后部黏膜。

②准确：通过胃镜可以直接看到病变是否存在，色泽、形态等，同时可以取活检。

③安全：胃镜镜身较为柔软，无射线辐射，应用很安全。

④诊治并行：胃镜检查不是单纯的诊断，而是诊断与治疗能够同时进行的仪器。

⑤资料完整可靠：检查的同时可以将资料直接录像或拍成照片，以电子版的形式保存，可作为诊断的依据。

胃镜的缺点在于：患者有恐惧感，胃镜插入检查的过程中，患者会有恶心呕吐等不适症状，不过现在静脉麻醉无痛胃镜已经解决了这个问题。

X 线上消化道透视检查的特点是：非侵入性无痛检查，可以从整体上了解病变部位、大小与胃的关系。但是在 X 线下进行，要接受一定量的射线照射，妊娠、儿童不适宜，由于非直接观察，因此病变检出率和诊断阳性率不如胃镜，也不能活检，不能同时治疗。

237. 呕血一定是上消化道出血引起的吗？

呕血一般是由食管和胃疾病所引起，但当十二指肠及胆道出血量较大或速度较快时也可引起呕血。当出血量较小或速度较慢时，往往只表现为黑便而无呕血。

238. 黑便一定是下消化道出血所致吗？

黑便一般由上消化道出血所致，但当小肠或近端结肠出血量较小、速度较慢时，也可表现为黑便。

呕血多呈棕褐色，呈咖啡渣样，这是由于血液经胃酸作用而形成正铁血红素所致。当出血量大，未经胃酸充分混合即呕出，则为鲜红色或兼有血块。

黑便呈柏油样，黏稠而发亮，系血红蛋白的铁经肠内硫化物作用而形成硫化铁所致。当出血量大，血液在肠内推进较快时，粪便可呈暗红甚至鲜红色。

239. 什么叫肠源性氮质血症？

在上消化道大量出血后，血中尿素氮浓度常增高，称为肠源性氮质血症。一般于出血后数小时血尿素氮开始上升，24～48小时可达高峰，多不超过6.7毫摩尔/升（40毫克/天），3～4天后降至正常。肠源性氮质血症是由于大量血液进入肠道，蛋白质消化产物被吸收引起；同时，因出血导致周围循环衰竭而使肾血流量与肾小球滤过率下降，是尿素氮增高的另一原因。

240. 上消化道出血有哪些预防方法？

①应在医生指导下积极治疗原发病，如消化性溃疡及肝硬化等。

②生活要有规律。饮食要定时有节，切忌暴饮暴食，忌酒忌烟，不要饮用浓茶和咖啡。

③注意药物的使用，应尽量少用或不用对胃有刺激性的药物，如必需使用时，应加用保持胃黏膜药物。

④要定期体检，以期发现早期病变，及时治疗，在出现头昏等贫血症状时，应尽早上医院检查。

241. 当遇到上消化道出血的病人时，如何进行急救？

遇到大量出血又未能及时送到医院，应立即安慰病人静卧，消除其紧张情绪，注意给病人保暖，让其保持侧卧、取头低脚高位，可在脚部垫枕头，与床面成30°角，这样有利于下肢血液回流至心脏，首先保证大脑的血供。呕血时，病人的头要偏向一侧，以免血液吸入气管引起窒息。

病人的呕吐物或粪便要暂时保留，粗略估计其总量，并留取部分标本待就医时化验。

少搬动病人，更不能让病人走动，同时严密观察病人的意识、呼吸、脉搏，并快速通知急救中心。

吐血时，最好让病人漱口，并用冷水袋冷敷心窝处。此时不能饮水，可含化冰块。

242. 小儿消化道出血常见病因是什么？

消化道出血可发生在任何年龄。临床表现为呕血、便血，大量的消化道出血可导致急性贫血及出血性休克。小儿各年龄组消化道出血的常见病因有所不同。新生儿期出血多为出生时咽下母血或新生儿出血症、新生儿败血症、新生儿坏死性小肠结肠炎、新生儿血小板减少性紫癜、胃坏死出血及严重的酸中毒等。1个月至2岁的小儿多为肠套叠、梅克尔憩室、消化性溃疡、反流性食管炎以及肛裂等。2岁以上多为消化性溃疡、直肠息肉、肛裂、痔疮、急性坏死性出血性肠炎、慢性溃疡性小肠结肠炎。

还见于血小板减少性紫癜、过敏性紫癜、血友病及白血病、胃肠道畸形等，可发生于任何年龄。

243. 如何判断上消化道还是下消化道出血？

呕血提示上消化道出血，黑便大多来自上消化道出血，而血便大多来自下消化道出血。但是，上消化道短时间内大量出血也可表现为暗红色甚至鲜红色血便，此时如不伴呕血，常难与下消化道出血鉴别，应及时做急诊胃镜检查。还可以做内镜检查、血管造影。

244. 什么叫应激性溃疡？

应激性溃疡是多发性外伤、严重全身性感染、大面积烧伤、休克、多器官功能衰竭等严重应激反应情况下发生的急性胃黏膜病变，是上消化道出血常见原因之一。应激性溃疡的主要病理改变是胃和十二指肠黏膜的糜烂和溃疡，临床主要表现是上消化道的出血和（或）穿孔。

245. 应激性溃疡有哪些主要特点？

应激性溃疡的病灶有4大特点：
①是急性病变，在应激情况下产生；
②是多发性的；
③病变散布在胃体及胃底含壁细胞的泌酸部位，胃窦部甚为少见，仅在病情发展或恶化时才偶尔累及胃窦部；
④并不伴高胃酸分泌。

246. 引起应激性溃疡的原因有哪些？

（1）严重创伤　使机体处于应激状态的创伤包括严重外伤、大面积烧伤、颅内疾病、脑外伤、腹部手术等；

(2)一些严重疾病可导致应激性溃疡　如休克、肝功能衰竭、肾功能衰竭、严重感染、多器官衰竭、低血容量休克、重度营养不良等；

(3)药物使用　如抗癌药物和类固醇激素治疗后，阿司匹林、消炎痛等的长时间使用。

(4)强烈的精神刺激　也可引起应激性溃疡发生。

247. 应激性溃疡的形成机制如何？

近年来的医学研究认为，由于各种应激因素作用于中枢神经和胃肠道，通过神经、内分泌系统与消化系统相互作用，产生胃黏膜病变，主要表现为胃黏膜保护因子和攻击因子的平衡失调，导致应激性溃疡形成。

(1)损害因素增加　应激状态时胃酸分泌增加。动物实验和临床观察均证实颅脑损伤和烧伤后胃液中氢离子浓度增加，应用抗酸剂及抑酸剂可预防和治疗应激性溃疡。胃酸增加可与神经中枢和下视丘损伤引起的神经内分泌失调、血清胃泌素增高、颅内高压刺激迷走神经兴奋通过壁细胞和 G 细胞释放胃泌素产生大量胃酸有关；应激状态时机体可产生大量超氧离子，其可使细胞完整性受到破坏，核酸合成减少，上皮细胞更新速率减慢，某些流基的活性减低，损伤胃黏膜。

(2)胃黏膜屏障破坏　胃黏膜屏障的破坏是形成应激性溃疡的又一重要机制。导致胃黏膜屏障破坏的因素主要有以下方面：

①胃黏膜血流改变：应激状态时，交感-肾上腺系统兴奋，儿茶酚胺分泌增加，使胃黏膜血管痉挛，并可使黏膜下层动静脉短路，流经黏膜表面的血液减少。胃黏膜缺血可造成黏膜坏死，黏膜损害程度与缺血程度有很大关系。

②黏液与碳酸氢盐减少：应激状态时，交感神经兴奋，胃运动减弱，幽门功能紊乱，胆汁反流入胃。胆盐有抑制碳酸氢盐分泌作用，并能溶解胃黏液，还间接抑制黏液合成。

③前列腺素水平降低：前列腺素对胃黏膜有保护作用，应激状态时，可导致前列腺素水平下降。

④胃黏膜上皮细胞更新减慢：应激因素可通过多种途径使胃黏膜上皮细胞增生减慢，削弱黏膜的屏障作用。

248. 应激性溃疡临床表现如何？

严重外伤、大面积烧伤、颅内疾病、脑外伤、腹部手术、休克、肝功能衰竭、肾功能衰竭、严重感染、多器官衰竭、低血容量休克、重度营养不良等疾病，一旦发生上消化道出血，首先要考虑应激性溃疡所致的可能。

应激性溃疡多见于应激后 5～10 天，最常见的临床表现就是出现消化道出血，经胃酸作用后，引流的胃液呈黑褐色或咖啡色且形成絮状，出血量大时，有呕血、黑便，以至发生低血容量性休克，胃镜检查可见胃黏膜呈广泛性糜烂，且有多发的浅表小溃疡，这些改变与消化性溃疡、急性胃炎有所区别。

胃镜检查可见胃的近段黏膜有糜烂和溃疡。因病灶过浅，钡餐 X 线检查没有诊断价值，胃镜检查可以排除其他出血病变，明确诊断。若出血量大，看不清楚，可以做选择性动脉造影。

249. 应激性溃疡病理演变如何？

在发生应激情况后几小时内，若做胃镜检查几乎所有病人均可发现胃黏膜苍白，有散在的红色瘀点局限于胃底，显微镜检查可见黏膜水肿，黏膜下血管充血，很少炎症细胞浸润，电镜检查多处上皮细胞膜破坏，有的地方整片上皮细胞脱落，暴露其下的黏膜固有层；发生应激情况 24～48 小时后整个胃体黏膜有 1～2 毫米直径的糜烂，显微镜下可见黏膜有局限性出血和凝固性坏死，如果经过治疗病人情况好转，在 3～4 天后检查 90% 病人有开始愈合的迹象，一般 10～14 天完全愈合。若病人的情况继续恶化则糜烂灶相互融合扩大，全层黏膜脱落，形成溃疡，深达黏膜肌层及黏膜下层，暴露其营养血管，如果血管腐烂破裂，即引起出血。

最先的表现为出血，出血时并非病变开始时，在此前病变已有一段时间，起初黏膜病变浅而少，不引起出血，以后病变增多加深，若不采取防止措施即可出血。出血一般发生在应激情况开始后 5～10 天，出血时不伴疼痛，出血是间歇性的，有时两次间隔数天，可能由于病灶分批出现，同时有旧病灶愈合和新病灶形成。

250. 应激性溃疡如何进行检查？

因病灶过浅，钡餐 X 线检查没有诊断价值，胃镜检查可以排除其他出血病变，明确诊断，若出血量大，看不清楚，可以做选择性动脉造影。

（1）胃镜检查　有特殊重要性，早期在胃的近段黏膜上可见多数散在的苍白斑点，24～36 小时后即可见多发性浅表红色的糜烂点，以后即可出现溃疡，甚至呈黑色，有的表现为活动性出血。

（2）选择性动脉造影　可确定出血的部位及范围，且可经导管注入药物止血。

（3）血、粪常规　血红蛋白下降，血细胞比容下降。大便隐血试验阳性。

251. 如何诊断应激性溃疡？

应激性溃疡如果不引起大出血可以没有临床症状，或者即使有症状也被应激情况的症状所掩盖而不被诊断,加以应激性溃疡比较浅表,钡餐造影常不能发现,所以往往只能在大出血后经手术探查或死亡后经尸体解剖才能发现,很多漏诊。过去报告的发病率并不高,自从有了纤维内窥镜后临床发病率虽较前提高,由于并非所有应激情况病人都常规做内窥镜检查,统计的发病率可能比实际数字仍低得多。诊断要点有以下几个方面:

①存在诱发应激性溃疡的病因,如败血症、休克、肝、肾或呼吸衰竭、严重黄疸、腹膜炎、大手术后、复合性外伤以及大面积烧伤、中枢神经疾病和服用药物等。

②应激性溃疡主要表现为上消化道出血和穿孔,出血可反复发作。

③内镜检查可见胃底、胃体黏膜糜烂、坏死、溃疡、出血或穿孔,对可能发生应激性溃疡者应常规行内镜检查,以期尽早预防和治疗。大便隐血试验阳性有提示意义。

252. 应激性溃疡内科治疗的方法包括哪些?

首先是积极治疗原发病,其次是对症支持治疗,包括以下措施:

(1)纠正全身情况　迅速补液、输血,恢复和维持足够的血容量,纠正水电解质平衡,控制感染;避免服用对胃有刺激的药物,如阿司匹林、激素、维生素C等。

(2)静脉应用止血药　如立止血、PAMBA、Vit K_1、垂体后叶素等。另外还可静脉给洛赛克、法莫替丁等抑制胃酸分泌药物。

(3)局部处理　留置胃管持续吸引可防止胃扩张,并能清除胃内胃酸和积血,了解出血情况。经胃管引流及冲洗或胃管内注入制酶剂,如洛赛克、凝血酶等;可行冰生理盐水或苏打水洗胃,洗胃至胃液清亮后为止,冰盐水灌洗(每次60毫升)或血管收缩剂(去甲肾上腺素8毫克放在100毫升葡萄糖溶液中)滴入,均可使黏膜血管收缩达到止血目的。

(4)胃镜下止血　可采用电凝、激光凝固止血以及胃镜下的局部用药等。

(5)其他措施　可用选择性动脉血管造影、栓塞、注入血管收缩药,如加压素等。

253. 应激性溃疡手术治疗的指征是什么?

①开始就是大出血,快速输血而血压仍不能维持;

②经过内科治疗仍然出血不止、并发穿孔的,需要选择手术治疗。

254. 应激性溃疡手术方式如何选择?

现在一般采用迷走神经切断术和迷走神经切断术加部分胃切除术。迷走神经切断术不但能降低胃酸分泌，还能使胃内的动静脉短路开放，减少至胃黏膜的血流。有的资料表明，迷走神经切断术的止血效果与胃大部切除术相似，但再出血率与死亡率均比胃大部切除术低，而胃部分切除术加迷走神经切断术的止血效果比前二者均好，再出血率比前二者均低。胃血管断流术即将胃的血管除胃短动脉外全部（包括胃左、右动脉及胃网膜左、右动脉）切断结扎。

对于术后再出血的病人应尽早再次手术，最好采用近全胃切除或全胃切除术即止血效果可靠的手术，因为这类病人不可能耐受第二次术后出血和第三次止血手术。

255. 应激性溃疡预后如何？

应激性溃疡的预后取决于引发应激性溃疡的基础疾病和严重程度，包括是否合并心、肝、肺、肾等功能衰竭，累计的脏器越多，死亡率越高。还应判定有无合并休克和败血症，有无合并上消化道大出血和穿孔。有报告 ICU 患者合并应激性溃疡发生率 5%～20%，一旦合并应激性溃疡，尤其出现上消化道大出血者，死亡率大于 50%，所以应激性溃疡的预防十分重要。

256. 如何预防应激性溃疡？

应激性溃疡的预防重于治疗，预防须从全身和局部两部分考虑。

（1）全身性措施　包括去除应激因素，补充血容量纠正供血，纠正循环障碍，改善组织灌注，保证通气，给氧，用抗生素防止感染，纠正电解质、酸碱平衡，及早给予营养支持等措施。营养支持主要是及早给予肠内营养，在 24～48 小时内，应用配方饮食，从 25 毫升/小时增至 100 毫升/小时。另外还包括预防性应用制酸剂和抗生素的使用，以及控制感染等措施。

（2）局部性措施　包括胃肠减压，胃管内注入硫糖铝等保护胃十二指肠黏膜，以及注入 H2 受体拮抗剂和质子泵抑制剂等。应激情况的病人产生应激性溃疡的可能极大，所以对严重应激情况的病人最好都能留置胃管持续吸引胃液，一则保持胃内缺酸，二则防止因胃扩张而加重胃壁缺血。但胃黏膜脆弱容易出血，吸力不宜过大。同时静脉注射 H2 受体拮抗剂（甲氰咪胍）抑制胃酸分泌及用抗酸药（镁乳或氢氧化铝）通过胃管间隔打入洗胃，中和胃酸，有条件的可每小时从胃管灌入抗酸药 30 毫升，灌后夹管 45 分钟，然后吸出胃液，抽吸 15 分钟后测胃内容物的 pH 值，若 pH＜5 则第二个小时灌 60 毫升，一直维持胃内容物的 pH＞5。

257. 什么是卓-艾综合征（ZES）？

卓-艾综合征系由发生在胰腺的一种非 β 胰岛细胞瘤或胃窦 G 细胞增生所

引起的上消化道慢性难治性溃疡。由前者所引起的消化性溃疡称之为卓-艾综合征Ⅱ型，而由后者引起的称之为Ⅰ型。1955年Zollinger及Ellison首先报道2例此类病人，1956年由Eiseman和Maynard提出将此症候群称为卓-艾综合征。以后随着对本病认识的不断加深，又出现了许多其他命名，如胃泌素瘤、胰源性溃疡、原发性胃泌素增多症胰腺非β细胞瘤等。

258. 卓-艾综合征发病机理如何？

卓-艾综合征发病与以下有关：

（1）胃窦部G细胞增生　原因不明，可能是促胃液素分泌失去正常的反馈调节，胃窦部G细胞分泌促胃液素增加，反复发生以致G细胞增生。

（2）胰腺和十二指肠的促胃液素瘤　可以单发在胰腺，也可以胰腺和十二指肠同时有促胃液素瘤，也可以仅位于十二指肠，位于十二指肠的常有小而多发的特点。

（3）MEN-Ⅰ型　有甲状旁腺功能亢进，同时有促胃液素瘤等，甲状旁腺功能亢进多为甲状旁腺增生，但据文献报道，个别的也有仅是甲状旁腺单个腺瘤的。在发病机制上，甲状旁腺功能亢进时，血钙显著升高和促胃液素瘤的发病机制可能有关。

259. 卓-艾综合征有何临床表现？

（1）顽固性消化性溃疡　85%的病例有顽固性的溃疡病。易发生并发症且属于外科处理的并发症，如多次溃疡出血、穿孔，胃切除术后吻合口溃疡、出血、穿孔等应用常规外科手术疗法病情在短期内即可复发，这是本病最突出的表现。但在一些小的十二指肠促胃液素瘤病例，有的并不表现为顽固性的溃疡病。

（2）腹泻　促胃液素抑制小肠对水的吸收和促进小肠蠕动增快，使临床有水样腹泻发生，腹泻可以和溃疡病症状同时存在，也可独立存在。腹泻的特点为：泻出物呈稀水样，夜间多发可导致患者代谢性酸中毒等。

（3）MEN-Ⅰ型综合征　文献报道有20%～25%的患者促胃液素瘤是MEN-Ⅰ型综合征的一部分。MEN-Ⅰ型综合征是染色体显性遗传病，常累及甲状旁腺、胰腺和垂体等。Ballerd等报道85例MEN-Ⅰ型患者81%累及胰腺，以促胃液素瘤生长为主，且这种病人的死亡也主要和促胃液素瘤有关，约1/3的MEN-Ⅰ型患者促胃液素瘤是首发的症状，个别病例在促胃液素瘤发病20年以后才出现MEN-Ⅰ型的其他内分泌腺疾病。MEN-Ⅰ型患者常有家族史，故这种患者的近亲调查很必要，以便发现新的患者。

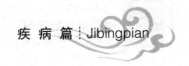

260. 如何定性诊断卓－艾综合征？

根据胃液分析与胃泌素测定进行，符合下列标准可考虑本病：

①严重的消化性溃疡；

②明显增高的基础排酸量 >15 毫摩尔 / 小时或术后 >10 毫摩尔 / 小时；

③基础血清胃泌素 >1000 纳克 / 升；

④基础血清胃泌素 >200 纳克 / 升，钙激发试验后测定值增高 295 纳克 / 升或促胰素试验后增高 200 纳克 / 升。

261. 定位诊断卓－艾综合征有何意义？

通过 B 超、磁共振成像、CT 等是明确胃泌素瘤的准确位置的主要方法，但是临床上明确定位诊断往往十分困难，半数以上的患者甚至在手术时无法定位胃泌素瘤的准确位置。20% 以上的患者在手术时间已经发现肝脏转移。

定位诊断的主要意义是为手术治疗提供可靠的依据，但是由于该病的定位诊断困难，所以影像学诊断不能作为否定手术的依据。

262. 卓－艾综合征如何分型？

为了对 ZES 有更加明确的认识，Zollinger 将 ZES 分为 4 种类型：

(1) 典型的 ZES　有急剧、顽固的溃疡病的典型症状，并有腹泻或脂肪泻，多次测定血清胃泌素均有明显增高；

(2) 临界型　发病历史、胃液检查及 X 线检查均支持 ZES 的诊断，但多次测定血清胃泌素浓度均波动在正常值上下（200～500 皮克 / 毫升）；

(3) 延迟或隐匿型　标准的溃疡病手术后，仍持续有胃液分泌亢进表现；

(4) 合并其他内分泌异常型　即除 ZES 外，尚合并有脑垂体前叶、甲状旁腺、甲状腺肾上腺或卵巢的肿瘤样病变，最常见者为甲状旁腺腺瘤伴功能亢进。

263. 针对卓－艾综合征的理化检查有哪些？

(1) 胃液分析　由于促胃液素瘤大量分泌促胃液素，刺激胃酸大量分泌，BAO 在多数病例 >1.5 毫摩尔 / 升，即使已经做了胃大部切除术，BAO 也往往 >5 毫摩尔 / 升。由于肿瘤的分泌激素使酸分泌持续在高峰状态，BAO 和 MAO 的差缩小，也是本病的特点之一。夜间胃液量超过 1 升、游离酸量超过 100 毫摩尔 / 升均有诊断意义。

(2) 血清促胃液素测定　是本病最重要的诊断依据，用放免法测定血清促胃液素，对诊断有决定性的价值，促胃液素瘤患者的血清促胃液素显著增高，常高于 500 皮克 / 毫升。如浓度很高，常常提示已有转移，如测定浓度为 200～500

皮克/毫升疑为本病时应做促胰液素激发试验和钙离子试验。

(3)促胰液素激发试验　本试验被认为是简单而可靠的方法，要采用高浓度的 Kabi 的促胰液素，注射后促胃液素瘤细胞迅即将所含的促胃液素释放入血循环，引起血清促胃液素水平显著升高。试验方法为：注射前 10 分钟取静脉血测定促胃液素数值作为基数对比。抽取促胰液素 2 单位/千克，快速静脉内注入。于注射后 5、10、15、30 及 60 分钟时分别抽静脉血测促胃液素。一般在注射后 10 分钟可出现峰值，比基础值升高 50%以上或增加 100 皮克/毫升为阳性。有报道注射后 15 分钟出现峰值。90%的促胃液素瘤的患者为阳性。

(4)钙输注试验　各文献报道的标准不同，列出仅供参考。方法：试验前 30 分钟取静脉血测定促胃液素，作为基础对比。然后每千克体重每小时静脉滴入葡萄糖酸钙 4 毫克或 5 毫克，连续 3 小时，试验后每 30 分钟抽静脉血测促胃液素 1 次。促胃液素瘤的患者，有 80%其血清促胃液素水平可升高 400 皮克/毫升，正常人及一般消化性溃疡病人无此反应。

264. 定位诊断卓－艾综合征有何方法？

(1)超声　超声定位对于发现胰腺较早而小的促胃液素瘤基本上无用，发现阳性者往往是偏晚期病人，且已有肝转移病灶，如前述原发于胰的肿瘤平均大小为 3.8 ± 0.3 平方厘米，B 超可以发现，但位于胰头后面胰钩部者仍不易发现，对原发于十二指肠者无用。

(2)CT　总的来讲，其效果要好于一般超声，但阳性率不超过 60%。虽本法在一般医院已成常规检查方法，也只能发现胰腺的原发病灶而对原发于十二指肠者无用。

(3)MRI　和 CT 一样。

(4)超声内镜检查　对于位于胰头和十二指肠的促胃液素瘤的发现有很大帮助，尤其是位于十二指肠的多发的、小的肿瘤。

(5)选择性腹腔动脉造影　本法一般均在 CT 检查后再进行二种检查结合，阳性率可以有所提高，但这种方法复杂，费用高，在中国尚未为促胃液素瘤的诊断而开展过。

(6)选择性静脉取血测定促胃液素　本法北京协和医院仅用于胰岛素瘤的定位定性诊断，现已基本不用，且为创伤性，费用大，不如超声内镜。

265. 卓－艾综合征如何治疗？

原则上只要胰源性溃疡的诊断，一经确定均应及早施行手术治疗。根据患者的全身与局部情况选择下列手术方式：

(1) 胃泌素瘤的手术切除　目前应是首选的治疗方法，治愈率可达 30%~50%，位于胰头部的肿瘤一般做局部摘除，尾体部的肿瘤可考虑行胰体尾部切除。十二指肠的肿瘤多较小，平均 1 厘米左右，亦可行局部摘除术，十二指肠上小的多发肿瘤亦可逐个摘除。

(2) 胰头十二指肠切除术　目前已不提倡。但有下列情况之一在无肝脏或其他远处转移的前提下仍考虑行 Whipple 手术：同时有胰头、十二指肠多发肿瘤；十二指肠肿瘤已侵犯浆膜或侵及 Vater 壶腹部；胰头肿瘤 >3 厘米或位置较深；胰头或十二指肠的肿瘤伴有局部淋巴结转移者。

(3) 全胃切除术　主要适应证是：胃泌素瘤已广泛转移，手术不能切除转移灶且术前采用非手术治疗无效者；曾行胃大部切除并已明确诊断为胰源性溃疡再次急诊或择期手术探查中仍未发现原发肿瘤者。

266. 卓-艾综合征非手术如何治疗？

原则上只要胰源性溃疡的诊断一经确定均应及早施行手术治疗。内科药物仅限于已有广泛转移的胃泌素瘤或有手术禁忌证的病人以及术前准备。药物首选奥美拉唑（omeprazole）40~200 毫克 / 天，剂量须个体化；近来有人主张应用八肽或十四肽生长抑素。另外对于转移性胃泌素瘤的治疗可应用链佐星（链脲霉素）和氟尿嘧啶（5-FU）治疗。开始化疗前要求 6 周以上的制酸药物治疗以减少胃酸的分泌，胃酸分泌须控制在 <10 毫摩尔 / 小时。给药方法：第 1 周期的第 1 天，链佐星 1.5 毫克 / 平方米体表面积，5-FU 600 毫克 / 平方米静脉滴注，第 8 天再加 1 次。间歇 2 周后重复 1 疗程，一般在用药后 4 个月有效，维持 10 个月左右。

267. 卓-艾综合征预后如何？

本病预后主要取决于原发部位在胰腺还是在十二指肠。原发于胰腺的，已如前述，肿瘤较大，肝转移率高。据报道，有肝转移者，5 年生存率约 30%；而无肝转移者，5 年生存率可以高达 90%。这些实际上都是位于十二指肠的促胃液素瘤，都是个体小的肿瘤，肝转移少，有淋巴结转移并不影响预后。MEN-Ⅰ型的术后生存率也取决于有无肝转移，无肝转移的 10 年生存率可达 90%，有肝转移则远低于此，约 30%。有报道全胃切除术的病人，5 年生存率可达 55%，10 年生存率为 42%，所以本病的治疗，要以积极的手术疗法为指导原则。

268. 什么是克罗恩病？

克罗恩病是一种病因尚不十分清楚，好发于青壮年的消化道慢性炎性非特异性肉芽肿性疾病。

其病变可累及从口腔至肛门的整个消化道，但以远端小肠最为常见。大部分克罗恩病先侵及回肠末端及结肠，随着病程进展继而累及胃和（或）十二指肠，胃单独受累者少见。

269. 胃克罗恩病如何诊断？

其最常见的症状为上腹痛、无明显规律、制酸剂不能缓解，以及体重减轻、发热、大便潜血试验阳性。X线钡餐显示胃、十二指肠强直狭窄、黏膜皱襞增厚，并有卵石样隆起，蠕动减缓，排空延迟。确诊依靠病理组织学检查。

270. 胃克罗恩病在内镜和活组织检查上有何特点？

内镜检查对克罗恩病有重要诊断价值。当胃部受累时，早期内镜下多无特异性改变，表现为黏膜发红、浅表糜烂等胃炎样形态特征。随着病情进展，可见多发性的鹅口疮样溃疡或纵行的溃疡。后期黏膜可呈结节状隆起，出现鹅卵石样外现。胃窦黏膜皱襞粗大，蠕动减弱或狭窄。胃克罗恩病多有十二指肠同时受累，以球部多见，出现狭窄或僵硬，但梗阻症状有时可不明显，形成瘘管者少。活检可以确诊，但因活检标本多小而浅表，难以发现具有特异组织学改变的非干酪性肉芽肿，后者多局限于黏膜下，所以必须采用圈套活检。

271. 胃克罗恩病应与哪些疾病相鉴别？

胃克罗恩病需与胃硬癌、糜烂性胃炎、胃梅毒、胃结核、硬皮病及胃淀粉病变相鉴别。

272. 胃克罗恩病如何治疗？

胃克罗恩病的治疗与肠克罗恩病相同，水杨酸偶氮磺胺吡啶是最常用药物，病情活动性最强时首选肾上腺糖皮质激素，还可应用免疫抑制剂和抗生素等。对经积极正规的内科治疗无效，或局限的非活动性病变，有瘘管或梗阻者，应考虑外科手术治疗。

273. 胃平滑肌肉瘤一般特征有哪些？

平滑肌肉瘤多数原发于胃壁平滑肌组织，少数由良性平滑肌瘤恶变而来，约占胃肿瘤的2.7%，病变可发生在胃壁任何部位，以胃底和胃体上部多见，呈球形或半球形，质地坚韧，表面呈分叶状或结节状，可单发或多发。瘤体直径多大于5厘米，可突向胃腔，或位于浆膜下或胃壁内，也可向胃内和胃外同时突出呈哑铃状，主要转移途径为血行转移，最易转移到肝脏，其次为肺。

274. 如何诊断胃平滑肌肉瘤？

胃平滑肌肉瘤缺乏特异性临床表现，其最突出的症状是上消化道出血，因此对不明原因的上消化道出血应除外本病。实验室检查可见贫血、血沉增快和粪便隐血试验阳性。X线钡餐表现为胃内边缘整齐的圆形充盈缺损，中央可见典型的"脐样"溃疡龛影，典型胃镜表现为胃壁有圆形或椭圆形的隆起，周围黏膜可见"桥型皱襞"，表面光滑或糜烂，尤其形成穿凿样或脐孔样溃疡对诊断有意义。CT检查对胃外型平滑肌肉瘤价值较高，故当怀疑患者有肿块，而钡餐及内镜呈阴性时，应做CT检查。B超检查可发现肿瘤液化坏死和囊性变。超声胃镜检查可明确胃壁占位病变形态及大小，内部出现点片状强回声反射是恶性肿瘤的标志。

275. 胃息肉分为哪些？

按组织学分类主要为：
①肿瘤性即腺瘤性息肉；
②非肿瘤性，包括增生性息肉、炎性息肉、错构瘤性息肉等。

276. 腺瘤性息肉有何特征？

腺瘤性息肉多见于40岁以上男性，常位于胃窦部。病理分为管状、绒毛状腺瘤。常单发，基底宽，多平整，后者表现为乳头状。早期无症状，当息肉增大或有并发症时，可有上腹隐痛、出血、梗阻。腺瘤癌变率为30%～40%，管状腺瘤的癌变率为10%，与组织学异常增生正相关；绒毛腺瘤的癌变率为40%～60%，与大小成正相关。

277. 增生性息肉有何特征？

增生性息肉约占胃良性息肉的90%，以胃窦部居多，常单发，小而无蒂，表面光滑。其虽不是癌前期病变，但发生息肉的黏膜可能伴有萎缩、肠化、不典型增生，应予重视。

278. 胃息肉如何诊断？

内镜检查是确诊息肉及其性质的最常用、最可靠的方法；超声内镜有利于肿瘤生长方式、良恶性的鉴别。活检应选取息肉高低不平、颜色改变、糜烂溃疡处，包括其顶部和基底部。

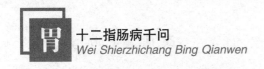

279. 胃息肉如何治疗？

内镜下息肉切除术是首选方法。包括活检钳咬除、电切电凝、高频电圈套摘除术、激光疗法或微波、内镜下尼龙绳结扎等。对可能发生并发症、内镜下不能切除的广基息肉应手术切除。

280. 什么是胃食管反流病？

胃食管反流病（GERD）是指胃、十二指肠内容物反流入食管引起的以烧心、反酸为主要特征的临床综合征。

281. 胃食管反流病内镜下如何分类？

根据内镜检查结果可分两种类型：黏膜无明显病变者称非糜烂性胃食管反流病（NERD），即所谓的"病症性反流"；有明显糜烂、溃疡等炎症病变者，则称反流性食管炎（RE），即所谓的"病理性反流"。过去认为 NERD 是 RE 的轻型，GERD 发展过程是从 NERD 到 RE，然后演变到 Barrett 食管（BE）与食管腺癌。最近的研究倾向于将 NERD、RE 和 BE 视为三种独立的疾病，每种疾病均有自己单独的发病机制和并发症，相互之间几乎无关。RE 病变虽然较 NERD 重，但治疗效果反应反而优于 NERD。目前尚没有证据支持 NERD 会逐渐发展为 RE，也不能证明 BE 是由 RE 或 NERD 演变而来。

282. 胃食管反流病发病机制是什么？

NERD 的发生是食管贲门抗反流防御机制下降和反流物对食管黏膜攻击增强的结果。正常情况下，下食管括约肌（LES）压力超过胃内压的高压带，可防止胃内容物反流食管。当 LES 压力降低、腹内压升高使膈压差增加可诱发本病的发生。其中，一过性 LES 松弛（TLESR）在发病中起重要作用。此外，裂孔疝、胃排空延缓、食管蠕动障碍或清除功能下降等也与 NERD 的发生有关。部分病例还与食管敏感性升高和精神、心理障碍有关。本病虽属一种酸相关性疾病，但常不伴有胃酸分泌增多。幽门螺杆菌（HP）感染对本病的影响仍有争议。有研究认为 HP 感染所致的胃体胃炎可使胃腺萎缩导致酸、胃蛋白酶减少，并通过产氨中和胃酸，而对容易发生 GERD 的患者起保护作用。

283. 胃食管反流病的临床表现如何？

GERD 从症状上可分为三类，即典型症状、不典型症状与消化道外症状。典型症状为烧心、反酸、反胃；非典型症状为胸痛、上腹部疼痛和恶心；消化道外症状包括口腔、咽喉部、肺及其他部位（如脑、心）的症状，如咳嗽、咽喉部不适、哮喘等。临床上反复出现烧心、反酸，特别是伴胸骨后疼痛不适，首先应考虑 GERD 的可能性。烧心是 GERD 最突出的症状，表现为胸骨后或剑突下烧灼感，常由胸骨下段向上伸延，多在餐后 1 小时出现，卧位、弯腰或腹压增高时可加重。反胃是指无恶心和不用力的情况下胃内容物涌入口腔，其中反流物呈酸性者称反酸。值得注意的是临床上越来越多的患者是以咽喉炎、咳嗽、哮喘而作为首发症状就诊。初诊 GERD 需注意排除心绞痛。前者多呈慢性病程，反复发作，病程常与体位有关，使用 PPI 类制酸剂可以获得缓解。心绞痛则常放射至左肩、左臂内侧，疼痛多有诱因，持续时间较短，舌下含服硝酸甘油可迅速缓解，且发作时常有心电图的 ST 段的异常。由于本病症状可有烧心、胸痛、咽部异物感、咳嗽、哮喘等，涉及不同部位和不同系统，因此内镜检查和试验性的抑酸治疗是鉴别本病的重要方法。在以食管外症状治疗效果仍差时，试验性治疗往往可获得明显效果。

284. 非糜烂性胃食管反流病诊断要点有哪些？

①烧心、反酸、反胃、胸骨后疼痛不适；或伴有慢性咳嗽、咽喉部不适，呈慢性病程；

②内镜检查胃、食管黏膜未见明显病变或出现食管糜烂、溃疡；

③24 小时食管下段 pH 测定，pH<4 时间≥4.0%；

④服用质子泵抑制剂（PPI）症状缓解。

285. 胃食管反流病内镜检查有何表现？

胃镜检查用以进行临床分型，并排除可能存在的并发症或其他疾病，如食管狭窄、裂孔疝、Schatzki 环、Barrett 食管及癌变等。检查无糜烂或溃疡者可初诊为 NERD，有糜烂溃疡者可诊断为 RE。

反流性食管炎早期或病变较轻者有黏膜潮红、充血、质脆和齿状线模糊等表现，但这些并不足以作为 RE 的诊断依据。内镜下最典型的表现为黏膜条状糜烂，由齿状线呈纵长形向近端延伸，黏膜糜烂可互相融合或形成溃疡。

286. 反流性食管炎病变程度内镜下如何分级？

0 级：正常（可有组织学表现）；

Ⅰa 级：点状或条状发红、糜烂<2 处；

Ⅰb 级：点状或条状发红、糜烂≥2 处；

Ⅱ级：条状糜烂并有融合，但非全周性；

Ⅲ级：溃疡或糜烂呈全周性，融合≥75%。

287. 关于食管下段 pH 测定对反流性食管炎有何意义？

食管下段 pH 测定为诊断 NERD 的主要措施之一。动态监测食管内的 pH 值变化，对于判断 NERD 及对可疑症状的病因学诊断，如非心源性胸痛、慢性咽炎、声嘶或咳嗽等是否由反流引起有重要的意义。此外，也可用于对抑酸治疗及抗反流手术治疗的疗效评价。一般采用便携式 pH 记录仪在生理状态下对患者进行 24 小时食管 pH 连续监测，目前有被无线袖珍 pH 检测仪替代的趋势。正常食管内 pH 为 5.5～7.0，当 pH<4 的总时间≥4.0%时被认为是诊断酸反流的"金标准"。然而，临床上并非所有的患者 pH 动态监测呈阳性结果，即使典型的 RE 也有 1/4 显示正常酸暴露。这可能是部分病人并非酸反流而是因为十二指肠碱性反流之故。

288. 如何进行反流性食管炎诊断性治疗试验？

质子泵抑制剂（PPI）有强大而迅速抑酸作用，该类药物主要有耐信、波利特、奥美拉唑等，患者服用后症状可迅速缓解，因而可作为 GERD 病人的诊断手段。对怀疑 GERD 的患者可给予埃索美拉唑 40 毫克/天，或 20 毫克，2 次/天，口服 7 天，症状显著缓解者可确诊。可疑反流相关性消化道外症状，如咽部异物感、声音嘶哑、慢性咳嗽、哮喘或非心源性胸痛等，试验性治疗时间至少应为 12 周，症状缓解可确诊。若患者有吞咽困难、消瘦、恶液质、出血等报警症状，不宜采用本试验，以免耽误病情。

289. 胃食管反流应进行哪些检查？

食管吞钡 X 线检查对轻症病例敏感性不高，但对鉴别诊断食管癌、贲门失驰缓症、食管裂孔疝、食管憩室其他食管疾病有帮助。放射性核素扫描对诊断食管反流也有一定意义。患者空腹口服核素标记液（含 ^{99}Tc 硫化胶体），再饮冷开水清除食管内残留试剂。15 分钟后先取立位观察食管有无放射性出现，若无则取仰卧位并以加压腹带缚于胃部给予不同压力，同时进行胃食管部位 γ 照相。若食管出现放射性即提示胃食管反流。该法虽然方法简便，无创伤，但敏感性不强。采用 Carlsson 调查表进行问卷调查，可筛查人群中的 GERD 患者，但该法特异性较差，不适合对于伴有糖尿病者的诊断。目前国际上又设计了一些新的问卷调查表，在诊断 GERD 的同时，可排除消化性溃疡和功能性消化不良等其他相关疾病。

290. 胃食管反流病的治疗要点有哪些？

①注意饮食习惯和睡眠方式；

②应用 PPI 类抑酸药物；
③应用促动力药物；
④应用黏膜保护药物；
⑤抗反流手术。

291. 胃食管反流病的治疗策略如何？

主要是减轻症状，促进黏膜炎症恢复，治疗并发症，预防复发。由于酸反流是主要病因，抑酸剂是目前最主要的治疗用药。若患者对抑酸剂常规治疗无效，应分析诊断是否正确、患者是否存在碱性反流或有狭窄等并发症，同时要注意影响药物的因素，如患者依从性、不同个体口服 PPI 产生的生物活性差异、肝药酶 P450 对 PPI 代谢影响等。由于本病牵涉到长期治疗，因此治疗中应考虑综合、个体化治疗方案，如增加 PPI 剂量、改换不影响细胞色素 P450 药酶制剂、加服 H2RA 或动力药、手术等。大部分患者经 4~8 周的初期治疗症状缓解，但多在半年内复发，疾病复发率约 57%~90%，因此，维持治疗防止复发尤为重要。维持方案有持续治疗和非连续治疗 2 种。前者是在反流症状控制后，使用常规剂量的抑酸剂，每日 1 片，口服，连续服用半年以上。非连续治疗可以是间歇给药或按需给药。间歇给药是指间隔一定的时间短期给药，一般是 1~2 周。按需治疗是由患者决定用药，没有固定的疗程，出现症状时用药，症状控制后停药。非连续治疗可节省治疗费用，并减少长期连续治疗后酸分泌反弹。按需治疗失败者改用维持服药，仍可获得较好疗效。

292. 胃食管反流病饮食习惯注意什么？

改变饮食习惯是 GERD 重要的治疗方法，包括少量多餐，避免过饱，避免饮用含气或酸性饮料和刺激性食品，如橘汁、柠檬汁、烟酒、浓茶、咖啡、辣椒等，少食甜品和低脂饮食能减轻腹胀。

293. 胃食管反流病生活方式注意什么？

改变生活方式对胃食管反流病也十分重要，餐后适当站立、走动，睡前不要进食。肥胖患者可适当减肥以减轻腹压。睡眠时抬高床头部 15~20 厘米或垫高肩部。要使患者对本病有正确的认识，以免增加心理负担和追求不适当的治疗措施。

294. 治疗胃食管反流病抑酸剂有哪些？

GERD 最有效的药物是抑酸药物，但药物治疗只能缓解烧心症状而不能阻止反流,因此许多患者需要终生治疗。GERD 患者的基础胃酸分泌和刺激后最大胃酸分泌并不增加,但却有酸及其他物质的反流,降低胃内酸度有助于缓解反流症状。目前抑酸药物分两类,即组胺 H2 受体拮抗剂(H2RA)和质子泵抑制剂(PPI)。H2RA 具有较强的抑制组胺、五肽胃泌素引起的胃酸分泌作用。H2RA 能使 24 小时胃酸分泌降低 50%~70%,因此能在一定程度上改善反流引起的临床症状。但由于 H2RA 不能有效地抑制因进食引起的胃酸分泌,且长期使用会产生耐药性,仅适用于轻、中症患者或用于维持治疗。PPI 通过对质子泵的抑制作用于胃酸分泌的终末步骤,故对基础胃酸的分泌、组胺、乙酰胆碱、胃泌素以及食物等各种刺激引起的胃酸分泌起强大的抑制作用。目前在临床使用较为广泛的 PPI 制剂,包括奥美拉唑(OME,20 毫克)、兰索拉唑(LAN,30 毫克)、潘妥拉唑(PAN,40 毫克)、雷贝拉唑(RAB,10 毫克)以及埃索美拉唑(ESO,20 毫克)。ESO 是 OME 的左旋异构体,无论从药代动力学还是药效学方面都明显较奥美拉唑更强、更持久地抑制胃酸。

295. 治疗胃食管反流病如何使用抑酸剂?

抑酸药物的治疗目前有三种方案,即递增法(step up)、递减法(step down)和按需治疗(on demand)。递增法为采用 H2RA 或动力药常规剂量口服,H2RA 加动力药常规剂量口服,PPI 常规剂量口服,PPI 常规剂量的 2 倍分早、晚各一次口服。递减法则是首先采用常规剂量的 2 倍分早、晚各一次口服,症状完全控制后逐渐改用维持量 H2RA 及动力药。按需治疗是从开始治疗到症状消失时停药,直到患者再次出现症状时开始服药。无论采用哪种治疗方案,有效剂量治疗至少为 4~8 周。由于 PPI 在食物刺激胃壁细胞处于活性状态时可获得最大的抑酸效应,因此餐前 15~30 分钟服用才能理想控制胃酸。若每日 2 次服用,服用时间应在早餐前和晚餐前。虽然有报告指出根除 HP 会影响 PPI 的抑酸效果,但对于发病的儿童患者,根除 HP 并无害处,可预防萎缩性胃炎及癌变的发生。

296. 什么叫夜间酸突破?

服用质子泵抑酸剂的患者在夜间出现明显的上腹烧心等症状即为 NAB,可能是由于夜间迷走神经兴奋性增高,组胺作用胆碱能神经刺激夜间胃酸分泌增加所致。此外,与夜间质子泵再生也有一定的关系。动态监测食管内的 pH 值变化,夜间胃内 pH<4 的持续时间超过 60 分钟以上。

297. 夜间酸突破发生的原因有哪些?

夜间酸突破发病因素较多,除与 PPI 的生物利用度和药物代谢差异有关外,也与质子泵的抑制和再生密切相关。质子泵再生主要在夜间完成，因此，酸突破更多见于夜间。此外，日间和夜间胃酸分泌机制不同。日间胃酸增加与进食所致的血清胃泌素增加有关，而夜间胃酸分泌增加则是因为夜间迷走神经兴奋性增高，组胺作用胆碱能神经刺激夜间胃酸分泌增加所致。

298. 夜间酸突破如何用药？

对伴 GERD 的 NAB，PPI 可每日 2 次，加用 1 次夜间 H2RA，如睡前加用雷尼替丁 150~300 毫克或法莫替丁 20~40 毫克效果较睡前加用奥美拉唑 20 毫克为好。因为 PPI 仅对分泌小管酸性环境中处于激活状态的质子泵有抑制作用，而对静止状态的质子泵无抑制作用。食物刺激胃酸分泌，可使激活的质子泵增加 10 倍。睡前由于没有进食或其他因素刺激胃酸分泌，此时服用 PPI 所作用的大多为不能被其抑制的静止状态的质子泵，因此睡前服用 PPI 的作用不明显。PPI 在肝脏经 CYP4502C19 和 3A4 代谢成为无效或弱活性的代谢产物，最后被肾脏清除，CYP2C19 酶活性的程度不同造成不同个体 PPI 代谢的差异，从而造成不同个体之间的 PPI 疗效的差别。埃索美拉唑或雷贝拉唑较少依赖于 CYP2C19 代谢。因此代谢速度较奥美拉唑慢。口服相同剂量药物时有更多的生物利用度，因此在其他抑酸药效果不佳或出现 NAB 时，可获得更好的疗效。

299. 胃食管反流病如何应用促动力药物？

促动力药物在理论上虽然有增加食管下端括约肌和改善酸清除作用，但实际上它们在严重食管炎治疗中，除能改善胃排空症状外作用并不明显，对 GERD 主要形成机制——食管下端括约肌一过性松弛几乎无明显作用。因此，这类药物适用于有明显胃动力障碍的患者，且多与抑酸药同时应用才能获得较好疗效。目前常用的动力药主要有多潘立酮、西沙必利和莫沙必利。多潘立酮为一外周性多巴胺受体阻滞剂，直接阻滞胃肠道内的多巴胺受体，可以提高食道下端括约肌压力，增强胃蠕动，增大幽门舒张期张力，但不影响幽门开放频率，使胃窦和十二指肠运动协调。西沙必利为部分 5HT 受体激动剂，是全胃肠动力药。其药理作用是通过对 5HT4 受体的激动作用，增加肌间神经丛乙酰胆碱的生理释放而起作用，提高食道下括约肌的压力，促进食道下端的蠕动，减少胃食管反流的次数，增加胃的收缩，提高十二指肠协调，从而增加胃的排空率，也降低胃十二指肠反流，同时还能显著地加快小肠、结肠的通过时间，增加蠕动收缩，减少逆蠕动。西沙必利的上述药理作用不仅能有效地改善酸反流的症状，也能有效地抑制碱反流的发生。但是，有报道西沙必利偶有发生 QT 间期过度延长、尖端扭转型室速及 / 或室颤，故在临床上使用受到一定的限制。莫沙必利的药理作用与西沙必利相似，但据现有的临床观察资料表明，没有发现明显的延长 QT 间期的作用，对心脏的影响不大，副作用还有待于进一步验证。以上 3 种促胃肠动力药的用法均为 10 毫克，每日 3 次，餐前半小时口服。

300. 胃食管反流病如何应用黏膜保护剂？

黏膜保护剂能增加黏膜对酸碱的抵抗力，促进上皮损伤修复，适合 RE 的治疗。目前临床应用的黏膜保护剂有口服吸收（如施维舒）和直接作用（硫糖铝、铝碳酸镁）两类，直接作用于黏膜的药物应避免应用胶囊或片剂，因为后者口服后直接入胃不易对食管黏膜发挥保护作用。铝碳酸镁（Talcid，达喜）为咀嚼片，具有层状结构排列，能中和胃酸，阻止胃蛋白酶和胆酸对食管的损伤。由于 GERD 多有胆汁反流，因此为常用黏膜保护剂。

301. 胃食管反流病能手术治疗吗？

对于临床症状重，服药剂量大的 RE，可以采用药物和手术相结合的方式治疗。手术可在内镜或腹腔镜下进行，也可直接开腹手术。内镜治疗的方法有多种，常用的是内镜下缝合治疗，又称胃底折叠术。该法需采用内镜下缝合装置，于直视下在齿状线下缝合胃壁组织形成皱褶，增加贲门口附近紧张度以阻挡胃肠内容物的反流。缝合方式包括沿小弯侧进行的纵行缝合、沿贲门四周进行的环行缝合以及螺旋式缝合等。该法只能短期缓解临床症状和提高食管内 pH 值，但由于 1 年后原内镜缝合皱褶的消失，这些作用并不能长期维持。因此，并不被推荐为常规治疗。为获得更好的疗效，一些报道提出可结合内镜下射频治疗或注射治疗。射频治疗是将射频治疗针经内镜活检孔道送达齿状线附近，刺入食管下端的肌层进行热烧灼，使肌层"纤维化"增加食管下端张力，起到抗反流作用。注射治疗是在内镜直视下环贲门口或食管下括约肌肌层注射一种无生物降解性和抗原性的生物可溶性物质或者硬化剂，使注射部形成纤维囊性包裹，增加食管下括约肌压力，减少餐后食管下括约肌的松弛。外科腹腔镜治疗食管反流病主要是恢复食管下段的"拟括约肌"功能，以胃底折叠术为主。

302. 胃食管反流病常用药物有哪些？

埃索美拉唑、耐信、奥美拉唑能在壁细胞泌酸微管高酸环境中浓集并转化为活性形式，特异性抑制 H^+-K^+-ATP 酶（质子泵），从而抑制基础及各种刺激引起的胃酸分泌；铝碳酸镁咀嚼片咀嚼后崩解，活性成分铝碳酸镁释放，形成层状网络晶格结构，沉积在上消化道黏膜表面形成保护层，当胃腔 pH<3，OH^- 即刻溶出，中和胃酸，pH 值 >5 时则反应终止，可使胃液 pH 值维持在 3~5 之间；常用促动力药物：多潘立酮、甲氧氯普胺、莫沙比利、新络钠或加斯清片。

303. 什么是恶心、呕吐？

恶心与呕吐是临床常见症状。恶心表现为上腹部特殊不适感，常伴有头晕、流涎、脉缓、血压降低等迷走神经兴奋症状。恶心常为呕吐的前驱感觉，也可单独出现。呕吐是指胃内容物或一部分小肠内容物，通过食管逆流出口腔的一种复杂的反射动作。呕吐可将有害物质从胃排出，从而起保护作用，但持久而剧烈的呕吐，可引起脱水、电解质紊乱、代谢性碱中毒及营养不良，甚至发生食管贲门黏膜撕裂伤等并发症。

304. 引起恶心、呕吐的原因是什么？

引起恶心、呕吐的原因归纳起来有以下几个方面：

（1）反射性呕吐

①咽刺激；

②各种原因的胃肠疾病，如感染和化学刺激引起的急性胃肠炎、慢性胃炎、消化性溃疡、胃十二指肠穿孔、梗阻、大量出血、胃黏膜脱垂、急性胃扩张、胃扭转、肠系膜上动脉压迫所致十二指肠淤积、急性阑尾炎、机械性肠梗阻、绞窄性疝、急性出血性坏死性肠炎、克罗恩病、麦克尔憩室、腹型过敏性紫癜、缺血性肠炎、胃大部切除术后倾倒综合征等。

③肝、胆、胰与腹膜疾病，如急慢性肝炎、肝硬化、肝脓肿穿破、肝癌破裂、急慢性胆囊炎、胆石症、胆道蛔虫病、急性胆囊穿孔、胆囊扭转、急性胰腺炎、急性腹膜炎、膈下脓肿、大网膜扭转、急性肠系膜淋巴结炎、肠系膜动脉栓塞等。

④心血管疾病，如急性心肌梗塞、休克、心功能不全等；

⑤其他原因，如青光眼、肾绞痛、盆腔炎、急性传染病、百日咳、输尿管结石、急性肾盂肾炎、肾梗阻、肾周围脓肿、肾破裂、卵巢囊肿扭转或破裂、妊娠、异位妊娠破裂、心肌梗塞、心力衰竭、急性心包炎、肺梗塞、脾梗塞等。

（2）中枢性呕吐

①中枢神经系统疾病，如各种生物致病原引起的脑膜炎、脑膜脑炎、脑炎、脑出血、蛛网膜下腔出血、脑梗塞与动脉血栓形成、高血压脑病、偏头痛、原发性与转移性脑肿瘤、脑脓肿、寄生虫性脑病、脑结核瘤、脑震荡、脑挫裂伤、颅内血肿、癫痫和脑供血不足等。

②药物或化学性毒物的作用，如阿扑吗啡、强心甙、麦角碱、雌激素与避孕药、抗生素、抗癌药物以及醇、硫酸铜、铅、砷、砒、苯、苯胺、一氧化碳、有

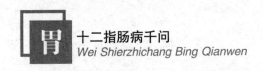

机磷、磷化锌、有机氯、毒蕈、白果、棉子等中毒。

③其他：早期妊娠、尿毒症、肝昏迷、糖尿病酮症、代谢性酸中毒、甲状腺功能亢进危象、肾上腺皮质功能减退、稀释性低钠血症、甲状旁腺功能亢进、营养不良和维生素缺乏症等。

(3)前庭障碍性呕吐　迷路炎、Ménière病、晕动病等。

(4)神经官能性呕吐　胃神经官能症、癔病等。

305. 恶心、呕吐主要发病机制是什么？

中枢神经系统有两个区域与呕吐反射密切相关。其一是延髓的呕吐中枢，位于延脑孤束核腹侧的网状结构中，直接接受各种传入神经兴奋或间接由于化学感受器触发区受刺激引起的呕吐协调运动。另一是位于第四脑室底部的后极区，即化学感受器触发区（area postrema or chemoreceptor trigger zone，CTZ），接受来自血液循环的化学或药物等呕吐刺激信号并发出引起呕吐反应的神经冲动。CTZ必须在呕吐中枢完整及其介导下才引起呕吐。

306. 如何根据呕吐物的性质进行鉴别诊断？

应注意呕吐物的量、性状和气味等。呕吐物量大且含有腐烂食物，提示幽门梗阻、胃潴留、胃轻瘫及小肠上段梗阻等；呕吐物为咖啡样或血性，见于上消化道出血；含有未完全消化的食物则提示食管性呕吐（贲门失弛缓症、食管憩室、食管癌等）和见于神经性呕吐；呕吐物中含有胆汁者，常见于十二指肠乳头以下的十二指肠或小肠梗阻、胆囊炎、胆石症及胃大部切除术后等，有时见于妊娠剧吐、晕动症。呕吐物有酸臭味者，说明为胃内容物。有粪臭味提示小肠低位梗阻、麻痹性肠梗阻、结肠梗阻而回盲瓣关闭不全或胃结肠瘘等。

307. 如何根据呕吐时的伴随症状进行鉴别诊断？

①伴有腹痛者多见于与急腹症有关的疾病，如胃的急慢性炎症、消化性溃疡、肠系膜上动脉压迫综合征、胃肠道梗阻、肿瘤、克罗恩病、急性阑尾炎、肾结石、卵巢囊肿蒂扭转及血卟啉病等，有时腹痛可在呕吐后缓解，多提示消化性溃疡、急性胃炎或高位梗阻，但在胆囊炎、胆石症、胆道蛔虫症、急性胰腺炎等则呕吐后不能缓解。另外还应注意心肌梗塞、肺炎等。

②头痛与头晕。伴有头痛者，除需考虑引起颅内压增高的疾病外，也应考虑到偏头痛、三叉神经痛、脑血管意外、流行性脑膜炎、乙型脑炎、脑肿瘤、结核性脑膜炎、脊髓灰质炎、青光眼、屈光不正等；伴有眩晕者考虑迷路病，包括美尼尔病、迷路炎、高血压、椎基底动脉供血不足等，也应了解是否由硫酸链霉

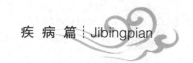

素、卡拉霉素、新霉素等药物引起。

③伴皮肤苍白、出冷汗等自主神经功能失调者，多见于晕动病、休克及脑缺血等。

④呕吐腹泻交替者，多见于急性胃肠炎、各种原因的急性中毒、霍乱或副霍乱。

⑤伴有急慢性发热者，可见于急性全身性感染、细菌性食物中毒、结核。

⑥伴有黄疸者多见于急性肝炎、亚急性肝萎缩、急性胆囊炎、胆石症、急性水肿型/坏死型胰腺炎、胰腺假囊肿、壶腹部肿瘤、胆囊胆管肿瘤、胰腺癌、胆道蛔虫症等。

⑦伴有排尿异常者见于急慢性肾功能衰竭、急性肾小球肾炎、高血压肾动脉硬化、急性肾盂肾炎、肾结石绞痛发作等。

308. 如何根据呕吐的时间进行鉴别诊断？

进食中或进食后早期发生呕吐常见于神经性呕吐或幽门管溃疡；反复迟发性呕吐（进食1小时后发生者）常见于幽门梗阻或各种胃疾患；清晨呕吐多为妊娠呕吐，也可见于胆汁反流、尿毒症、酒精中毒、颅内高压等；呕吐集体发作多考虑食物中毒。

309. 如何根据呕吐的方式进行鉴别诊断？

喷射性呕吐常见于颅内的炎症、水肿、出血、颅内占位性病变、脑膜粘连导致的颅内压增高，以上多无恶心症状。呕吐不费力、不伴明显恶心、餐后即呕吐少量食物者，多考虑精神性呕吐。

310. 呕吐时腹部体查常见阳性体征的临床意义如何？

（1）望诊　皮肤、巩膜黄染者，考虑急性黄疸性肝炎、胆囊炎、胆石症、急性胰腺炎、胆道蛔虫、钩端螺旋体病等，腹部可见胃肠型及蠕动波者，可能为幽门或肠梗阻，脐周有紫斑者，可能为急性胰腺炎。

（2）触诊　上腹部有压痛多见于急性胃肠炎、溃疡病、急性胰腺炎等。莫非氏征阳性见于胆囊炎、胆石症；右上腹压痛伴肝大见于急性肝炎；麦氏点压痛、反跳痛见于阑尾炎；输尿管压痛见于泌尿系感染或结石；腹部有包块考虑腹部肿瘤；揉面感伴压痛考虑腹腔结核。

（3）叩诊　叩鼓音常见于麻痹性肠梗阻、低血钾；浊音见于腹水；振水音见于幽门梗阻。

（4）听诊　肠鸣音消失或减弱见于麻痹性肠梗阻、急性胰腺炎；肠鸣音活跃见于急性胃肠炎；金属高调肠鸣音则为机械性肠梗阻。

311. 恶心、呕吐时如何选择辅助检查？

①呕吐物检查：包括呕吐物每次及一日的量，呕吐物潜血；在感染性食物中毒者应取呕吐物做细菌培养；疑有化学或药物中毒者，应将呕吐物进行药物或毒物分析。

②中枢性呕吐者应做眼底检查以及头颅 CT、脑电图、脑血管造影及 MRI、颅底 X 线片等。

③耳源性呕吐可做内耳功能检查及前庭功能测定。

④反射性呕吐多系消化系统疾病引起，可酌情行 X 线、内镜、腹部 B 超、肝肾功能等检查以确定病因。

⑤妊娠呕吐应做妊娠试验及妇科 B 超。

312. 消化系统常伴见呕吐特点的疾病有哪些？各自特点如何？

（1）急性胃炎　急性胃炎是指各种原因引起的胃黏膜急性炎症。临床表现以上腹痛、恶心、呕吐、上腹不适为主，患者可伴有呕血、黑便等，也可表现无任何症状。胃镜下表现为胃黏膜充血、水肿、糜烂或炎性渗出。X 线下无特殊表现。急性胃炎一般是一种可逆性疾病，大多数患者在短期内治疗可恢复正常。可进一步行胃镜检查协助诊断。

（2）急性胃扩张　此病是指因某种原因所致的胃及十二指肠的极度扩张。胃腔内大量积气、积液，出现频繁呕吐，进行性脱水，导致严重的水电解质及酸碱平衡紊乱，严重时可因衰竭而死亡。实验室检查可出现低钠、低钾、低氯、血红蛋白升高、二氧化碳结合率升高、尿比重及尿素氮升高、尿量减少，腹部平片可见胃内巨大液平面，液面分两层，上层为稀薄液体，下层为不消化食物，侧位片可见充气胀大的十二指肠。

（3）急性胰腺炎　急性胰腺炎是内科急腹症之一。系由胆道疾患、酗酒等病因引起的胰酶活化，致胰腺自身消化的急性炎症。发病可见于任何年龄，以青壮年居多。由于发病机制多样，致临床表现不一，早期极易误诊，多数有腹痛、恶心、呕吐、发热等，重者出现腹膜炎休克或多脏器衰竭。实验室检查主要为血尿淀粉酶升高、末梢血象白细胞明显上升、血钙下降等。可行腹部 B 超、CT、腹平片、逆性胰胆管造影、血管造影等进一步检查协助诊断。

（4）贲门失弛缓　是引起慢性呕吐的原因之一。主要指下食管括约肌松弛障碍，导致食管功能性梗阻。临床表现有吞咽困难、反食、胸骨后不适或胸痛，可伴有体重减轻表现等。此症可发生于任何年龄，但多数在 30～40 岁，5%的病人成年之前发病。目前病因尚不清楚。病程呈慢性进行性发展,以吞咽困难为主要症状,多数伴有反食,可发生于进食或进食后不久,为未消化食物。诊断以X线检查及胃镜检查为主。

(5)急性食管炎　急性食管炎是指各种有害因素损伤食管鳞状上皮细胞所引起的急性炎症性改变。有害因素包括病原体、化学性、创伤性等。主要表现为胸骨后疼痛或烧灼痛、咽下疼痛或咽下困难、反流等。该病主要包括急性化脓性食管炎、腐蚀性食管炎、反流性食管炎及放射性食管炎等。可发生于任何年龄,诊断主要靠内镜检查,如排除穿孔时可行X线检查。

(6)食管肿瘤　良性肿瘤:包括平滑肌瘤、食管息肉、食管血管瘤、脂肪瘤、囊肿、颗粒细胞母细胞瘤等。以上病程均较长,可发生于任何年龄,临床表现中吞咽困难较食管癌轻,约有1/3病人有胸骨后及上腹部疼痛,另1/3病人恶心、呕吐、饭后不适等,可进一步经X线、内镜、CT或核磁检查协助诊断。食管癌:此癌发病有以下特点:地区分布性;家族性;发病率随年龄增加;男性多于女性;种族性。临床表现有以下特点:病程长,缓慢起病;早期症状有吞咽时胸骨后烧灼感、胸骨后轻度疼痛、食物通过缓慢或滞留感、轻度哽噎感时轻时重,最后演变为持续性,少见胸骨后胀闷感、咽部干燥;中晚期进行性吞咽困难、胸骨后持续性疼痛、呕吐黏液或食物、声音嘶哑等。上消化道造影、胃镜病理活检、脱落细胞拉网检查均为主要诊断方法,另外CT及MRI检查亦可协助诊断。

(7)食管裂孔疝　腹腔内脏器通过食管裂孔进入胸腔,是膈疝中最常见的一种。妊娠、肥胖、大量腹水、巨大腹腔内肿瘤、慢性便秘、剧烈咳嗽等均可使腹压增高而诱发裂孔疝。食管裂孔疝常见的消化道症状为胸骨后疼痛伴反胃、嗳气、呃逆、上腹胀满,胸骨后烧灼感及呕吐。症状在进食时或进食后0.5~1小时发生。疝囊增大时可压迫心、肺、纵隔,产生气急、心悸、咳嗽、发绀、胸闷、心前区不适等症状。但食管裂孔疝很少发生吞咽困难,应行胃镜及X线钡餐造影进一步除外其他疾病。

(8)食管憩室　当食管存在体积较大憩室时(临床上有直径7~8厘米巨大憩室病例发生),食物易存留于内而造成憩室炎,滞留物增多时,可伴有呕吐、胸骨不适、进食后胸闷、烧心等症状,严重时可形成溃疡甚至穿孔。此症X线食管造影时可明确显示,胃镜及病理活检可确定诊断。

(9)十二指肠淤积　是指各种原因引起的十二指肠梗阻,导致梗阻的近端扩张,食糜淤积,出现腹胀、呕吐等症。主要见于结核、克罗恩病、肿瘤、胰腺癌、腹膜后肿块及肠系膜上动脉的压迫。临床主要表现为餐后上腹胀满疼痛、恶心、呕吐,胸膝位或侧卧位可减轻症状,发作时上腹膨隆、压痛,有时可出现胃

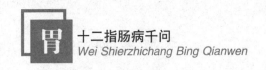

肠型及振水音。长期发作时可引起营养障碍、贫血、消瘦、水电解质及酸碱平衡失常。可借助于 X 线上消化道钡餐造影及动脉造影协助鉴别。

(10) 消化性溃疡合并幽门梗阻　溃疡病引起幽门梗阻的原因有三种。痉挛性：因幽门括约肌发生反射痉挛所致，其梗阻为间歇性。水肿性：溃疡附近炎性水肿所致，呈暂时性，水肿消失后，幽门梗阻可缓解。瘢痕性：幽门附近溃疡在愈合过程中形成瘢痕而形成幽门永久性瘢痕狭窄。前两者为暂时性发生于溃疡的活动期，后者需经外科手术治疗才可解除梗阻。

313. 长期呕吐有什么后果？

长期呕吐可致低血容量、低钾、低钠、碱中毒等代谢紊乱。进一步则贫血、营养不良、生长发育停滞。急重时可引起水电解质平衡紊乱、休克或误吸、窒息、诱发心律不齐甚至死亡，也可导致反流性食管炎。因外科原因引起者还可导致消化道穿孔、弥漫性腹膜炎、休克、败血症等严重后果。那些运动神经功能不良的病儿也极易发生呕吐后误吸，需倍加警惕。

314. 什么是急性胃肠炎？

急性胃肠炎是一种十分常见的急性胃肠道疾病，特点是有明显的饮食不当病史，发病突然而恢复也较快，常表现为恶心、呕吐、腹痛、腹泻等。

315. 引起急性胃肠炎的主要原因是什么？

急性胃肠炎是由于进食含有病原菌及其毒素的食物，或饮食不当，如过量的有刺激性的不易消化的食物而引起的胃肠道黏膜的急性炎症性改变。沙门氏菌属是引起急性胃肠炎的主要病原菌，其中以鼠伤寒沙门氏菌、肠炎沙门氏菌、猪霍乱沙门氏菌、鸡沙门氏菌、鸭沙门氏菌较为常见。在我国，以夏、秋两季发病率较高，无性别差异，一般潜伏期为 12～36 小时。

316. 急性胃肠炎主要有哪些临床表现？

主要表现为恶心、呕吐、腹痛、腹泻、发热等，严重者可致脱水、电解质紊乱、休克等。病人多表现为恶心、呕吐在先，继以腹泻，每日 3～5 次甚至十余次不等，大便多呈水样，深黄色或带绿色，恶臭，可伴有腹部绞痛、发热、全身酸痛等症状。

317. 急性胃肠炎应该做哪些检查项目？

急性胃肠炎常规检验项目主要包括：

①三大常规及大便细菌培养；
②电解质检查；
③血尿素、肌酐、酮体检查；
④血气分析。

318. 急性胃肠炎诊断要点有哪些？
胃肠炎引起的恶心、呕吐通常发病较急，开始多腹部不适，继而恶心、呕吐。腹部阵发性绞痛并有腹泻，每日数次至十余次水样便，黄色或黄绿色，含少量黏液。伴有不同程度的发热、恶寒、头痛等。少数病例可因频繁吐泻，导致脱水及电解质紊乱、酸中毒。诊断要点包括：
①有暴饮暴食或吃不洁腐败变质食物史。
②起病急，恶心、呕吐频繁，剧烈腹痛，频繁腹泻，多为水样便，可含有未消化食物、少量黏液甚至血液等。
③常有发热、头痛、全身不适及程度不同的中毒症状。
④呕吐、腹泻严重者，可有脱水、酸中毒甚至休克等。
⑤体征不明显，上腹及脐周有压痛，无肌紧张及反跳痛，肠鸣音多亢进。

319. 如何鉴别急性胃肠炎和细菌性痢疾？
①急性胃肠炎：夏秋季有不洁饮食史或特殊食物史；急性起病，突然出现恶心、呕吐、腹痛、腹泻、黄色水样便，如为嗜盐菌感染粪便可呈洗肉水样；实验室检查血常规基本正常，粪便镜检有少许红、白细胞。可疑食物、呕吐物或大便细菌培养，可分离出致病菌；同桌就餐者，如同时进食有致病菌的食物，可集体发病，诊断为食物中毒。
②非典型菌痢在临床上与急性肠炎容易混淆。其主要根据：多见于夏秋季（7～9月份），发病前1周内患者有不洁饮食史，或与痢疾患者接触史；急性发作的腹泻，大便每日在3次以上，连续2日以上，粪便中脓血便多见，可有里急后重感；左下腹有明显的压痛；连续两次以上粪便镜检，每高倍镜视野有五个以上白细胞；粪便培养有痢疾杆菌生长，或荧光抗体检测痢疾杆菌抗原阳性。

320. 急性胃肠炎如何治疗？
（1）一般治疗　尽量卧床休息，口服葡萄糖-电解质液以补充体液的丢失。如果持续呕吐或明显脱水，则需静脉补充5%～10%葡萄糖盐水及其他相关电解质。鼓励摄入清淡流质或半流质食品，以防止脱水或治疗轻微的脱水。
（2）对症治疗　必要时可注射止吐药，例如肌肉注射氯丙嗪25～100毫克/日。

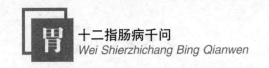

解痉药，如颠茄片，1日3次。止泻药，如思密达每次1袋，1日2～3次。

（3）抗菌治疗　抗菌素对本病的治疗作用是有争议的。对于感染性腹泻，可适当选用有针对性的抗菌素，如黄连素0.3克口服，1日3次，或庆大霉素8万单位口服，1日3次等。但应防止抗菌素滥用。

中药辨证论治效果也较好。

321. 如何预防急性胃肠炎？

（1）注意清洁卫生　预防急性胃肠炎除了注意饮食卫生、勤洗手外，消毒家庭用品也很重要。餐具、毛巾、衣物固然要严格消毒，马桶、厕所、水龙头等也要消毒，不能忽略。因为马桶、厕所在患者排便时很容易受到飞溅出带菌分泌物的污染，同时患者在便后洗手时也很容易污染水龙头。保持食物、用具、容器、冰箱等食物保存场所、环境的清洁。

（2）不吃不洁食物　当食物发生腐烂变质时，一定不要食用。饭菜等最好不要隔夜，瓜果蔬菜食用之前一定要清洗干净。

（3）避免刺激　饮食宜清淡，尽量避免刺激性的食物，如辣椒、咖啡、浓茶等。同时还要避免药物的刺激，如非甾体抗炎类药物会严重刺激胃肠黏膜。

（4）加强锻炼，注意保暖　夏秋季节天气变化频繁，要适时增减衣物，尤其是进入秋季以后，一定要注意保暖，休息时盖好被子。加强体育锻炼，提高身体的免疫力。

322. 巨大胃黏膜肥厚症有什么特点？

巨大胃黏膜肥厚症，即胃黏膜巨肥症，又称 Menetrier 病。其特点为胃黏膜皱襞粗大及增厚仅限于胃底及胃体的黏膜层，可曲折迂回呈脑回状，有的呈结节状或息肉样隆起，大弯侧较显著，皱襞嵴上可见糜烂或溃疡，但黏膜下及肌层往往正常。组织学显示黏膜层增厚，胃小凹增生延长，伴有明显囊状扩张，胃底腺主细胞和壁细胞相对减少，代之以黏液细胞化生，但炎症细胞浸润不明显。

323. 如何诊断巨大胃黏膜肥厚症？

由于巨大胃黏膜肥厚症临床表现无特异性，诊断需结合胃镜检查及胃黏膜组织活检。其主要症状为上腹痛、水肿、体重减轻及腹泻。少数患者出现反复上消化道大出血或梗阻表现。常见于50岁以上男性。内镜检查可见巨大皱襞，充气后不消失，表面颜色可为苍白、灰色或红色，皱襞表面不规则，嵴上可见糜烂或溃疡，皱襞间有深的裂隙。超声胃镜能清晰显示黏膜第二层明显增厚改变，超声图像为低回声间以无回声改变，广泛黏膜皱襞增厚时在超声内镜下可显示轮状改变，黏膜第一层、黏膜下层显示清晰。胃黏膜组织活检有助于诊断。

324. 巨大胃黏膜肥厚症为什么会出现低蛋白血症和水肿？

由于巨大胃黏膜肥厚症患者的血浆蛋白会经过增生的胃黏膜漏入胃腔，故造成低蛋白血症与水肿。有时患者可无自觉症状，仅以全身水肿为表现。

325. 巨大胃黏膜肥厚症如何治疗？

①上腹痛明显者给予抗酸或解痉治疗。
②低蛋白血症者可静注白蛋白或给予高蛋白、高热量饮食。
③反复上消化道出血及蛋白丧失严重者应考虑手术治疗。
④因本症可发生癌变，约为8%～10%，故应对患者密切随访观察。

326. 什么是慢性淋巴细胞性胃炎？

慢性淋巴细胞性胃炎亦称胃假性淋巴瘤或灶性淋巴组织增生或反应性淋巴滤泡性胃炎，系胃黏膜局限性或弥漫性淋巴细胞增生的良性疾病。

327. 慢性淋巴细胞性胃炎的发病机制是什么？

本病的发病机制尚未阐明，多数学者认为其系淋巴组织对于溃疡的反应性增生或良性肿瘤样增生，因83%的患者伴有溃疡存在。

328. 慢性淋巴细胞性胃炎有何病理变化？

本病的主要病理变化是胃黏膜固有层大量淋巴细胞浸润，并有生发中心，也可混有巨噬细胞、浆细胞、多形核白细胞等浸润，但常限于黏膜层与黏膜下层，与正常组织境界清楚，细胞异型性不明显，有时见胃壁全层有淋巴滤泡高度增生。在病损间常有明显纤维化，伴胃黏膜腺体退变。受累的表层上皮可发生溃疡。胃液中可见大量大小形状均一的淋巴细胞存在，全身淋巴结不受侵犯。

329. 如何诊断慢性淋巴细胞性胃炎？

其常见症状有上腹痛、恶心呕吐、食欲不振及体重减轻，部分患者可出现呕血、黑便等上消化道出血症状。内镜及X线钡餐检查可见黏膜皱襞粗大，病变以肿块伴溃疡多见，有时为多发性溃疡，但溃疡边缘常较光整，附近黏膜无明显浸润征象。有时见慢性胃炎样黏膜像。本病诊断常为手术后组织活检发现。

330. 为什么慢性淋巴细胞性胃炎术前诊断困难？

由于本病临床表现无特异性，病程较长，症状可反复发作，与消化性溃疡相

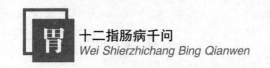

吻合。内镜或 X 线表现常可误诊为恶性淋巴瘤和 IIc 型早期胃癌，胃黏膜组织活检常同消化性溃疡。且本病可伴有恶性淋巴瘤，随病程进展部分患者亦可能发展为恶性淋巴瘤，故通常术前诊断困难。

331. 慢性淋巴细胞性胃炎应与哪些疾病相鉴别？

本病应与消化性溃疡、慢性胃炎、恶性淋巴瘤及早期胃癌等疾病相鉴别。

332. 慢性淋巴细胞性胃炎如何治疗？

质子泵抑制剂可愈合溃疡及糜烂，但停药后会很快复发。应用糖皮质激素治疗的效果不确切。故诊断本病后，应采取外科手术切除。如不做外科手术切除应定期内镜随访，一旦发现恶变可疑应及早手术治疗。

333. 什么是门脉高压性胃病？

肝硬化失代偿合并门脉高压者所引起胃黏膜的病变称为门脉高压性胃病。

334. 门脉高压性胃病是怎样发生的？临床表现如何？

门脉高压性胃病肝硬化失代偿合并门脉高压者所引起胃黏膜血流量减少，易受酒精、阿司匹林、胆汁等攻击因素的损害，从而导致急性胃黏膜病变。其常见的临床表现为糜烂、充血、出血，胃脘胀满疼痛，恶心纳差。严重者出现上消化道出血。

335. 门脉高压性胃病在内镜下有何特征？

根据内镜下门脉高压性胃病的病变程度可分为轻、中、重三度。

（1）轻度　胃黏膜呈现细小粉红色斑点，类似猩红热样皮疹，黏膜皱襞处剥脱样红色改变，并有红白相间的网状结构样分离，即蛇皮样改变。

（2）中度　在蛇皮样改变的基础上，出现樱桃样红斑，外周覆以白色或黄色网状样结构，但无出血点。

（3）重度　胃黏膜可见大片红斑区，有明显出血点，并可发展为弥漫性出血的融合病变。

336. 门脉高压性胃病内科治疗措施有哪些？

轻型门脉高压性胃病只需对门静脉高压进行治疗，并可适当应用胃黏膜保护剂，减少损伤因素对黏膜的破坏。重型门脉高压性胃病治疗原则：预防出血；治疗急性出血；防治再出血。常用药物有：

（1）心得安　收缩内脏小动脉引起门脉压力下降，改善胃肠黏膜微循环，治疗门脉高压性胃病及其出血。初始剂量 10～20 毫克，每天 2 次。

（2）生长抑素及其类似物　通过选择性直接作用于血管平滑肌，减少内脏血流而降低门静脉压力，抑制胰高血糖素，间接阻断血管扩张，使内脏血管收缩，血流量下降而降低门静脉压力。奥曲肽一般首剂 100～200 微克加入 10%葡萄糖溶液 20 毫升中静脉推注，继以滴注 25 微克/小时，连续 24～72 小时。

（3）钙通道阻滞剂　目前应用的药物有心痛定、维拉帕米和汉防己甲素，尤以汉防己甲素为主。

（4）H2- 受体拮抗剂和质子泵抑制剂（PPI）　在门脉高压并发上消化道出血者中，有 25%～30%是由消化性溃疡或门脉高压性胃黏膜病变引起的。H2- 受体拮抗剂和质子泵抑制剂可有效提高胃液 pH 值，减少胃酸对于血小板凝聚及其他血液凝固机制的不利因素，阻止氢离子向胃黏膜内逆扩散造成的胃黏膜进一步损害，同时也减少了胃蛋白酶活性，从而有利于胃黏膜屏障的重建和控制出血。

337. 门脉高压性胃病介入治疗措施有哪些？

（1）经皮脾动脉栓塞术（TSAE）　脾动脉栓塞可减少脾静脉血流量，改善门脉血流动力学，使胃黏膜血红蛋白含量减少，氧饱和度轻度升高，门脉高压性胃病明显改善，可用于门脉高压性胃病出血的止血和预防治疗，特别适用于伴脾功能亢进的门脉高压性胃患者。

（2）经皮经肝胃冠状静脉栓塞术（PTO）　适用于一般治疗方法无效而又不能紧急进行外科分流术的患者。

（3）双介入栓塞　双介入是指胃冠状静脉与脾动脉栓塞同时进行或先后进行，既能栓塞曲张之供血管，起到止血作用，又可减少脾脏血流，降低门静脉压力，减少出血的机会。

（4）经颈静脉肝内门体静脉支架分流术（TIPPS）　TIPPS 术既能降低门静脉压力，又对患者机体影响较小，与外科的门体分流术相比经颈静脉肝内门体静脉支架分流术创伤小，指征较宽，尤其适合于儿童、B、C 级患者，不过经颈静脉肝内门体静脉支架分流术费用高，操作技术难度较大，并发症较多，可实际临床应用的患者受到限制。

338. 什么叫十二指肠炎？

十二指肠炎是一种常见病，它是由各种原因所致的急性或慢性十二指肠黏膜炎症。

339. 十二指肠炎分几种类型？

十二指肠炎一般分原发性和继发性两种。

340. 什么是原发性十二指肠炎？

原发性十二指肠炎也称非特异性十二指肠炎，属于一种独立疾病，我们一般所说的十二指肠炎就是指此型。

341. 什么是继发性十二指肠炎？

继发性十二指肠炎临床上无特征性症状，经常与其他疾病（如胃炎、消化性溃疡、胆囊炎、胆道结石、胰腺炎、寄生虫感染等）合并存在。

342. 十二指肠炎患者为什么越来越多？

其实并不是十二指肠炎患者越来越多，而是因为上消化道内镜检查及十二指肠黏膜组织活检技术的临床应用越来越普及，对十二指肠炎的诊断日益增多。

343. 十二指肠炎有什么特点？

通过上消化道内镜检查，其发现率约占10%～30.3%，炎症多发生在十二指肠球部。在发病人群中，男性多于女性，其比例约为4∶1，发病年龄以青年居多。

344. 十二指肠炎发病的原因是什么？

原发性十二指肠炎的发病原因尚不十分清楚，但刺激性食物、药物、饮酒、放射性照射、应激以及微血管改变等因素均可引起本病的发生。且由于十二指肠炎常伴有慢性胃炎，可能与某些慢性胃炎的病因相同。

345. 十二指肠炎的发病机制是什么？

总体来讲，原发性十二指肠炎的发病机制目前还不十分清楚，近些年来，随着对幽门螺杆菌（HP）研究的深入，发现HP与十二指肠炎关系非常密切，其导致十二指肠炎发生的机制可能是十二指肠黏膜出现了胃上皮化生，HP随即寄居于此，进而直接或间接释放毒素破坏化生的胃上皮，最后导致炎症发生。

346. 十二指肠炎在病理上分几型？

十二指肠炎在病理上分为三型：浅表性、间质性、萎缩性。

347. 十二指肠炎病理分型的依据是什么？

十二指肠炎按黏膜炎症的程度和分布，十二指肠绒毛、黏膜肌层及全层的病理改变来分型的。

348. 浅表性十二指肠炎有哪些特征？

本型炎症仅限于绒毛，呈圆形、变短或畸形，上皮细胞常有退化现象，细胞趋于扁平，胞浆出现空泡，核染色质稀疏或固缩，刷状缘变薄以至消失。绒毛间区充满炎症细胞并有充血及小出血灶。浅表性十二指肠炎是最常见的一种，约占百分比为 50%～80%。

349. 间质性十二指肠炎有哪些特征？

其炎症细胞主要浸润于接近黏膜肌层的肠腺隐窝，又是涉及整个黏膜固有层，伴有淋巴滤泡和嗜银细胞增生。

350. 萎缩性十二指肠炎有哪些特征？

这是最复杂的一型。其特点是黏膜层变薄，绒毛显示不同程度的萎缩、变平和间隙消失；常有重度的上皮细胞退行性变，并见大片脱落，呈现糜烂；肠腺减少甚至消失；杯状细胞、黏液细胞和嗜银纤维增生，黏膜肌层断裂、增生，肌纤维出现退行性变；固有层有广泛细胞增生，包括淋巴细胞、浆细胞，并有淋巴滤泡增生；有时胃上皮化生可以部分或全部取代被覆上皮。

351. 十二指肠炎有哪些临床表现？

十二指肠炎主要表现为上腹部疼痛、反酸、嗳气、恶心、呕吐及消化不良等症状，有时甚至出现黑便及呕血。

352. 十二指肠炎的临床表现有何特征？

其症状的规律性与十二指肠溃疡相似：空腹痛、夜间痛、进食或者服用制酸剂症状缓解，但也有无症状的。

353. 诊断十二指肠炎应做哪些检查？

可选内镜检查、X 线钡餐造影检查、气钡双重造影检查以及活组织检查等。当然，首选内镜和活组织病理检查。

354. 如何确诊十二指肠炎？

内镜检查和黏膜活组织病理检查相结合，可确诊十二指肠炎。

355. 十二指肠炎的内镜检查有哪些表现？

十二指肠炎在内镜下表现有：黏膜粗糙、颗粒感，或有增生的小结节或息肉样隆起；绒毛模糊不清；充血、水肿、糜烂，其中霜斑样糜烂比较多见；有出血点或片状出血；皱襞粗大，黏膜下有血管显露，球部变形等。

356. 十二指肠炎 X 线钡餐造影有何征象？

一般表现十二指肠部激惹现象，排空加速，黏膜皱襞增粗且不规则，有时可见小息肉样充盈缺损等征象。但 X 线钡餐造影对十二直肠炎诊断阳性率不高。

357. 十二指肠炎气钡双重造影有何征象？

气钡双重造影对十二指肠炎的诊断有一定价值，能显示较明显的糜烂性病灶。

358. 十二指肠炎应与哪些疾病相鉴别？

本病应与消化性溃疡、慢性胃炎、十二指肠腺增生及结核和克罗恩病等引起的十二指肠病变相鉴别，尤其是消化性溃疡。

359. 十二指肠炎如何与其他疾病相鉴别？

由于症状无特异性，所以鉴别主要依靠内镜检查和直视下取黏膜组织活检。胃液分析和十二指肠引流液分析对鉴别也有一定的帮助。

360. 十二指肠炎的治疗原则是什么？

十二指肠炎的治疗原则为抑制胃酸、保护胃黏膜、根除 HP。

361. 十二指肠炎治疗用药有哪些？

十二指肠炎治疗用药包括抗酸药、抗分泌药、保护黏膜药和根除 HP 药。
(1) 抗酸剂　如氢氧化铝凝胶、氢氧化铝和氢氧化镁混合物、碳酸氢钠等。
(2) H2 受体拮抗剂　如西咪替丁、雷尼替丁、法莫替丁等。
(3) 黏膜保护剂　如硫糖铝、胶体铋剂（果胶铋、枸橼酸铋钾等）。
(4) 根除 HP　采用标准三联或四联方案（同慢性胃炎和消化性溃疡）。

362. 什么是胃黏膜脱垂症？

胃黏膜脱垂症是指异常松弛的胃窦黏膜向前通过幽门管脱入十二指肠球部或胃底黏膜逆行突入食管。临床上以前者较常见，后者即所谓逆行胃黏膜脱垂症，一般认为多由胃镜检查时，咽部受到剧烈刺激导致剧烈干呕所致，并无实际临床意义。

363. 胃黏膜脱垂症是怎么发生的?

胃黏膜脱垂症的发生被认为是胃窦部黏膜皱襞活动度过大和活跃的胃窦蠕动相互作用的结果。

364. 引起胃黏膜脱垂症的原因有哪些?

一切能引起胃剧烈蠕动的因素都可能成为本病发生诱因,如胃、十二直肠炎症,胃、十二直肠蠕动功能紊乱或恶性病变浸润胃黏膜,胃的解剖异常,精神紧张、烟酒、咖啡刺激以及化学因素和机械性刺激等因素均可导致胃黏膜脱垂症。

365. 单纯性的胃黏膜脱垂症有哪些临床表现?

腹痛是胃黏膜脱垂症最常见的临床表现,常呈阵发性疼痛,或烧灼痛,或不规则胀痛,或刺痛,甚至出现绞痛,一般无放射痛,常伴有上腹部饱胀不适、嗳气、食欲不振、恶心、呕吐等症状。上腹部压痛可能是本病唯一的阳性体征。

366. 典型的胃黏膜脱垂症有哪些临床表现?

(1) 腹痛　中上腹隐痛、烧灼痛甚至绞痛,并伴有后背放射痛、恶心和呕吐,常与患者体位有关,右侧卧位时疼痛容易发生,左侧卧位时则较少,甚至不发生,这可以说是本病的特征性表现。症状常与进食有明显关系,但缺乏明显的周期性和节律性。

(2) 上消化道出血　在胃黏膜脱垂中是比较常见的,但多数为少量出血,少数可引起大出血,甚至出现失血性休克。

(3) 幽门梗阻　其发生率非常低,多数患者发生时有恶心、呕吐,呕吐可在进食后发生,常常有上腹部剧烈疼痛,呕吐后疼痛可减轻或消失。

(4) 体征　患者消瘦,轻度贫血,上腹部压痛,无反跳痛。

367. 胃黏膜脱垂症应做哪些检查?

一般应做大便潜血试验、X线钡餐检查、胃镜检查。

368. 如何诊断胃黏膜脱垂症?

①大便潜血试验可为阳性。

②X线钡餐检查,典型的X线表现为可变的十二指肠球底部中心性充盈缺损,幽门管增宽,胃黏膜皱襞通过幽门管进入十二指肠球部,使十二指肠球部呈

"蕈状"或"降落伞状"。

③胃镜检查可见胃窦部黏膜充血、水肿，有时可见点状出血、糜烂或浅表的溃疡等；当胃窦收缩时，黏膜皱襞形成菊花状明显掩盖幽门口，当胃窦舒张时，脱入十二指肠的黏膜皱襞经幽门管反涌入胃腔内。

369. 胃黏膜脱垂症确诊依据是什么？

胃黏膜脱垂症的确诊主要依靠 X 线钡餐检查，但需要注意，由于本病 X 线表现多样，常为一过性，患者取右前斜卧位检查时，阳性发现率较高。

370. 胃黏膜脱垂症胃镜检查有什么意义？

在本病的诊断中胃镜检查价值有限，主要作为一种检查手段，但具有鉴别诊断价值。

371. 胃黏膜脱垂症临床上常与哪些疾病进行鉴别？

临床上常与胃息肉、十二直肠球部息肉、消化性溃疡、幽门括约肌肥大、幽门前区癌、慢性胃炎和功能性消化不良等疾病相鉴别。

372. 胃黏膜脱垂症与胃息肉、十二直肠球部息肉怎样鉴别？

胃息肉、十二直肠球部息肉形成的充盈缺损位置不固定，但阴影形状一致，看不到脱垂的胃黏膜纹，同时，在十二指肠球部充盈缺损消失的情况下，在胃内可出现胃息肉的 X 线征象，胃镜检查可确立诊断。

373. 胃黏膜脱垂症与消化性溃疡怎样鉴别？

消化性溃疡在临床上其腹痛呈周期性、节律性，且疼痛与体位无关。X 线钡餐检查可见到龛影，胃镜检查可帮助确立诊断。

374. 胃黏膜脱垂症与幽门括约肌肥大怎样鉴别？

幽门括约肌肥大，在 X 线钡餐检查中表现为球基底部形成明显的压迹，压迹边缘整齐，幽门管变窄且延长，球部看不到脱垂的黏膜纹。

375. 胃黏膜脱垂症与幽门前区癌怎样鉴别？

幽门前区癌若侵犯十二指肠基底部，则 X 线钡餐检查表现有球基底部的充盈缺损，但充盈缺损持久存在，边缘不整齐，黏膜纹消失。胃镜检查可帮助确立诊断。

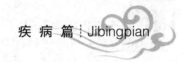

376. 胃黏膜脱垂症与慢性胃炎、功能性消化不良怎样鉴别？
可根据症状和体征，但胃镜检查更有助于鉴别诊断。

377. 胃黏膜脱垂症该如何治疗？
本病以内科治疗为主，但并无特效药物，主要是一般治疗和药物治疗。

378. 胃黏膜脱垂症一般治疗的方法有哪些？
一般治疗包括减少机械性刺激造成的胃蠕动增加，嘱咐患者要适当休息，避免剧烈体力劳动；减少饮食对胃的刺激，注意少食多餐，少食辛辣，戒烟酒，餐后避免右侧卧位；给予心理疏导，解除患者精神紧张因素等。

379. 胃黏膜脱垂症的药物治疗包括哪些？
药物治疗主要是针对腹痛，给予抗胆碱能药物，通过阻滞胆碱能神经纤维所支配的平滑肌和腺体，解除痉挛，减少胃的剧烈蠕动和胃酸分泌，从而达到治疗目的。还可配合给予适量镇静剂。

380. 胃黏膜脱垂症治疗有何用药禁忌？
如患者合并有反流性食管炎、幽门梗阻、青光眼及尿潴留时，必须注意禁用抗胆碱能药物。同时应注意避免使用促胃肠动力药物，以免加重黏膜脱垂。

381. 胃黏膜脱垂症能不能采用外科手术治疗？
当胃黏膜脱垂引起幽门嵌顿或并发上消化道大出血，内科保守治疗无效时，需考虑外科手术治疗。

382. 胃黏膜脱垂症有哪些手术适应证？
手术适应证主要有以下三点：
①有严重的上消化道大出血或幽门嵌顿，经内科保守治疗不能控制者。
②反复出现上消化道大出血者。
③不能区别其他严重疾病，如肿瘤、多发性胃息肉等。

383. 胃黏膜脱垂症是否有并发症？
在胃黏膜脱垂症患者中，有一半以上的患者同时伴有慢性胃炎，部分患者伴有消化性溃疡或上消化道出血等。

384. 胃黏膜脱垂症并发胃炎如何治疗？

首先治疗慢性胃炎以除去各种可能导致胃黏膜脱垂的因素：彻底治疗急性胃炎及口腔、咽部的慢性感染灶，避免使用对胃有刺激的食物和药物；彻底根除HP；合并有胆汁反流性胃炎的患者，可给予胃复安促进胃十二直肠的蠕动，加速胃的排空，减少胆汁反流，同时给予胆酪酸，使其在胃内与胆盐结合，加速胆盐的排出；伴有消化不良者，一般按消化性溃疡的治疗原则用药。

385. 胃黏膜脱垂症并发消化性溃疡如何治疗？

首先应用减少损害的药物：如制酸剂、抗胆碱能药物、H2受体拮抗剂、质子泵抑制剂等；同时给予胃黏膜保护剂及抗生素的应用。

386. 胃黏膜脱垂症并发上消化道出血如何治疗？

当患者出现上消化道出血时，首先要患者卧床休息，密切观察患者生命体征及出血量的变化，保持呼吸道通畅；同时，积极治疗消化道出血，必要时可在内镜直视下止血。若以上治疗无效，可行外科手术治疗。

387. 胃黏膜脱垂症为什么容易被人们忽视？

主要有两方面原因：一是因为胃黏膜脱垂症常与胃、十二直肠炎症或消化性溃疡同时存在，易被其他胃病引起的症状所掩盖。二是因为胃黏膜脱垂症在临床上缺乏特征性的症状和体征，诊断主要依靠辅助检查。

388. 何谓胃异物？

胃异物是指进入胃内既不能被消化、也不能被排出而停留在胃中的物体。

389. 胃异物如何分类？

按异物来源可分为外源性异物和内源性异物。外源性异物临床上多见。

390. 导致外源性异物的原因有哪些？

外源性异物主要由于吞服所致。就主观因素或客观因素可分为：
①误吞；
②故意吞服；
③食物性异物；
④医源性异物。

391. 外源性异物如何诊断？

外源性异物一般依据可靠的异物摄入史、临床表现、X线检查和内镜检查来诊断。

392. 外源性异物患者的病史特征有哪些？

误吞异物者常有把异物放入口中的习惯，或者饮食时过快过急造成，通过详细询问病史即可获得可靠的异物吞入史。无意或不慎吞下、年幼儿童或感觉迟钝的老年人、精神异常或酗酒中毒神情恍惚的病人、异食癖、视力障碍者，可能对误吞异物印象不深或淡忘。异物圆小光滑随食物吞下，也可能缺乏异物摄入史。故意吞服异物者常有自杀心里，往往否认异物摄入史。医源性胃异物常不是主观或客观因素所致，也不易得到确切的病史。还有少数伪造病史，夸大事实者。

393. 胃异物如何询问病史？

询问病史要仔细了解异物摄入的时间、性质、大小、形状、数量以及吞入后的症状，还有是否发现从粪便中排出异物等情况。

394. 外源性胃异物的临床表现如何？

其临床症状、体征与摄入异物的性质、大小、形态、数量以及对胃肠道的损害情况有关。

①小而圆滑的异物一般无任何症状。

②大而长且粗糙的异物可损伤胃黏膜或继发幽门梗阻，常见腹痛、恶心、呕吐或便血。

③尖锐、锋利或多角的异物，可损伤胃黏膜，甚至胃壁，有发生胃出血或胃穿孔的危险，常见腹痛加重、呕血、便血等症状以及压痛、反跳痛、腹肌紧张等腹膜刺激征象。

395. 外源性胃异物的X线表现如何？

①金属异物和镶有金属部分的胃异物，X线检查可确定其形态、大小、数量及位置，并可动态观察异物移行的情况。

②非金属胃异物X线检查宜采用稀钡或气钡双重造影，可显示异物的轮廓和位置。

396. 内镜检查胃异物的适应证有哪些？

无论金属性或非金属性异物，只要异物吞入时未造成食管损伤或嵌顿，尤其是 X 线检查不能显示的非金属异物，只要有可靠的异物吞入病史，便可常规内镜检查以明确异物。

397. 外源性胃异物临床如何治疗？

临床上主要根据异物的性质、大小、形态、数量、对胃肠道的损伤以及机体的生理、病理状况等因素而决定治疗措施。主要有内科保守治疗和外科手术治疗两种治疗方案。

398. 外源性胃异物内科治疗方法有哪些？

①胃异物性质如果对人体无害，其长度、宽度、横截面直径小，表面光滑，多数不需要特殊处理，可顺利自然排出，但需密切观察。

②若吞入异物较细小、数量较多、一端尖锐或有棱角，可嘱咐患者进食含粗纤维的食物，如芹菜、韭菜等促进异物排出；或给患者口服石蜡油，每次 5~10 毫升，每天 3 次，润滑胃肠道、减少损伤黏膜，以利于异物排出。

③如果异物长度在 5~10 厘米，横截面直径或宽度在 2 厘米以内，边缘钝滑，异物可塑性较好，大多数可安全排出，只是排出时间较长，甚至可达数月；如患者无明显症状，结合 X 线动态观察 7~10 天，异物仍在胃内未能排出，可使用内镜取出，尤其对那些细长且较柔软的异物，内镜取出最为理想。

399. 胃异物外科手术治疗的原则是什么？

①异物已造成胃出血、穿孔或梗阻等损害者。
②异物较长时间不能取出，并且经 X 线多次检查固定在某一部位者。
③吞入的异物较长、硬、大、尖锐，估计难以通过胃肠道或有可能造成胃肠道严重损伤者。
④患者胃肠道生理病理变化有碍于异物排出者。
⑤经内科保守治疗失败者。

400. 胃异物外科手术治疗的适应证有哪些？

①吞入横截面大于 2.5 厘米的圆形或椭圆形异物，或长度大于 12 厘米、宽度大于 2.5 厘米、硬度较大的片状异物，在胃内停留超过 3 天，估计异物难以通过幽门或十二指肠者。

②细小锐利或多边形、分叉或有棱角的胃内异物，或对胃肠已有损伤，出现出血、穿孔、嵌顿、梗阻等并发症者。

③胃内异物性质对患者有严重毒性者。

401. 何谓内源性胃异物？

内源性胃异物一般指体内原已存在的物体，逆行或移行至胃并停留在胃内所致。临床较少见。

402. 内源性胃异物有何特征？

①肠蛔虫逆行至胃集结成团块状形成的胃异物，患者有肠蛔虫病史、腹痛、呕吐、消化功能紊乱等表现，大便可发现蛔虫体或蛔虫卵，上腹可触及团块状可活动的松软包块。常规行内镜检查，未发生幽门梗阻并发症者，可先予驱蛔治疗，如治疗无效并发生幽门梗阻者，考虑外科手术治疗。

②胆道巨大结石通过胆囊－胃瘘移行至胃腔，或胆囊－十二指肠瘘，巨大结石发生十二指肠梗阻，肠逆蠕动是结石逆行至胃并停留在胃中造成的胃异物，则有慢性胆石症、胆囊炎病史及反复右上腹疼痛、黄疸、发热、黑粪等临床表现。常规行内镜检查并及早外科手术取出胃石，切除瘘道，摘除胆囊，修补胃体。

403. 什么是胃石？

胃石是指进食某些食物或药物，在胃内聚集形成特殊的凝固物或硬块，既不能被消化，也不能顺利通过幽门部的异物，也称胃内结块，属于外源性胃异物之一。

404. 胃石分哪几类？

根据胃石的成分可分为 4 类：植物性胃石、动物性胃石、药物性胃石和混合性胃石。

405. 胃石的发病机制是什么？

胃石的发病机制与进食物质的类型、成分和胃的消化、运动功能以及胃的生理病理状况（如胃酸分泌、胃排空迟缓、幽门口狭窄）等客观因素有密切关系。

①植物性胃石由吞入难以消化的植物纤维、水果或某些食物所致（如柿胃石、胃枣石或山楂石等）。

②动物性胃石由咽下较多的头发、兽毛或兽毛制品、难消化的瘦肉等，在胃内缠结或沉积而成（毛粪石或卵磷酸胃石等）。

③药物性胃石由长期服用含钙、铋等无机化学药物或制酸剂（如氢氧化铝凝胶、磷酸钙）、中药残渣、中药丸及 X 线造影钡剂等，直接在胃内沉积或在胃酸作用下形成小结块，与食物残渣聚集在一起形成。

④混合性胃石由植物纤维或果实果胶、动物毛发或脂类物质、化学药物或中

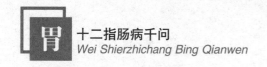

药残渣等互相包绕集结而成。

406. 怎样诊断胃石?

(1)询问病史　由于患者提供的食物史对诊断意义特别大,但大多数患者又不太注意,故应结合临床详细询问进食习惯,尤其是喜欢进食某些易于形成胃石的食物,进食时间、数量或进食后情况以及既往有无行胃部切除术或幽门形成术、是否患有糖尿病或异食症等。

(2)症状体征　因为这与胃石的大小、形态、性质及对人体消化、运动功能影响程度等有关,所以,患者常见无任何症状或有上腹不适、食欲不振、口臭、恶心呕吐及腹胀腹痛等。体查可见上腹部可触及移动性包块,一般无明显压痛。并发症多为非萎缩性胃炎和胃溃疡。

(3)X线钡餐检查　可见钡剂在胃内产生分流现象,按压团块阴影无明显压痛,并可随力度而改变轮廓形态及位置,提示结块有一定压缩性和游走性。

(4)内镜检查　是胃石首选的诊断方法,可直视观察胃石的形态和性状等,如植物性胃石可呈黄色、棕色、褐色或绿色,为圆形、椭圆形的单个或多个游离团块;毛胃石一般为黑色或棕褐色,呈"J"形或肾形,可充满胃体或伸入十二指肠。

B超对胃石诊断有一定帮助。

407. 胃石如何治疗?

胃石治疗的方法很多,应根据胃石的性质、病人的生理病理状况等具体情况采用具体方法。

(1)内科药物治疗　对植物性胃石可用碳酸氢钠,3~4克,每天3次,空腹服用,7~10天一疗程;也可同时加用等量的发泡剂,加强疗效,缩短疗程。对胃运动功能欠佳的患者,可用胃复安、多潘立酮或西沙比利等促进胃蠕动以利排石。中医中药以消积化滞、软坚散结、和胃健脾、行气活血为法,常用散结排石汤(厚朴、枳实、神曲、麦芽、鸡内金、槟榔、三棱、莪术、桃仁、丹参等)水煮后空腹服用,每日2~3次,连服5~7天,并随证加减。

(2)内镜下碎石　主要包括内镜下激光引爆碎石和内镜下微波碎石。

(3)体外冲击波碎石　体外冲击波从治疗肾结石发展到治疗胆结石,用于治疗胃结石也获得成功。

(4)外科手术治疗　对胃石较大、坚硬难润,经内科治疗、内镜下碎石、微波或冲击波等治疗未奏效,或并发较严重的胃溃疡、出血、穿孔或梗阻者,采用外科手术治疗。

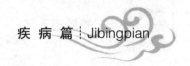

408. 什么是胃潴留？

胃潴留或称胃排空延迟、胃轻瘫、胃无力、胃麻痹等，是指胃内容物积潴而未及时排空。

409. 如何判断胃潴留？

凡呕吐出 4～6 小时以前摄入的食物，或空腹 8 小时以上，胃内残留量大于 200 毫升者，可判断有胃潴留存在。

410. 胃潴留分为几种？

胃潴留分为器质性和功能性两种。

411. 器质性胃潴留包括哪些？

其主要包括消化性溃疡所致的幽门梗阻，胃窦部及其邻近器官的原发或继发的癌瘤压迫、阻塞所致的幽门梗阻等。

412. 哪些原因可导致功能性胃潴留的发生？

胃部或其他腹部手术引起的胃动力障碍、中枢神经系统疾病、糖尿病所致的神经病变、迷走神经切断术、尿毒症、酸中毒、低钾血症、低钙血症、全身或腹腔内感染、剧烈疼痛、严重贫血以及抗神经病药物和抗胆碱能药物等均可导致功能性胃潴留的发生。

413. 功能性胃潴留发生的机理是什么？

功能性胃潴留多由于胃张力缺乏所致，与胃动力紊乱有关。即胃内压降低，十二指肠压及幽门阻力增加，则胃的排空迟缓，出现胃潴留。正常胃内压有赖于胃正常的收缩运动，胃蠕动的节律迟缓或失常均可引起胃的内压降低，导致胃潴留。

414. 功能性胃潴留有哪些临床表现？

其主要临床表现为恶心、呕吐、上腹饱胀、早饱、腹痛、体重减轻等。急性者可致脱水和电解质代谢紊乱，慢性者病程往往较长，一般超过 3 个月，可有营养不良和体重减轻。严重或长期呕吐者，可引起碱中毒以及手足抽搐。体格检查可见脱水表现，上腹部膨隆，中上腹压痛并伴振水声，多无肌紧张和反跳痛。

415. 功能性胃潴留的临床症状有何特点？

呕吐为本病的主要表现，可日夜发生，每天可至数次；呕吐物为胃内宿食，

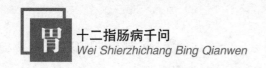

一般不含胆汁,但具有发酵的酸臭味;腹痛可为钝痛、绞痛或烧灼痛;呕吐后症状可暂时缓解。

416. 从体征上能否判断引起胃潴留的原因?

在体格检查时,如果见到胃形,同时伴有自左向右的胃蠕动波增强,多提示胃潴留由胃出口处阻塞引起;如果只见到胃形,而没有蠕动波,则提示胃潴留为胃张力缺乏引起。

417. 怎样诊断胃潴留?

在临床表现上,呕吐宿食,空腹时腹部有振水声即可疑诊本病;如进食4小时后还可从胃管自胃腔抽出食物即可证实。实验室检查:可以见到不同程度的贫血、低蛋白血症、电解质与酸碱平衡紊乱和肾前性氮质血症等。辅助检查:X线钡餐检查时,可见钡剂胃排空明显减慢,4小时后仍存留50%或6小时后仍未排空,可佐证胃潴留。胃镜检查可见胃腔内大量宿食潴留、蠕动功能较差,亦可佐证胃潴留,并可明确有无器质性疾病。超声可显示胃壁结构、胃蠕动情况以及幽门、十二指肠周围情况,有助于判定有无胃潴留,并明确胃潴留的原因和性质。

418. 如何鉴别器质性胃潴留和功能性胃潴留?

器质性胃潴留表现为胃蠕动增加,功能性胃潴留则表现为胃张力降低,胃蠕动减少。结合既往病史和胃镜、钡餐检查不难鉴别。

419. 胃潴留如何治疗?

①针对原发病治疗,去除病因。
②常规给予胃肠动力药,如甲氧氯普胺、多潘立酮、西沙必利、莫沙必利等。
③必要时禁食并行胃肠减压。
④经长期内科治疗无效时,考虑外科手术治疗。

420. 外科手术如何预防胃潴留的发生?

应注意在食管、幽门手术中加用气囊进行幽门扩张,减少胃排空阻力,可以预防术后胃潴留的发生。

421. 什么是急性胃扩张?

急性胃扩张是指短期内由于大量气体和液体积聚,胃和十二指肠上段的高度扩张而致的一种综合症。

422. 急性胃扩张容易导致哪些后果？

急性胃扩张时内容物在胃及十二指肠内潴留而不能被吸收，故常发生反复呕吐，造成失水和电解质丢失，出现酸碱失衡以及血容量缩减和周围循环衰竭。胃壁因过度伸张、变薄或因炎性水肿而增厚，或因血运障碍胃壁坏死、穿孔，引起腹膜炎和导致休克。十二指肠横部受肠系膜上动脉的压迫，可能发生压迫性溃疡。

423. 哪些人群易患急性胃扩张？

任何年龄均可发病，男性多见，发病年龄大多在 21～40 岁之间。

424. 急性胃扩张发病的原因有哪些？

急性胃扩张通常发生于外科手术或创伤后，此外，短时间内进食较多、机械性肠梗阻、延髓型脊髓灰质炎等某些器质性疾病和功能性因素也可并发急性胃扩张。其常见病因可概括为三类：外科手术、疾病状态和各种外伤产生的应激状态。

425. 手术后发生的胃扩张有什么特点？

手术后的胃扩张可发生于手术期间或术后任何时间，最常见于术后第 2～3 天，它可以突然发生，但多为渐进性。

426. 急性胃扩张有哪些临床表现？有何特征？

急性胃扩张发生时，其临床表现多样。主要为腹胀、腹痛、恶心、呕吐，甚至排便停止等；脱水貌，腹部高度膨胀，典型者可见"巨胃窦症"，全腹部有轻度压痛，胃鼓音区扩大，胃区振水音阳性，肠鸣音多减弱甚至消失。

（1）临床表现

①腹痛，常为上腹部或脐周持续性胀痛，可有阵发性加重，但多不剧烈。

②腹胀，多位于脐上，开始感觉上腹部饱胀伴有恶心，逐渐向下腹部蔓延，最后整个腹部均显著膨胀，腹壁浅静脉扩张，无胃蠕动波。

③恶心与呕吐，病人持续性呕吐，为溢出性、非喷射状。最初每次仅吐 1～2 口，为胃内容物，量少，但逐渐加重，呕吐物开始为胃液和食物，以后混有胆汁，逐渐变为棕绿色、黑褐色或咖啡样酸性液体，潜血试验阳性。呕吐后，腹痛、腹胀等症状并不减轻。

④排便停止，后期因大量呕吐及肠麻痹，大部分患者排便停止。

⑤其他症状，后期由于大量呕吐可出现脱水和低氯低钾性碱中毒。病人精神

萎靡、口渴、呼吸浅而短、头晕、手足麻木、面色苍白、出冷汗、脉搏快而弱。严重者出现嗜睡、浅昏迷状态。病人尿少，可发生休克及全身循环衰竭。

(2)体征　脱水貌，腹部高度膨胀，为不对称性膨胀（以左上腹和中腹较明显）。部分病人可出现典型的"巨胃窦症"，腹壁一般尚柔软，全腹部可有轻度压痛，胃鼓音区扩大，胃区振水音阳性，肠鸣音多减弱甚至消失。膈肌高位，心脏可被推向上且有受压现象。在病程中，如果出现剧烈腹痛、全身情况迅速恶化、全腹压痛及反跳痛明显、移动性浊音阳性等急性腹膜炎征象，表明已发生胃穿孔。

427. 什么是"巨胃窦症"？

"巨胃窦症"是指在病人脐右偏上处出现局限性包块，外观隆起，触之光滑而有弹性，轻压痛，其右下界边缘较清楚，这是急性胃扩张所特有的重要特征。

428. 急性胃扩张的实验室检查有哪些？

(1)血液分析　白细胞总数常不高，但胃穿孔后白细胞可明显增多并有核左移。明显脱水后，因血液浓缩，血红蛋白和红细胞计数均升高。

(2)尿液分析　出现蛋白尿和管型。

(3)血液生化　出现低钾、低钠及低氯血症，二氧化碳结合力升高，血尿素氮增加。

(4)呕吐物检查　潜血试验常为强阳性，并含有胆汁。

429. 急性胃扩张X线检查有什么特征？

腹部立体透视或平片，可见一个大的胃泡，并有一宽大的气液平面，胃阴影明显扩大，严重者可占据腹腔大部分，胃大弯可达盆腔内。给小量钡剂可迅速降至胃的最低处，而发现扩大的胃轮廓。胃排空迟缓甚至完全潴留。因胃扩大而使左横膈上升。部分病人同时有小肠麻痹。如果合并胃壁坏死或穿孔，膈下有积气及积气征。

430. 急性胃扩张腹部B超检查有何特征？

可见胃高度扩张，胃壁变薄。胃内若为大量的潴留液或食物残渣，超声很容易测出其量的多少和在体表的投影。严重时胃边界可达整个上腹部，下缘可超过脐下。若胃内为大量气体，其界限不易与肠胀气区分。

431. 如何诊断急性胃扩张？

根据病史、临床症状、体征，结合实验室检查和腹部X线检查及腹部B超，

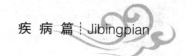

应考虑本病的可能性，如插入胃肠减压管吸出大量液体（约 3~4 升），则不难做出诊断。

432. 急性胃扩张需与哪些疾病相鉴别？

急性胃扩张需与胃扭转、弥漫性腹膜炎、高位机械性肠梗阻、幽门梗阻、急性胃炎等疾病进行鉴别。

433. 急性胃扩张与弥漫性腹膜炎如何鉴别？

弥漫性腹膜炎常有原发病灶可寻，腹部虽可普遍膨隆，但胃肠减压后并不消失，有腹膜炎体征及移动性浊音，全身感染中毒症状较重，体温升高，腹部诊断性穿刺往往可吸出脓液，这些特点与急性胃扩张不同，可资鉴别。但应注意急性胃扩张穿孔时也可引起急性腹膜炎。

434. 急性胃扩张与高位机械性肠梗阻如何鉴别？

高位机械性肠梗阻常有急性发作性腹部绞痛，可出现高亢的肠鸣音，腹胀早期不显著，呕吐物为肠内容物，有臭味。除绞窄性肠梗阻外，周围循环衰竭一般出现较晚。X 线腹部占位透视或平片可见多数扩大的呈梯形的液平。胃管吸出胃内容物后症状不缓解，可与急性胃扩张相鉴别。

435. 急性胃扩张如何诊断？

急性胃扩张的诊断主要是根据病史、体征，结合实验室检查和腹部 X 线征象诊断一般不难，手术后发生的胃扩张常因症状不典型而与术后一般胃肠症状相混淆造成误诊。此外急性胃扩张的诊断应和肠梗阻、肠麻痹鉴别诊断，肠梗阻和肠麻痹主要累及小肠，腹胀以腹中部明显，胃内不会有大量积液和积气，抽空胃内容物后患者也不会明显缓解症状，X 线平片可见多个阶梯状液平。

436. 急性胃扩张与急性胃炎如何鉴别？

急性胃扩张好发于饱餐之后，因有持续性呕吐及上腹痛，而易与急性胃炎混淆。但急性胃炎腹胀不显著，呕吐后腹部疼痛可缓解。

437. 急性胃扩张发生后，应该怎么治疗？

急性胃扩张病人如未发生严重并发症，应首选内科治疗；如出现手术指征，应选择外科治疗。

438. 急性胃扩张内科治疗有哪些措施？

（1）胃肠减压术　先放置胃管吸出全部潴留的液体、气体或食物残渣，并用温等渗盐水洗胃，然后改换胃肠减压管持续减压，同时禁食，症状缓解后即腹胀显著减轻、肠蠕动恢复后，开始进少量流质，逐渐增加。应经常改变卧位姿势，以解除十二指部横部的压迫，促进胃内容物引流。病情允许时，可采用俯卧位或膝胸卧位。

（2）纠正失水、电解质和酸碱平衡紊乱　静脉滴注葡萄糖溶液或生理盐水，以补充水分及电解质的丢失。必要时输新鲜全血。合并低钾性碱中毒时应适量补钾，避免使用碱性药物。根据血液生化检查调整水盐补充量。

（3）抗休克治疗　并发休克时进行抗休克治疗。

439. 急性胃扩张手术指征有哪些？

①饱餐后发生极度胃扩张，胃内容物无法吸出者。
②内科治疗 8~12 小时效果不理想者。
③有十二指肠机械性梗阻因素存在，无法解除者。
④合并有胃穿孔或大量胃出血者。
⑤胃功能长期不能恢复，静脉高营养不能长期维持者。

440. 急性胃扩张外科手术治疗的原则是什么？

以简单有效为原则，手术后继续胃管吸引减压。

441. 急性胃扩张外科治疗的手术方法包括哪些？

（1）胃壁切开术　在胃前壁作一纵形小切口，切开胃壁，将胃内容物清除，然后缝合胃壁切口。

（2）胃壁内翻缝合术　术中若发现胃壁片状坏死和穿孔，可在清除胃内容物后，将胃壁坏死或穿孔部做内翻缝合。

（3）胃部分切除术　如胃壁坏死范围广泛而病情允许时，可在彻底清除胃内容物、腹腔内食物残渣和渗出液后，施行胃部分切除术。

（4）十二指肠－空肠吻合术　若为肠系膜上动脉压迫引起者，应在清除胃内容物后，同时做十二指肠－空肠吻合术。

442. 急性胃扩张手术后有哪些注意事项？

术后应采用胃肠减压、术后变换体位和水电解质酸碱平衡紊乱的预防措施，进食不宜过早，逐渐增加食量。若经胃肠减压，胃功能仍长期不恢复而无法进食时，可做空肠造瘘术以维持营养。

443. 急性胃扩张预后如何？

急性胃扩张是内科急症，若治疗不及时，死亡率可高达60%。单纯性急性胃扩张若能及时诊断与治疗，大部分预后良好；伴有休克、胃穿孔等严重并发症者，预后较差。

444. 胃癌有哪些流行病学特征？

胃癌是最常见的恶性肿瘤之一，发病率很高，占全球癌症死亡率的第二位。其特征为：

①世界各国的胃癌发病率明显不同。东亚、南美、东欧为高发区，而北美、澳大利亚、新西兰为低发区。近30年欧美国家以及我国部分地区的胃癌发病率呈下降趋势，而近贲门部位胃癌的发病率增高。

②国内胃癌发病率的差异明显。较高的胃癌死亡率主要发生在一些经济收入低的地区。

③种族迁移对胃癌发病率有明显影响。

445. 胃癌在我国有哪些流行病学特征？

在我国，胃癌死亡率占所有恶性肿瘤死亡的23.02%，居各类癌症死亡的首位，在消化系统恶性肿瘤的死亡病例中，约有半数死于胃癌。其发病率和死亡率男性均高于女性，约为2~3∶1，任何年龄均可发生，40~60岁多见。我国属于胃癌较高发病区，各地也有较大差异，西北地区的青海、宁夏、甘肃最高，总的年死亡率超过30/10万人口，中南、西南地区低发。

446. 年轻的胃癌患者有什么特征？

年轻的胃癌患者有几个明显的特征：
①性别发生率相同；
②与"A"型血联系强，多有家族史；
③组织学多为弥漫型；
④预后差。

447. 导致胃癌发生的因素有哪些？

胃癌的病因和发病机制目前尚未阐明，研究资料表明胃癌的发生是多因素综合作用的结果。导致胃癌发生的因素主要有环境因素、感染因素、遗传因素、免

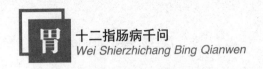

疫因素、基因调控、癌前期变化等。

448. 哪些地理土壤因素易致胃癌的发生？

居住在火山来源土壤、泥炭土壤、饮水中亚硝酸盐含量高及水土中某些元素含量和比例异常地区的人，胃癌的发病率较高。

449. 哪些饮食因素容易致胃癌的发生？其发病机制是什么？

①腌制蔬菜、鱼、肉含有大量的硝酸盐和亚硝酸盐，可通过损伤 DNA 发生致癌作用。

②油煎食物在加工过程中产生的某些多环碳氢化合物、熏制的鱼肉含有较多的 3, 4- 苯并芘、发霉食物中含有较多的真菌毒素、大米加工后外敷滑石粉等，在体内通过代谢或胃内菌群的作用转化为致癌物质。

③高盐饮食、低蛋白饮食、较少进食新鲜的水果和蔬菜也可能增加患胃癌的危险性。

450. 哪些饮食具有防癌作用？

①流行病学调查显示多食全脂牛奶、豆制品、新鲜蔬菜、柑橘、维生素 C 和冰箱冰制品则与胃癌发病率呈负相关。

②一些抗氧化的维生素如维生素 A、C、E 和 β-胡萝卜素及绿茶中的茶多酚有一定的防癌作用。

③大蒜很可能是一种较理想的干预胃癌发生的食物，其所含的大蒜素不但能杀伤体外培养的胃癌细胞，而且可以抑制体内移植的胃癌。

451. 胃癌是否与吸烟有关？

在近端胃癌中，特别是胃食管连接处的肿瘤，其危险因素较明确，可能与吸烟有关，与 HP 无关。且胃食管连接处的腺癌占胃癌的 25%，近几十年来的发病率一直升高，多发生在 Barrett 食管化生情况下，是食管腺癌的变型。

452. 导致胃癌发生的感染因素包括哪些？

主要包括 HP 感染和 EB 病毒感染。

453. HP 与胃癌相关性证据有哪些？

HP 感染与胃癌的发病相关，已被 WHO 列为 I 类致癌物。

①流行病学调查表明，胃癌高发区 HP 感染率高于低发区，HP 感染人群的

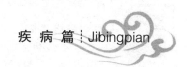

胃癌危险性高于无HP感染的人群，胃癌发病率与HP感染率正相关，胃癌高发区的HP感染年龄提前。

②在社会经济状况较低的人群中，有较高的HP感染率，胃癌危险性也较高。

③HP阳性患者胃黏膜上皮化生发生率显著高于HP阴性患者。

④临床截面研究揭示胃癌患者HP感染率显著高于正常对照组及其他肿瘤患者（如食管癌、肺癌、结肠癌）。

454. HP感染的致癌机制是什么？

HP感染的致癌机制相当复杂，主要是：

①可能是通过引起炎症反应，继而产生基因毒性作用。一般认为，HP感染主要作用于慢性活动性胃炎－慢性萎缩性胃炎－肠化生的癌变起始阶段，是一个重要的始发因素，同时细胞毒素和炎症反应激活细胞因子、氧自由基、NO释放，造成DNA损伤、基因突变也可能成为主要原因。

②HP感染诱导胃黏膜上皮细胞凋亡和增殖失平衡，促进癌变发生。

③HP感染导致胃内抗坏血酸明显减少，消弱其清除亚硝酸盐和氧自由基的作用。

455. 胃癌发病遗传因素的机制是什么？

胃癌发病有家族聚集倾向，患者家属胃癌发病率高于一般人2~4倍。不同血型的人群胃癌的发病率可能有差异，不同种族间也有差异，均提示有遗传因素存在。

456. 免疫因素致胃癌的机制是什么？

免疫功能低下的人胃癌发病率较高，可能机体免疫功能障碍，对癌细胞的免疫监视作用降低，其在胃癌发生中有一定意义。

457. 在胃癌的癌变过程中基因是如何调控的？

①在已经明确的癌基因中，ras、met基因过量表达发生于癌变早期；met、erb-B2等扩增与肿瘤快速生长、淋巴结转移有关；抑癌基因在细胞增殖分化中起稳定作用，p53、p16、nm23、APC等抑癌基因的失活或突变可能与胃癌的发生和转移有关。

②表皮生长因子、转化生长因子、胰岛素样生长因子-Ⅱ、血小板转化生长因子等调节肽，在胃癌发生过程中起调节作用。

③环氧化酶-2的高表达与淋巴结浸润和不良预后有关。

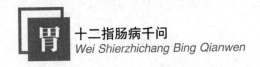

④DNA甲基化是基因在转录水平的调控方式之一，胃癌患者的癌基因甲基化水平越低，其分化程度往往越差。

458. 胃的癌前期状态包括哪些？

胃的癌前期状态主要包括慢性萎缩性胃炎、胃溃疡、胃息肉、手术后胃（残胃炎）、恶性贫血以及胃黏膜肥厚等。

459. 为什么认为慢性萎缩性胃炎是胃癌前期状态？

在慢性萎缩性胃炎中，正常的胃腺体减退或消失，有不同程度的炎症浸润，胃黏膜上皮经常发生肠上皮化生和异型性增生。

(1) 慢性萎缩性胃炎伴肠上皮化生 之所以被认为是癌前期病变是基于其常见于患有胃癌的病人中，人们观察到67.8%~92.7%的胃癌手术标本中可查到慢性萎缩性胃炎伴肠上皮化生，而因良性病变切除的胃中仅4%有肠上皮化生，二者相差非常显著。且肠上皮化生最常发生于幽门、胃窦和小弯部，与胃癌好发部位一致。应用一系列形态学和黏液组织化学染色，可将肠上皮化生再细分为两个亚型：Ⅰ型或完全型、Ⅱ型或不完全型；也可分别称为小肠型和结肠型。Ⅰ型的隐窝腺管细胞排列中有杯状细胞，分泌非硫酸黏蛋白，主要是唾液黏蛋白。Ⅱ型肠上皮化生还可再分为两个分型。Ⅱa型指杯状细胞化生，分泌非硫酸黏蛋白。Ⅱb型细胞异型性分化更明显，分泌的黏蛋白主要是硫黏蛋白或硫酸黏蛋白。Ⅱb型与胃癌的联系更密切，可能成为癌前病变，高发区的胃癌也以此类型为主。

(2) 慢性萎缩性胃炎伴异型性增生（非典型增生） 根据腺体上皮非典型增生可将其分为轻度、中度和重度，其中中度及重度异型增生具有临床重要性。重度异型性增生和早期癌不易鉴别，并难以再恢复至正常，须严密随诊。在手术切除的标本中，重度异型性增生有26%~60%与早期癌并存。根据核仁组成区嗜银蛋白和细胞核DNA含量测定，支持异型性增生为癌前病变。所以，在慢性萎缩性胃炎基础上，进一步出现肠上皮化生、不典型增生则可发生癌变，其病史长短和严重程度与胃癌的发生有关。

460. 恶性贫血与胃癌的发生有何关系？

恶性贫血病人的胃癌发病率较高，通过尸检研究，人们首次发现约10%的恶性贫血病人发生胃癌。研究中还发现，在诊断为恶性贫血后的第一年内胃癌发生的危险性最高。

461. 胃黏膜肥厚与胃癌的发生有何关系？

通过对肥厚性胃病患者的预期随诊，提示其患胃癌的比率为10%，尤其是巨大胃黏膜皱壁症（巨大胃黏膜肥厚症）。

462. 胃息肉与胃癌的发生有何关系？

胃息肉较常见，可以单发或多发，有蒂或广基均可。组织学类型分为增生性息肉（也称非瘤型）和腺瘤样息肉两种。前者多见，是在慢性炎症的基础上以胃黏膜上皮为主的炎性病变，细胞分化好，在胃内分布无规律性，呈多发性，其直径多在1.5厘米以内，很少恶变；后者少见，多继发于胃黏膜的肠腺上皮化生，主要分布于胃窦部，多为单发，息肉形态呈腺瘤样或乳头状瘤样，其直径多在2厘米以上，组织结构上可有管状、绒毛状及混合腺瘤之分，具有癌变的潜在危险，总的癌变率为15%～40%，直径>2厘米时恶变率可能过20%～60%，尤以绒毛状腺瘤恶变率最高，腺瘤性息肉恶变后多为肠型胃癌。因此，临床上一般认为直径大于2厘米的息肉、多发性息肉、广基的息肉有较高的恶变率，而一般胃息肉很少发生癌变。

463. 良性胃溃疡与胃癌的发生有何关系？

目前认为，胃溃疡本身并不是一个癌前期状态，但溃疡边缘的黏膜可能发生慢性萎缩性胃炎、肠上皮化生及异型增生而致癌变。

464. 残胃导致胃癌发生有哪些特点？

我国残胃癌发生率为2%～3%，远端胃手术15～20年后，残胃癌发生率显著上升。毕Ⅱ式吻合术（胃空肠吻合术）后发生胃癌几率较毕Ⅰ式为高；胃酸分泌减少致亚硝胺等致癌物质产生增多；十二指肠内容物反流到残胃，胆酸浓度增高是促使发生癌变的重要因素。

465. 胃癌好发于哪些部位？

胃癌可发生于胃内的任何部位，以胃窦部为最多见，占半数以上，大弯、小弯、前后壁均可受累，其次是贲门部，胃体部和累及全胃者相对较少。上述胃窦部、贲门部和胃体部的癌肿，绝大部分起始于胃小弯侧，仅少数位于大弯侧。高发国家的胃癌多以远侧部多见，占50%～60%，而低发国家如美国近40年来近侧部胃癌发生率较前逐渐减低。

466. 根据胃癌的部位如何判断其预后？

胃癌的预后与部位有关，其中以胃体部的最好，依次为胃窦部、近侧部及广泛癌，癌肿界限清楚的比弥漫性的预后好。

467. 胃癌是如何分类的？
胃癌的分类相对复杂，一般按大体形态特征、组织病理学特征等进行划分。

468. 按组织学特征，我国胃癌的分类是如何划分的？
在我国胃癌主要分为以下四种组织学类型：

(1)腺癌　是最常见的一种类型。癌细胞呈柱状或立方状，以单层或多层细胞排列成腺管，称为管状腺癌。有的腺癌细胞向管腔内突起呈乳头状结构，称为乳头状腺癌。有时常可见胞浆内或腺管中有少量黏液分泌。黏液腺癌的癌细胞多呈圆形。根据其分化程度又可分为高分化、中分化与低分化三种。

(2)黏液癌　恶性程度较腺癌为高，癌细胞呈腺样或条索样排列。当胞浆内和细胞外有大量的黏液分泌，可形成"印戒样细胞"，称印戒细胞癌。根据黏液癌的间质内结缔组织的多少，可分为黏液结缔性腺癌及黏液细胞性腺癌。前者常有较多的结缔组织增生，将癌组织分隔包围成大小不等的巢状；后者的癌细胞呈弥散分布，此种黏液癌更易广泛浸润。

(3)未分化癌　癌细胞呈圆形，体积小，胞浆少，核深染，细胞弥散分布。此种胃癌常不易与肉瘤鉴别，恶性程度最高。

(4)特殊类型癌　包括腺鳞癌、鳞状细胞癌、类癌等。另外，根据组织学起源可分为肠型和弥散型，肠型源于肠化生，含有管状腺体；弥散型源于上皮细胞，无腺体结构。

469. 腺癌按分化程度划分为三种，其超微结构有何特征？
胃癌的组织学类型主要是腺癌，其超微结构为：

①高分化和中分化腺癌细胞呈立方或柱状。细胞的管腔面有不规则的微绒毛，多数微绒毛内有微丝形成的核心，细胞器较丰富，高尔基体发育较好。高分化腺癌细胞侧壁有指状突起的连接，甚至可见连接复合体，癌细胞从高分化向分化较差发展时，细胞间隙增大、连接变厚、变短和变少。

②低分化腺癌的细胞间连接明显变薄且稀少，细胞器一般较少，胞浆内可见细胞内囊。微绒毛内有微丝束核心。界膜有环形微丝束围绕，此处无细胞器。细胞核及细胞器被挤至囊的一侧，囊腔内含絮状物。低分化腺癌中无腺管形成，弥散的癌细胞呈游离状，其表面有大小形态不规则的突起，细胞连接缺如。

470. 印戒细胞癌有哪些特点？
印戒细胞癌的特点是胞浆内充满黏液颗粒，细胞器极少，细胞间无连接，癌

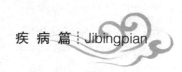

细胞表面有多数长短和形态均不规则的突起,细胞之间常以这些突起相互勾搭。细胞间缺乏连接,细胞器少,癌细胞周围有多量胶原纤维。

471. 根据胃癌的组织类型如何判断其预后?

根据胃癌的组织类型可判断其预后:肠型胃癌预后比弥漫型要好,因肠型胃癌易发生肝转移,而弥漫型则更易发生腹膜转移和淋巴结转移。当采用其他分类时,预后好坏依次为分化型腺癌、黏液腺癌、低分化腺癌、未分化腺癌及最差的黏液癌。

472. 什么是早期胃癌?

早期胃癌是指癌细胞仅浸润到胃黏膜层及黏膜下层,不论范围大小和有无淋巴结转移。

473. 早期胃癌肉眼分型包括哪些?

早期胃癌肉眼分型包括Ⅰ型(隆起型,息肉型)、Ⅱ型(表浅型,胃炎型)、Ⅲ型(凹陷型,溃疡型)。

474. 早期胃癌各型的特征是什么?

(1)Ⅰ型(隆起型或息肉型) 隆起突入胃腔,高于黏膜厚度2倍以上,约5毫米以上。

(2)Ⅱ型(表浅型或胃炎型) 又分为三个亚型。Ⅱa(隆起表浅型):较周围黏膜隆起,不超过黏膜厚度2倍。Ⅱb(平坦表浅型):无隆起或凹陷,与周围黏膜分界不清。Ⅱc(凹陷表浅型):较周围黏膜稍凹陷,不超过黏膜厚度2倍。

(3)Ⅲ型(凹陷型或溃疡型) 较周围黏膜有明显凹陷或溃疡。

以上三种基本类型可有不同组合,也可称混合型早期胃癌。如Ⅱa+Ⅱc、Ⅱc+Ⅱa、Ⅱc+Ⅲ、Ⅲ+Ⅱa、Ⅲ+Ⅱc、Ⅱc+Ⅱa+Ⅲ等。

475. 怎样发现早期胃癌?包括哪些?

早期胃癌通常经胃镜检查而发现。其中直径在5~10毫米者称小胃癌,直径小于5毫米者称微小胃癌,微小胃癌多数为多发性。多发性早期胃癌是指具有2处或多处独立的早期癌灶。"一点癌"是指胃镜活检就能切除的微小癌灶。

476. 什么是进展期胃癌?

进展期胃癌,亦称中晚期胃癌,是指病变深度超过黏膜下层而达到肌层或浆膜层者。进展期胃癌的最大直径一般为 2~15 厘米。

477. 进展期胃癌（中晚期胃癌）如何分型？有何特点？

按 Borrman 分型法，分胃 I ~ IV 型，与目前病理学家、放射学家和内镜专家确定的进展期胃癌类型相一致。

（1）I 型（蕈伞型或息肉型） 约占晚期胃癌 1/4，肿瘤局限，主要向腔内生长，形成蕈伞状巨块、息肉或结节，癌肿生长较慢，表面粗糙如菜花，中央常有糜烂和溃疡。肿瘤的基底较宽，病变局限，呈膨胀性生长。切面见癌与周围组织界限清楚，细胞分化好，向深部组织浸润和转移较晚。

（2）II 型（溃疡型） 胃癌主要向壁内生长，中心形成大溃疡，溃疡呈火山口样，溃疡底部不平，边缘隆起、质硬，有时隆起较明显而形成环堤状或结节状。此型亦呈膨胀性生长，切面见癌与周围组织界限清楚，肿瘤向深层浸润，常伴出血、穿孔。

（3）III 型（溃疡浸润型） 胃癌形态与 II 型相似，但肿瘤呈浸润性生长，形成明显向周围及深部浸润的肿块，中央坏死成溃疡，切面癌与周围组织界限不清。常较早侵及浆膜或发生淋巴结转移。

（4）IV 型（弥漫浸润型） 又称皮革胃，胃癌主要在壁内弥漫性浸润性生长，使胃壁增厚但不形成向腔内突起的肿块，也不形成大溃疡。病变累及胃壁大部或全部，使整个胃壁弥漫性增厚，胃壁僵硬，胃腔缩窄。此类胃癌细胞分化最差，恶性程度最高，淋巴结转移发生较早。

若同时并存上述类型的两种或两种以上病变者为混合型。其中以 III 型与 II 型多见。

478. 影响胃癌预后的因素有哪些？

胃癌的预后取决于肿瘤的部位与范围、组织学类型、大小、浸润胃壁的深度、有无转移、宿主反应以及手术方式等，在这些影响因素中，浸润深度和淋巴结转移对预后有决定性影响。一般而言，早期胃癌的预后好，早期胃癌中限于黏膜层的预后较黏膜下层癌好，无淋巴结转移者又比有淋巴结转移者预后好，女性较男性预后好，远端胃癌较近端胃癌的预后好。

479. 胃癌的临床病理分期（TNM 分期）如何划分？

目前我国胃癌的 TNM 分期方法采用 2002 年美国癌期划分联合委员会 / 国际抗癌联盟公布的方案，具体如下：

T：原发肿瘤，主要取决于肿瘤的浸润深度。

Tis：限于上皮层，未侵及黏膜肌层。
T1：限于黏膜及黏膜下层。
T2：侵及肌层或浆膜下层。
T3：肿瘤穿透浆膜层，但未累及邻近器官。
T4：肿瘤侵及邻近组织或器官。
N：淋巴结累及，主要取决于转移淋巴结距原发肿瘤的距离。
N0：无淋巴结转移。
N1：原发灶边缘3厘米以内的胃旁淋巴结转移。
N2：距原发灶边缘3厘米以外的淋巴结累及。
M：远处转移。
M0：无远处转移。
M1：有远处转移。

根据TNM分期，制定的临床分期标准，有利于治疗和判断预后，划分如下：

O期：Tis　N0　M0

Ⅰ期：
　Ⅰa期：T1　N0　M0
　Ⅰb期：T1　N1　M0，T2　N0　M0

Ⅱ期：T1　N2　M0，T2　N1　M0，T3　N0　M0

Ⅲ期：
　Ⅲa期：T2　N2　M0，T3　N1　M0，T4　N0　M0
　Ⅲb期：T3　N2　M0，T4　N1　M0

Ⅳ期：T4　N2　M0，T1-4　N1-2　M1

（说明：原发肿瘤局限于上皮层而未累及黏膜肌层者为原位癌，以Tis表示，当肿瘤为Tis　N0　M0时，即为原位癌，也可称为O期）

480. 根据胃癌分期（TNM分期）如何判定其预后？

根据胃癌分期（TNM分期）及"R"分类：R0表示术后无癌细胞残留；R1表示术后肉眼未见癌细胞残余；R2表示术后肉眼可见癌细胞残余。据此可判断胃癌的预后：Ⅰ期五年存活率＞90%，Ⅱ期大约为50%，Ⅲ期为10%，Ⅳ期的五年存活率很低。

481. 早期胃癌有哪些临床表现？

早期胃癌70%以上无症状，随着病情发展到一定程度才出现自觉症状，如上腹不适、反酸、嗳气、早饱等非特异性消化不良症状，可时隐时现，可长期存在。实际上大多数早期胃癌是在胃炎的基础上发生的，症状常常持续只是缺乏特殊性未受重视。对早期胃癌患者进行体格检查时，常常不能查出任何体征。

482. 进展期胃癌（中晚期胃癌）有哪些临床表现？

①常见症状为上腹痛、食欲减退、消瘦、乏力、呕血、黑粪、梗阻症状和癌肿扩散转移引起的腹水、肝肿大、黄疸及肺、脑、心、前列腺、卵巢、骨髓等的相应症状。

②体征以上腹部压痛最为常见，1/3 患者可扪及上腹部肿块，质地坚硬而不规则，可有压痛。能否发现上腹部肿块，与癌肿的部位、大小及患者腹壁的厚度有关。胃窦部癌可扪及腹块者较多。其他体征如质坚不光滑的肿大肝脏、黄疸、腹水、左锁骨上、左腋下淋巴结肿大、直肠前隐窝肿块常提示远处转移。

③进展期胃癌可发生出血、穿孔、梗阻、胃肠瘘管、胃周围粘连及脓肿形成等并发症。

④进展期胃癌可出现多种伴癌综合症。

483. 进展期胃癌（中晚期胃癌）的常见症状有何特点？

①上腹痛是进展期胃癌的首发症状，最常见但也最无特异性而易被忽视。由于不少胃癌常有慢性胃炎等背景性疾病，开始比较轻微，逐渐加重，可表现为隐痛或钝痛，疼痛与进食无明确关系或进食后加重。胃窦部癌也易引起十二指肠功能改变，可出现节律性疼痛，与急性或慢性消化性溃疡病相似，按溃疡病治疗，可得到暂时性缓解而易放松警惕。老年人痛觉较迟钝，多以腹胀为主诉。所以，必须重视上腹痛这一常见而又不特异的症状。对 40 岁以上的病人，如出现上腹痛等症状，服药虽能缓解，但短期内症状又反复发作，就要予以注意。如疼痛症状持续性加重且向腰背部放射，则可能为胃癌晚期侵及胰腺或横结肠系膜的表现。肿瘤一旦穿孔，则可出现剧烈腹痛的胃穿孔症状。

②食欲减退、消瘦、乏力这组症状也较常见且无特异性，往往进行性加重，表现为食欲不振、恶心、消瘦、乏力、贫血、水肿、发热等，晚期呈恶液质状态。许多胃癌患者就诊时便有体重减轻，有时也可作为胃癌的首发症状，可伴有或不伴有上腹痛，当与上腹部疼痛症状同时出现又能排除肝炎时，尤应予以重视。

③呕血和黑粪，不论癌瘤生于何处，在其长到一定程度发生破溃、糜烂时，就可有消化道出血。1/3 胃癌患者经常有慢性少量出血，多为粪便隐血试验阳性伴不同程度贫血，部分表现为黑粪或呕血，也有患者以大量呕血而就诊的。凡无胃病史的老年病人一旦出现黑粪时，必须警惕有发生胃癌的可能。

④梗阻症状常在病期较晚、肿瘤较大时发生，并且随癌瘤在胃内的部位而不同。贲门部肿瘤开始时可出现进食不畅，以后随病情进展而发生吞咽困难和食物反流。当胃癌在黏膜下浸润到食管时，也出现与贲门失弛缓症完全相同的临床表现。胃窦部的癌瘤因其接近幽门，故常出现幽门梗阻症状，如上腹胀满不适、打嗝，出现恶心、呕吐且逐渐加重，可吐出有腐败臭味的隔夜食。胃小弯或胃角切迹的癌瘤，因影响胃窦之蠕动，故亦常出现类似幽门梗阻症状。

484. 什么叫胃癌伴癌综合症？

有些胃癌可以分泌某些特殊激素或具有一定生理活性的物质而引起一些特殊的临床表现，称伴癌综合症。

485. 胃癌伴癌综合症有哪些表现？

①皮肤表现：Leser-Trelat 综合征，突然出现并迅速加重的脂溢性角化病、黑棘皮病、皮肌炎、蜕皮样红皮病、Bowen 病等。

②神经综合征：多发性神经炎、小脑变性等。

③血栓-栓塞综合征。

④血液病综合征：微血管病性贫血等。

⑤膜性肾病等。

486. 胃癌的辅助检查包括哪些？

胃癌的辅助检查包括影像学检查（X 线、CT、MRI）、内镜检查、超声检查（B 超、内镜超声）和活检及免疫学检查等。

487. 早期胃癌在内镜下的表现有何特点？

内镜是发现早期胃癌的有效方法，其表现如下：

①Ⅰ、Ⅱa 为各种形状的隆起结节，突向胃腔，有蒂或广基，表面不平可有糜烂，色泽发红或苍白。多发生于胃窦部，其次为贲门附近和胃体上部的后壁。Ⅰ型隆起高度超过黏膜厚度的 2 倍，Ⅱa 高度小于黏膜厚度的 2 倍。

②Ⅱb 的病变区与周围黏膜在同一水平，隆起或凹陷均不明显，呈颗粒状，黏膜发红或黄白色，与周围边界不清楚。该型肉眼诊断最为困难，病变最易遗漏。

③Ⅱc、Ⅲ型都是凹陷状改变，以幽门前、大弯侧和贲门部多见。Ⅱc 较浅，如糜烂状，底部有小颗粒，边缘不规则。Ⅲ型呈溃疡状，底部有坏死，黏膜颜色异常，边缘不规则，有糜烂及结节，有时可见向其聚集的黏膜皱襞可骤然变细或不规则地增粗，甚至突然中断。Ⅱc、Ⅲ型早期胃癌常需与愈合中的良性溃疡鉴

别。以上各型可合并存在而形成混合型早期胃癌。

488. 进展期胃癌（中晚期胃癌）在内镜下的表现有何特点？

进展期胃癌在内镜下常具有胃癌典型表现，与Borrman分型基本上一致。

（1）Ⅰ型　病变直径较大，形态不规则，呈广基肿块，与周围分界清楚，质脆，触之易出血，表面粗糙凹凸不平，呈菜花状或结节状，上有糜烂、溃疡或出血。

（2）Ⅱ型　病变为肿块中央溃疡，形态多不规则，有环堤边缘，溃疡较深，直径常>2厘米，与周围分界清楚，有渗出和坏死。

（3）Ⅲ型　表现为不规则溃疡，但无明显环堤，与周围黏膜界限不清。

（4）Ⅳ型　病变主要在胃壁内浸润扩展，因此表面黏膜的改变反而不明显，内镜诊断困难，不如X线准确。但有时可见黏膜肥厚、色泽苍白，黏膜表面可以高低不平，表面有时出现多发浅表糜烂或溃疡，当观察到小弯明显缩短，胃壁僵硬、充气时胃腔不能扩展时，应考虑为皮革状胃。

489. X线钡餐检查在诊断胃癌方面有哪些优势和不足？

X线钡餐检查是诊断胃癌的主要方法之一，可以观察到胃的形态和黏膜的变化、蠕动障碍、排空时间等。常规钡餐检查进展期胃癌患者时，可发现充盈缺损、表面不平、边缘不整齐的龛影或半月征，还可见到黏膜皱襞破坏、中断、不规则钡影，胃壁僵硬，蠕动消失，胃腔变形、狭窄等。但常规胃肠钡餐检查法效果有限，误诊率常可达20%~30%，所发现的胃癌手术切除率不超过50%，切除后的五年存活率低于20%，对早期胃癌的诊断尤其困难。为了显示胃黏膜较细微的早期病变，目前多采用气钡双重对比造影检查，该技术能检查出胃壁微小病变，是诊断早期胃癌的重要前提，已成为诊断胃癌的重要方法。

490. 怎样进行胃癌气钡双重对比造影检查？

检查前禁食、禁水，并注射解痉剂，口服消泡剂后置胃管，平卧。经胃管注入浓钡剂和空气，于不同体位观察摄片：

①仰卧正位，观察后壁；

②右侧前倾位，以充分显示胃窦后壁；

③俯卧正位，观察前壁；

④左侧前倾位，以充分显示胃体及小弯后壁；

⑤局部压迫适于观察隆起型病变；

⑥立位充盈观察胃的整体轮廓，尤其是胃角形态；

⑦食管双重对比摄片,以显示食管和贲门。该检查成功的关键是使钡剂充分地进入胃小区周围的浅凹,这样才能得到高质量的黏膜像。此法有助于发现直径为5~10毫米的早期胃癌,使漏诊率降低至5%~10%。

491. 早期胃癌的X线表现有何特征?

(1)隆起型(Ⅰ型) 可显示小的充盈缺损,表面多不光整,呈不规则的颗粒状或分叶状,基部稍宽,附近黏膜增粗、紊乱,可与良性息肉鉴别。

(2)浅表型(Ⅱ型) 可见黏膜表面不平、粗糙,局部胃小区、胃小沟被破坏、消失,出现钡影杂乱,或呈大小不等的颗粒状影,黏膜皱襞向癌区集中,皱襞尖端急剧变细或中断。其中Ⅱa可见其中有小透亮区,边界清楚。Ⅱb呈形态不均匀的杂乱钡影。Ⅱc可见不规则存钡区。此型甚易漏诊,须与增生的胃黏膜相区别。

(3)凹陷型(Ⅲ型) 主要表现为不规则的锯齿的小龛影,底部多毛糙不平,边界清楚,胃壁较正常略僵硬,蠕动波可自由通过癌区;凹陷区有钡剂积聚,但影较淡,邻近的黏膜皱襞有突然狭窄、终端截断或杵状增粗现象。

492. 进展期胃癌(中晚期胃癌)的X线表现有何特征?

(1)蕈伞型 表现为突入胃腔边缘不规则的充盈缺损,一般较大,基底广阔,表面不平,常因溃疡而在充盈缺损中有不规则龛影。充盈缺损周围的胃黏膜纹有中断或消失现象,胃壁稍僵硬。

(2)溃疡型 主要表现为形状不规则的龛影,常位于胃轮廓内,龛影周围往往有一圈边界清楚的透亮带(半月征)。龛影边缘不规则,呈多个尖角样凸出,龛影周围黏膜皱襞呈小结节状增粗,造成结节状充盈缺损,有时至环堤处突然中断,局部胃壁僵硬,蠕动消失。

(3)浸润型 局限性者表现为黏膜纹异常增粗或消失,并有多发浅小龛影,胃壁呈局限性僵硬,胃腔固定狭窄。在同一位置不同时期摄片,胃壁可出现双重阴影,说明正常蠕动和僵硬的胃壁轮廓相重。广泛浸润型的黏膜皱襞平坦或消失,胃腔明显缩小但不光滑,整个胃壁僵硬,无蠕动波可见,呈"皮革胃"。

493. 运用X线钡餐检查诊断胃癌时需注意哪些问题?

①位于胃大、小弯的癌瘤,由于X线投照方向与之呈切线关系,因而容易发现,而位于前后壁的癌瘤则需用不同充盈度的投照或控制压力的投照或双重对比等方法才能显示。

②幽门部的癌瘤常引起幽门梗阻,X线造影检查常仅见胃内有大量的钡剂潴

留，不能通过幽门，不易显示癌瘤的影像，易误诊为良性梗阻。故对年龄较大、病程较短而钡餐造影检查显示幽门梗阻者，虽未显示有肿瘤影像，亦应考虑胃癌的可能。

③位于贲门胃底的癌瘤，X线钡餐造影检查，易被忽略，因其位置不能用加压投照，且钡剂不易停留，故不易显示。检查时，应使患者头低脚高位，使钡剂充盈于贲门部，常可发现贲门黏膜有断裂或胃底与膈之间的距离加宽。

④溃疡型进展期胃癌需与良性溃疡相鉴别，良性溃疡典型的放射诊断标准包括胃壁上突然出现的边缘光滑的穿透性投影，投影可超过胃壁。偶尔在溃疡壁龛和腔内可见一条X线透射带，在纵切面上看最清楚，称为Hampton线。据此可确定为典型的良性溃疡，但这些征象不是每次都能表现出来，最可靠的良性征象在溃疡龛影周围出现放射状的皱襞和正常状态的胃黏膜表面。

494. CT和MRI检查能否诊断胃癌？

CT和MRI检查可判断胃癌的大小、范围、深度、与周围脏器的关系以及淋巴转移、腹水等，精确性约为50%~60%。CT和MRI三维重建仿真内镜能较清楚的显示胃内病灶，并且可以了解肿瘤局部浸润情况。

495. 什么是PET？

PET是将人体代谢所需的物质标记上短半衰期的核素，制成显像剂，注入人体进行扫描，这些物质可在肿瘤组织浓聚发射正电子成像，采集PET代谢图像同机融合CT解析图像，可提高对病灶的精确定位。

496. 细胞学检查对胃癌的诊断有何价值？

细胞学检查对弥漫浸润性或溃疡样胃癌非常有帮助。当在高度可疑病变处做多块活组织检查仍为阴性时，应重复做活检及细胞学检查；当因病变部位或病变类型的原因不易得到适当的组织标本时，应考虑做细胞学检查。

497. 细胞学检查如何收集细胞样本？

①最常见的方式是用小刷子来得到细胞样本，小刷子可在弹性鞘的保护下通过内镜。小刷子从鞘中伸出，直接放置在病变处并进行搓捻，刷拭完后，刷子回缩鞘内并抽出。活检或刷拭哪一个先做都没有关系。

②内镜细针抽吸技术。

③收集残留细胞技术是在每次活组织检查之间，通过抽吸活检管道，从而收集到残留细胞样本的一门技术。

498. 胃癌在 B 超检查下有哪些表现？

经皮 B 超检查可清楚地显示胃壁正常解剖呈 5 层结构。经饮水后使胃充盈，可因液体显示的无回声区与周围胃壁形成明显对比，有助于病变显示。B 超对进展期胃癌的显示率达 95%，诊断符合率达 93%。其显示率与肿瘤大小及部位有关，胃近侧部肿瘤的显示率较中部及远侧为低。

①当胃全周增厚时可显示假肾征、靶环征及面包圈征。

②有时可见向胃腔内生长的表面凹凸不平肿块，或呈不规则凹陷的溃疡（火山口征）。

③可能见到胃壁明显增厚，蠕动消失。

④还有助于发现肝转移癌及腹腔淋巴结转移。

499. 内镜超声检查有何优点？

内镜超声是在内镜前端装上微型超声探头，既可直接观察胃肠黏膜，又可利用超声探查胃肠壁结构及邻近器官，具有胃镜和实时超声检查二者的优点，对胃壁各层肿瘤浸润情况、邻近器官以及淋巴结转移的诊断有独到之处。

500. 内镜超声检查的使用方法与普通胃镜有何异同？

内镜超声检查的术前准备和检查方法与普通胃镜相同，但是，当到达要探查的部位后，需向胃内注入无气水或在探头处装以橡皮囊，向囊内注入无气水，使囊贴紧食管、胃壁或肠壁，此时再进行超声检查，以免在空气中超声波被吸收而大量衰减。

501. 内镜超声检查如何诊断胃癌？

超声内镜可将胃壁分为 5 层，分别为黏膜界面、黏膜层、黏膜下层、肌层和浆膜层，回声分别呈高回声、低回声、高回声、低回声和高回声。根据 5 层回声的不同改变，有助于判别胃癌的浸润深度。其中，第 4 层是划分早期胃癌和进展期胃癌的分界线。早期胃癌主要发现第 1、2、3 层管壁增厚、变薄或缺损等，进展期胃癌可发现不规则向胃腔内突出的较大肿块，或者大面积局限性管壁增厚伴中央凹陷，1～3 层回声消失。

502. 胃癌的免疫学检查有哪些？

胃癌的免疫学检查指标主要是肿瘤的相关抗原，如血清 CEA、CA19-9、CA125、CA50 等，总的来说，血清中的肿瘤的相关抗原升高，在胃癌的诊断中阳性率约为 60%，但敏感性和特异性不强，并与其他肿瘤有交叉。其中研究较多的是 CEA，胃癌患者血清中 CEA 水平的升高不如结肠癌常见，而大部分有肝脏转移的患者都有 CEA 明显升高。血清 CEA 水平在诊断胃癌，尤其是早期胃癌方面价值不高，但连续测定对疗效及预后判断有一定价值。目前国内研制的 MG 系列胃癌单克隆抗体有较强的特异性，尤其是系列混合检测结果更加确切，但也有假阳性。

503. 为什么诊断胃癌要采用多种检查方法？

采用多种检查方法，能尽量避免漏诊和误诊，提高诊断的准确率，因为在胃癌的诊断中每种检查方法都有其优势和不足，如：

①X 线钡餐造影检查是诊断胃癌的重要方法，但其对位于贲门胃底的癌瘤，易被忽略，因其位置不能用加压投照，且钡剂不易停留，故不易显示。

②胃镜检查是诊断胃癌最重要的方法，但对黏膜表面似正常状态的早期浸润性胃癌，尤其是Ⅱ型早期胃癌的诊断尚有困难，并且难以评估胃癌的浸润深度，但胃的超声检查可有助于解决这个问题。进展期胃癌Ⅳ型，病变主要在胃壁内浸润扩展，因此表面黏膜的改变反而不明显，内镜诊断困难，不如 X 线准确。

③内镜超声检查具有胃镜和实时超声检查二者的优点，尤其对邻近器官浸润以及淋巴结转移有较好的识别能力，可用于术前做 TNM 分期，但对伴有溃疡时的正确率可低至 50%，溃疡越深，正确率越低。

④内镜做活组织检查、细胞学检查或把二者结合起来才能对胃癌做出组织学诊断，而提高诊断率的关键是医师在内镜下的取材数量和取材部位。

504. 内镜下进行活体染色对诊断早期胃癌有何价值？

为了提高在内镜直视下识别早期胃癌，根据某些染料可使病变组织着色的原理，在行内镜检查的同时进行活体染色，即向可疑病变处喷洒染料（如美蓝、0.1%~1%靛胭脂或 0.5%~1%亚甲蓝），可显示病变部位和范围，便于活检取材和确定手术切除范围。有条件换用放大胃镜结合染色方法较普通胃镜有更高的检出率。

505. 如何诊断胃癌？

胃癌的早期诊断是提高胃癌疗效的关键，但由于胃癌在早期出现的一些消化不良、上腹不适症状，常被误诊为其他良性疾病，经对症治疗后症状可改善，易被医生和病人所忽视，而未能进一步检查以至延误诊断。因此，凡具有以下情况之一者，应高度警惕，并及早进行胃肠钡餐 X 线检查、胃镜和活检组织病理检查，以明确诊断：

①40岁以上出现上腹不适、疼痛，无明显节律性并伴有明显食欲不振和消瘦者。
②40岁以上患者，出现不明原因的贫血、消瘦和粪便隐血试验持续阳性者。
③胃溃疡患者，经严格内科治疗而症状仍无好转者。
④患有萎缩性胃炎伴肠上皮化生及不典型增生，经内科治疗无效者。
⑤X线检查显示胃息肉大于2厘米者。

同时，全面体检时应注意有无上腹压痛、肿块、腹水、肝大、黄疸、左锁骨上淋巴结、直肠指诊触及盆腔内肿块等，对可疑患者，进一步做气钡双重造影、内镜检查及活检。

506. 与癌肿有关的基因有哪些？

目前认为致癌过程是多阶段的，包括多个连续的"独立"的事件，是多个遗传物质，即基因积累性改变的结果，与癌肿有关的基因有三种。第一种是抑癌基因，如 P53、Rb 等；第二种是癌基因，如 myc、ras、abl、src 等；第三种是程序死亡基因，如 bcl-2 等。第一种基因的失活和第二种的激活可使细胞增生，第三种基因的失活可使细胞永生化，在其他致癌因素作用下而致癌。

507. 与胃癌发生关系密切的基因有哪些？

（1）抑癌基因　P53 基因是目前研究最多的抑癌基因、还有 Rb、MCC、DCC、APC。

（2）癌基因　目前研究最多的癌基因是 ras 癌基因和及其表达蛋白。

508. 基因突变的检测方法有哪些？

①免疫组织化学染色；
②聚合酶链反应（PCR），该方法更灵敏，辅以其他分析法如：单链构象多态性分析（SSCP）、变性梯度凝胶电泳法（DGGE）、限制性片断长度多态性分析（PCELP）、PCR 直接按顺序法、寡核苷酸探针杂交法。

509. 胃癌须与哪些疾病相鉴别诊断？

临床上须与胃癌鉴别的疾病有胃溃疡、胃息肉、胃良性肿瘤、胃肉瘤及慢性胃炎，有时还要与胃皱襞肥厚、巨大皱襞症、胃黏膜脱垂症、幽门肥厚及严重胃底静脉曲张等相鉴别。晚期胃癌上腹部出现肿块时需与胰腺癌、横结肠癌作鉴别。胃癌常可出现腹水，需与肝硬化腹水、结核性腹膜炎或其他脏器的恶性肿瘤所致腹水鉴别。胃癌远处转移引起的其他脏器的症状皆需与这些脏器的其他疾病相鉴别。鉴别诊断主要依靠内镜和活组织病理检查。

510. 胃癌的治疗总原则是什么？

(1)早期治疗　早期发现，早期诊断，早期治疗，是提高胃癌疗效的关键。

(2)手术为主的综合治疗　以手术为中心，开展化疗、放疗、中医中药和生物学等治疗，是改善胃癌预后的重要手段。

511. 如何选择胃癌的治疗方案？

胃癌治疗方案的选择：

①Ⅰ期胃癌可视为早期癌，以根治性手术切除为主。一般不主张辅助化疗。

②Ⅱ期胃癌可视为中期，根治性手术切除为主，术后常规辅以化疗和生物治疗。

③Ⅲ期胃癌已是进展期，手术以扩大根治性切除为主，术后更应强调化疗、放疗、中西医结合治疗等综合性疗法。

④Ⅳ期胃癌属晚期，多数胃癌已不能切除原发或转移灶，以非手术治疗为主。

512. 胃癌的治疗方法有哪些？

其治疗方法主要有手术治疗和非手术治疗两种，其中非手术治疗又包括化学治疗、放射治疗、内镜治疗、生物治疗和综合治疗。

513. 胃癌的手术治疗原则是什么？

外科手术是治疗胃癌的主要手段，只要患者体质条件许可又无远处转移，皆应剖腹探查，力争根治性切除。即使姑息性切除也应使残留癌组织越少越好。晚期胃癌伴有幽门梗阻而不能做姑息性切除者，可行短路手术，以解除梗阻症状。

514. 胃癌开腹探查时应注意什么？

胃癌开腹探查时应注意有无腹水，胃癌部位、范围、活动性，有无穿透浆膜，侵犯周围脏器，胃周淋巴结情况，肝转移，腹膜种植，盆腔转移等。

515. 为什么要进行胃癌的手术前评估？

①通过X线或内镜检查可发现胃内病变，活组织检查可证实胃癌诊断。由于早期胃癌的病变部位和范围在手术中较难确定，必须在术前仔细进行内镜检查，才能确定病变位置、大小、范围和个数。残胃要特别注意检查，对可疑病变可做术中冰冻切片加以判定，以保证残胃内无癌组织残留。

②用 CT 扫描进一步检查患者，不仅有助于识别有无肝脏转移，而且能确定有无胃癌的胃外蔓延及淋巴转移，有利于术前确定治疗方案。

③内镜超声检查可在术前确定胃癌的浸润深度和广度，特别是对小而早期的胃癌有帮助。

516. 胃癌手术分哪几类？

（1）根治性切除手术　即将原发灶连同部分胃组织及相应的淋巴结等其他组织一并切除，临床上不残留任何癌组织。根据肿瘤的大小、部位（即肿瘤肉眼边缘与贲门间的距离），可将根治术分为根治性胃次全切除和全胃切除，其中以前者常见。

（2）姑息性手术　晚期胃癌由于病变广泛，侵犯了邻近重要的脏器、血管或腹腔出现种植性转移，或有远处转移的证据者，多采用这种手术。姑息性手术包括两类：一类是不切除原发病灶的各种短路手术，另一类是切除原发病灶的姑息性切除术。

517. 如何选择胃癌的手术方式？

（1）早期胃癌　黏膜内癌应做 R1 根治手术；黏膜下癌做 R2 根治手术；小于 2 厘米的息肉状黏膜内癌，做局部肿瘤切除或 R0 术式。

（2）进展性癌　R2 手术是进展性癌的标准手术，根据肿瘤的部位以及对周围组织脏器的侵犯情况，有时需做 R3 手术。

518. 胃癌手术前后有哪些注意事项？

胃癌患者往往营养状况较差，可有贫血、低蛋白血症，尤其是伴幽门梗阻、胃壁水肿、胃腔内感染较重者。术前后应注意改善周身状况，目前采用胃肠道外营养支持疗法可改善周身状况。术前充分洗胃及胃肠减压，可减轻胃壁水肿和胃内感染，有利吻合口的愈合。当病变可能累及横结肠系膜根部时，术前应做肠道准备，以便术中有可能联合切除部分横结肠。部分患者在术前放置鼻胃管时应同时放置营养导管，以备术后可经肠道补充营养。行根治术的患者，尤其是胰包膜切除和淋巴结清除范围较广者，必须放置引流。个别患者可能有短期的胰液漏出。术后给予胃肠道外营养，有利于病情的恢复，为尽早进行其他综合治疗创造良好的条件。

519. 根据外科手术类型如何判断胃癌的预后？

①未行手术治疗患者的平均存活时间大约为 11 个月（从诊断时算起）。

②只行剖腹探查术患者的平均存活时间约为4~5个月。

③实施姑息手术患者的预后：一种是仅实施缓解痛苦的短路手术者，其平均生存时间约为4~5个月。另一种是仅姑息切除而非治愈性切除者，其平均生存时间约为9~14个月。

④实施根治性切除患者的平均生存时间大约为28个月。

520. 早期胃癌内镜治疗的适应证有哪些？
①黏膜癌或仅小范围侵入黏膜下层的黏膜下层癌；
②直径≤2厘米；
③隆起型或凹陷型而无溃疡形成、无黏膜皱襞聚集；
④高分化型；
⑤早期胃癌患者如有全身性疾病不宜手术切除者也适于用内镜治疗。

521. 胃癌的内镜治疗包括哪几种？
其内镜治疗包括内镜根治术和内镜姑息治疗两种。

522. 在胃癌的治疗中，内镜根治术有哪些？
目前应用于临床的内镜根治术有下列几种方法：

（1）剥离活检治疗法　采用内镜下局部直接注射和息肉切除相结合方法。操作步骤为先在癌灶底部注射生理盐水或50%葡萄糖溶液，使病灶（包括原先凹陷的Ⅱc型病灶）隆起，然后行电凝切除。

（2）内镜双套息肉样切除术　应用双管道内镜，首先用活检钳提起病灶，将圈套器套住病灶底部，然后做电凝切割，亦可使用双圈套法套切。

（3）早期胃癌局部高渗盐水及肾上腺素注射下内镜根治术　应用高频电刀将预定切除病灶外周0.5~1.0厘米处做点状切口；病灶黏膜下层内注射高渗盐水及肾上腺素（即为50%葡萄糖溶液40毫升+肾上腺素0.1毫升或40毫升生理盐水+肾上腺素0.1毫升），注射量约30毫升，高频电刀沿病灶周围原点状切口处做环周切开（切至黏膜下层），应用抓钳提起整个病灶。

（4）早期胃癌纯酒精疗法　经内镜插入注射针，对准早期胃癌病灶区及其边缘部，分4~8点注射95%乙醇溶液，每点约0.5毫升。该方法对病灶直径<4毫米的黏膜层癌，特别是小胃癌和微小胃癌患者较为理想。

（5）内镜微波凝固治疗早期胃癌　由于已经证实40℃~44℃的温热条件下对癌细胞有致死作用，故本方法是经内镜活检管道导入微波天线，头端产生热能（温度可调节）。

(6)早期胃癌内镜激光治疗　常用的是 Nd-YAG 激光，该激光功率高，快速照射疗效较好。

523. 胃癌的内镜姑息治疗有哪些？

对不能进行手术的进展期胃癌患者，为了缓解狭管、出血等症状可采用内镜进行姑息治疗，主要有：

①利用液氮气化时的低温使组织坏死。

②用 Nd-YAG 激光照射隆起病变。

③通过内镜注射免疫增强剂（如 OK-432）。

④通过内镜注射抗癌药物等。

524. 何谓 EMR？其适应证及禁忌证有哪些？

EMR 即内镜下黏膜切除术。其适应证（日本内镜协会）为：

①病理类型为分化型腺癌；

②内镜下判断癌细胞的浸润深度限于黏膜层；

③病灶直径小于 2 厘米；

④病变局部不合并溃疡。

其禁忌证为超声内镜提示肿瘤侵及黏膜下层。

525. 何谓 ESD？其适应证及禁忌证有哪些？

ESD 即内镜黏膜下剥离术。其适应证为：

①分化型腺癌，浸润深度限于黏膜层，不合并溃疡，不论病灶大小；

②分化型腺癌，浸润深度限于黏膜层，虽合并溃疡，但病灶直径小于 3 厘米；

③分化型腺癌，浸润深度已达黏膜下层浅层，但不合并溃疡，病灶直径小于 3 厘米；

④低分化型腺癌，不合并溃疡，但病灶直径小于 2 厘米。

其禁忌证为非抬举征阳性，即在病灶基底部的黏膜下层注射盐水后局部不能形成隆起，提示肿瘤可能已浸润至肌层。

526. 在胃癌治疗中如何应用化学疗法？

对手术病人化疗是辅助性治疗，而对于晚期病人及各种原因不能手术的病人，化疗是其主要的治疗手段。在胃癌的治疗中，化学疗法主要用于三个方面：

(1)术前行辅助化疗　通过缩小原发灶，降低分期，提高根治性切除的可能性。

(2)术后辅助化疗　旨在根治性切除术后，清除隐匿性微小转移灶，防止复发或转移。

(3)挽救化疗　对不能手术、术后肿瘤播散者，希望通过化疗可以控制症状，延长存活期。

527. 胃癌的化疗方法有哪些？如何给药？

临床上，胃癌的化疗方法可采用单一药物化疗，但更多是联合药物化疗，有时化疗可与激素及放疗联用。口服给药、静脉给药和腹腔内给药属全身用药，胃镜下注射高浓度抗癌乳化剂、选择性胃左或干总动脉介入化疗属局部用药。其中，腹腔内给药一般提倡大容量（2升左右）、大剂量（如5-FU1000毫克、MMC10毫克、DDP40毫克）给药，化疗药物灌注液加温至42℃左右可提高疗效，低渗液在短时间内也有杀灭癌细胞的作用。其他则根据所选择的化疗方案给药。

528. 治疗胃癌常见的化疗药物有哪些？

治疗胃癌常见的化疗药物有：5-氟尿嘧啶（5-FU）、丝裂霉素（MMC）、阿霉素（ADM）、表阿霉素（Epi-ADM）、顺铂（CDDP）、依托泊苷（Vp-16）、紫杉醇类、草酸铂、羟基喜树碱、半合成的CPT-11以及氟尿嘧啶的衍生物如替加氟（FT207）、优氟啶（UFD）、氟铁龙（5' DFUR）等。新一代化疗药物：紫杉类：紫杉醇（paclitaxel）、多西紫杉醇（docetaxel）；第三代铂类：奥沙利铂（oxaliplatin）；拓扑异构酶I抑制剂：伊利替康（CPT-11）；新型口服氟尿嘧啶类：卡陪他滨（capecitabine）和S-1。

529. NCCN胃癌临床实践指南（2007）包括哪些内容？

(1)术前化疗　ECF方案（1级）。

(2)术前放化疗（局部无法切除）　5-FU/LV（2B级）；5-FU为基础（2B级）；顺铂为基础（2B级）；紫杉烷为基础（2B级）；伊立替康为基础（2B级）。

(3)术后放化疗　5-FU/LV（1级）；5-FU为基础（1级）；顺铂为基础（2B级）；ECF方案（1级）；紫杉烷为基础（2B级）。

(4)术后化疗　ECF方案（1级，仅当术前使用过ECF时）。

(5)远处转移　5-FU/LV（2B级）；5-FU为基础（2B级）；奥沙利铂为基础（2B级）；顺铂为基础（2B级）；紫杉烷为基础（1级）；伊立替康为基础（2B级）；ECF方案（1级）。

(注：1级：NCCN共识，有高度循证医学证据；2A级：NCCN共识，有较少的循证医学证据；2B级：非完全的NCCN共识，有较少的循证医学证据；3

级：不能获得 NCCN 共识）

530. 治疗胃癌常用的化疗方案有哪些？

临床上采用的联合化疗方案很多，有两药联合，还有三联方案，而 5-FU 是使用最多的基本药，甲酰四氢叶酸（LV）可使 5-FU 增效，氨甲喋呤（MTX）能增加 5-FU 抗癌活性，常联合应用，具体如下：

（1）LV/UFT 方案　UFT 360 毫克 / 平方米 / 天，分 3 次口服；LV 25 毫克 / 平方米 / 天，分 3 次口服，第 1～21 天，休 7 天，为一疗程。

（2）LV/FP 方案　LV 20 毫克 / 平方米，静脉注射，第 1～5 天；5-FU 1000 毫克 / 平方米，持续静滴 12 小时，第 1～5 天；DDP 20 毫克 / 平方米，静脉注射，第 1～5 天。

（3）FAM 方案　5-FU 600 毫克 / 平方米，第 1、8、29、36 天，静脉滴注；ADM 30 毫克 / 平方米，第 1、29 天，静脉注射；MMC 10 毫克 / 平方米，第 1 天，静脉注射，6 周一疗程。重复应用 ADM 总量不超过 550 毫克。

（4）EAP 方案　VP16 120 毫克 / 平方米，第 4、5、6 天，静脉滴注；ADM 20 毫克 / 平方米，第 1、7 天，静脉注射；DDP 40 毫克 / 平方米，第 2、8 天，静脉滴注，水化。每 4 周重复，3 周期一疗程。毒性反应较大，限于年轻患者及病变进展期。

（5）ELF 方案　5-FU 500 毫克 / 平方米，静脉注射 10 分钟，第 1～3 天；LV 200 毫克 / 平方米，静脉注射 10 分钟，第 1～3 天；VP16 120 毫克 / 平方米，静脉滴注 50 分钟，第 1～3 天，4 周一次。当有 WHO Ⅱ～Ⅳ度不良反应时，5-FU 减量 10%。适用于老年心脏病患者和体质较差者。

531. 挽救治疗的临床常用方案有哪些？

（1）ECT 方案　Epi-ADM 50 毫克 / 平方米，静脉注射，第 1 天；DDP 20～30 毫克 / 平方米，静脉滴注，第 1～3 天；5-FU 375～425 毫克 / 平方米，静脉滴注，第 1～5 天；每 3～4 周重复或 Epi-ADM 50 毫克 / 平方米，静脉注射，第 1 天；DDP 60 毫克 / 平方米，静脉滴注，第 1 天；5-FU 200 毫克 / 平方米，连续静滴，第 1～21 天；每 4 周重复。

（2）DDP+5-FU 方案　DDP 20～30 毫克 / 平方米，静脉注射，第 1～3 天；CF 300 毫克 / 平方米，静脉滴注，第 1～3 天；5-FU 500 毫克 / 平方米，静脉滴注，第 1～3 天；每 3～4 周重复。

（3）FOLFOX 方案　包括 FOLFOX4 方案和 FOLFOX6 方案。

①FOLFOX4 方案：Oxaliplatin 85 毫克 / 平方米，静脉滴注（2 小时），第 1

天；CF 200 毫克/平方米，静脉滴注（2小时），第1、2天；5-FU 400 毫克/平方米，静脉注射（推注），第1、2天；5-FU 600 毫克/平方米，静脉注射（22小时静脉滴注），第1、2天。每2周重复。

②FOLFOX6方案：Oxaliplatin 100 毫克/平方米，静脉滴注（2小时），第1天；CF 400 毫克/平方米，静脉滴注（2小时），第1天；5-FU 400 毫克/平方米，静脉注射，第1天；5-FU 2400～3000 毫克/平方米，静脉滴注（46小时），第1、2天。每2周重复。

(4)EOX方案　EPI-ADM 50 毫克/平方米，静脉注射，第1天；Oxaliplatin 130 毫克/平方米，静脉滴注（2小时），第1天；Capecitabine 825 毫克/平方米，口服，第1～14天；每3周重复。

(5)TCF方案　Docetaxel 75 毫克/平方米，静脉滴注，第1天；DDP 20～30 毫克/平方米，静脉滴注，第1～3天；5-FU 375～425 毫克/平方米，静脉滴注，第1～5天；每4周重复。

（注意：EOX方案和TCF方案在大于65岁的患者中治疗获益/风险比较差，因此慎用）

532. 化疗药物有哪些毒副作用？化疗期间应注意什么？

化疗药物的毒副作用主要为消化道反应、心脏、造血系统、肝肾功能损害、脱发与皮肤反应。用药期间应定期检查血常规、心电图、肝肾功能。

533. 在胃癌的治疗中如何应用放射治疗？有何意义？

(1)术前放疗　指对某些进展期肿瘤，临床上可摸到肿块，为了提高切除率而进行的术前局部照射。以每次2戈，每周5次，共4周，总量为40戈。在停止照射后10～14天进行手术。照射后肿瘤相应缩小，与周围的分界较清晰，切除过程中所致的扩散和转移的机会较少，局部切除率增加。

(2)术中放疗　在日本开展较早，欧美等国近年内正在积极兴起，我国已有少数单位在这方面进行了尝试。术中照射是在肿瘤切除后建立胃肠吻合前，主要是针对第2站淋巴结、肠系膜上血管周围淋巴结、腹主动脉周围淋巴结，用加速器进行一次大剂量照射，以30～35戈为宜。术中照射可能发生一些并发症，胰腺大部包括在照射内，可有一过性的胰腺炎，但影响不大。若术中未将肠道隔开，肠道被照射后造成放射性肠炎，较为严重，轻者形成狭窄、梗阻，重者可出现穿孔，因此术中必须确保将肠道隔离在照射野外。

(3)术后放疗　是否有助于提高患者生存率的意见并不统一，但可使局部复发率降低。

534. 胃癌的靶向治疗有哪些？

（1）表皮生长因子受体抑制剂　表皮生长因子受体属酪氨酸激酶受体，在进展期胃癌高度表达，主要有西妥昔单抗、吉非替尼等。西妥昔单抗250毫克/平方米，每周1次，合用依立替康180毫克/平方米，每两周1次，能提高晚期胃癌的化疗疗效。

（2）血管生成抑制剂　血管内皮生长因子在胃癌组织中的表达与胃癌复发和预后有关，贝伐单抗（阿瓦斯汀）是重组人源化抗血管内皮生长因子单抗，其与顺铂、依立替康联合治疗晚期胃癌的Ⅰ期临床研究已完成。

（3）其他　如细胞周期抑制剂、细胞凋亡促进剂、基质金属蛋白酶抑制剂正处在临床研究中。

535. 胃癌的生物治疗包括哪些？

（1）过继免疫治疗　如应用干扰素、白介素-2、肿瘤坏死因子、LAK细胞、TIL细胞、肿瘤疫苗等以提高患者对肿瘤的免疫能力。

（2）其他非特异免疫增强剂　主要作为辅助治疗，如香菇多糖、云芝多糖、OK-432、PSK等。

（3）胃癌的基因疗法　将来有望成为防止胃癌的有力武器。

536. 胃癌的综合治疗包括哪些？

综合治疗就是各种治疗方法综合应用，可提高胃癌的治疗效果，包括化疗和手术、放疗和手术、化疗和放疗联合应用以及支持治疗，如心理支持、补充营养、纠正贫血、调整酸碱平衡、预防感染、镇痛、止血等。

537. 胃癌复发的原因是什么？

①初次癌的诊断和手术太迟，手术时大多为进展期癌，术后复发率高。而早期胃癌行根治术后五年存活率可达90%以上。

②初次手术切除不足或术式选择不当，如肿瘤切除后胃残端或邻近器官有癌细胞残留，包括未能察觉的多发癌及周围淋巴结清除不足。

③亚临床转移癌灶的遗留。

④手术时胃肠腔内、外癌细胞脱落种植而复发，或经血行转移。

538. 胃癌复发后如何预防？

①对初期胃癌进行早期诊断及选择合理的手术；

②术前行内镜检查或术中剖开胃腔，排除同时性多发癌；

③术时全面充分的腹腔探查；

④采用不接触肿瘤的切除法;
⑤合理地清除肿瘤周围淋巴结;
⑥肿瘤的近端、远端要有足够的切除距离,并应对断端做冰冻切片组织学检查,以排除癌组织残留。

539. 如何划分胃癌复发的时期?

胃癌复发可分为早期(2年内)、中期(2~5年)与后期(5年以上)复发。多数报告均为腹膜转移时间最短,其次为脏器转移、淋巴结转移,残胃癌时间最长。复发早晚与胃癌病期、病理学特点、复发形式、治疗程度等有关。复发与病期的关系是:Ⅰ期多在3~4年,Ⅱ期2~3年,Ⅲ期1~2年,Ⅳ期0~1年。从大体形态看(按Borrman分型法),Ⅳ型早期复发最多,其次顺序为Ⅲ、Ⅱ、Ⅰ型。从癌浸润深度看,浅者晚期复发多见,深者早期复发较多。淋巴结转移亦有同样倾向。

540. 胃癌复发如何诊断?

胃癌术后的严密定期复查、监测是早期诊断复发的最好方法。

①初次根治术后,已消失或缓解的症状再次出现或加重时,要进一步进行检查。胃癌复发的最常见症状是腹痛、消瘦、胃肠道梗阻和出血,因此,详细询问病史及查体对复发性胃癌的诊断是很重要的。

②复发胃癌常用的检查方法是胃肠钡剂X线检查,可发现腔内复发肿瘤,而腔外出现复发时可使胃受压和移位。

③内镜术后随诊复查可发现腔内复发,包括吻合口癌、术时未发现的多发性癌的遗留、异时多发性癌等,并可取活检病理检查证实。

④CT和B超检查可诊断肝转移、淋巴结转移及盆腔的复发。

541. 复发的胃癌该如何治疗?

一般而言,复发的胃癌唯有再行根治性手术切除才有望治愈,姑息性手术只可缓解合并症,但复发肿瘤的切除是很困难的。术前要对初次手术的方式和术中发现做详细地了解,术中要全面剖腹探查,确定病变范围,根据不同转移情况而做不同的治疗,主要包括残胃癌的治疗、腹膜转移的治疗、肝转移的治疗、肺转移的治疗、卵巢转移癌的治疗以及其他转移癌的治疗。

542. 如何预防胃癌的发生?

(1)控制和排除已知的可疑致癌因素

①注意饮食卫生,避免过度进食刺激性饮食,节制烟酒,规律进食,积极防

治胃炎、胃溃疡。

②改变传统的盐腌或烟熏保存食物的方法，提倡应用冷冻保鲜储存法。

③常进食新鲜蔬菜、水果或每日进服维生素C，减少胃内亚硝胺的形成。

④减少饮食中盐分的摄入（＜6克／日）。

⑤多食牛奶及奶制品。

⑥增加食物构成中的肉类、鱼类等蛋白高的食物成分。

(2)早期发现在自然人群中的易感个体，定期随访以利早期发现，及时治疗

①开展普查：主要是筛选高危人群。在高发区建立胃癌防治网，培训内镜医生，广泛开展高危人群的普查，及时发现早期胃癌，做到早诊早治。

②在综合医院建立胃病专科门诊，提高门诊病人中的胃癌早期诊断率。

③坚持易感病例的随访。

543. 其他胃恶性肿瘤包括哪些？

其他胃恶性肿瘤以原发性胃淋巴瘤和胃平滑肌肉瘤最多见，其他还有类癌、纤维肉瘤、脂肪肉瘤、横纹肌肉瘤、血管肉瘤、神经肉瘤及转移性癌等。

544. 何谓原发性胃淋巴瘤？

原发性胃淋巴瘤是原发于胃、起源于黏膜下层淋巴组织的恶性肿瘤，是除胃癌以外胃内发病率最高的恶性肿瘤，约占所有胃恶性肿瘤的3%～11%。

545. 原发性胃淋巴瘤有何特点？

其发病年龄以40～59岁最常见，儿童罕见，男性发病率高。病变好发于胃窦部和幽门前区，病理组织学上绝大部分是B细胞淋巴瘤，呈低度恶性并具有局限化趋势。

546. 如何诊断原发性胃淋巴瘤？

①本病临床症状缺乏特异性，早期症状不明显，最常见的是上腹痛、食欲缺乏、厌食、消瘦等，肿瘤坏死可引起消化道出血，但穿孔和幽门梗阻发生率较低。

②X线钡餐表现黏膜粗大、排列紊乱，广泛浸润则形如皮革胃，也可表现为腔内多发不规则龛影或菜花样充盈缺损。易误诊为胃癌、胃溃疡和胃炎。

③胃镜表现为：胃内多发结节状隆起或扁平型肿块，可伴表浅糜烂；单发或多发不规则呈地图状溃疡，底平边缘增厚，胃壁无明显僵硬感；异常粗大的黏膜皱襞。

④应与胃癌、假性淋巴瘤、慢性胃炎淋巴组织反应性增生相鉴别。

547. 胃类瘤分哪几型？

Ⅰ型主要变化为慢性萎缩性胃炎、恶性贫血，预后较好。
Ⅱ型常与 Zollinger-Ellison 综合征相关。
Ⅲ型散发、少见，恶性程度最高。

548. 胃类瘤在内镜下有何特征？如何治疗？

内镜下常见小息肉样、圆形黏膜下肿块，表面常呈黄色。一般可在内镜下切除肿瘤，对大而无蒂病变和恶性病变应行外科手术治疗，术后定期随访。

549. 胃转移性癌有何特征？

胃转移性癌少见，发病率 0.2%～5.4%；X 线下表现为"牛眼征"；内镜下为单发或多发黏膜下病灶，多位于胃体上部，可突出于胃腔，伴有坏死出血；治疗以放化疗为主。

550. 胃黏膜下肿瘤有哪些特征？

胃黏膜下肿瘤较少见，表面有正常黏膜覆盖，大多数是非上皮源性的，除异位胰腺外，均来自胃壁的间叶组织，主要有间质瘤、神经组织肿瘤、纤维瘤、脂肪瘤、血管瘤等，以间质瘤最多。其内镜特征有：

①呈丘状、半球形或球形隆起。
②基底多宽大，境界不太明显。
③表面黏膜紧张光滑，色泽与周围黏膜相同，顶部可出现坏死、溃疡。
④可见到桥型皱襞。

中医篇
Zhongyipian

1. 如何认识脾的概况？

脾位于中焦，在左膈之下，胃的后下方，其形扁长如刀镰。《难经·四十二难》："脾重二斤三两，扁广三寸，长五寸，有散膏半斤。""散膏"，《难经汇注笺正》认为系指胰腺组织。国内外有学者认为中医学的"脾"相当于西医学的"胰腺"，这种认识虽然不十分准确，但有一定的道理。脾在五行中属土，在阴阳属性上，为阴中之至阴，与自然界长夏相通应。脾与胃同居中焦，是机体对饮食物进行消化、吸收的重要脏器，脾与胃通过经脉相互属络，互为表里脏腑。脾与胃在五行中皆属土：胃为阳明燥土，属阳；脾为太阴湿土，属阴。脾的生理特性是主升、喜燥恶湿。生理功能是主运化和统血，脾在志为思，在体合肉，其华在唇，开窍于口，在液为涎。

2. 脾的生理特性是什么？

脾的生理特性为："脾气主升、喜燥恶湿"。

3. 如何理解脾的生理特性"脾气主升"？

脾气主升，是指脾气的运动特点以上升为主。包括升清和升举内脏两个方面。

（1）升清　脾主升清，是指脾气有运输水谷精微等营养物质，上输心肺、头目，并通过心肺的气化作用，化生气、血，以营养濡润全身。脾主升清的功能正常，水谷精微等营养物质才能吸收和正常输布，上输心肺、头目并布散全身，进而使元气充沛，生机盎然。脾不升清，水谷精微等营养物质输布运行失常，气血生化输布障碍，则可见头目眩晕、神疲乏力、腹胀泄泻等症。

(2) 升举　脾气具有升举内脏，以维持内脏相对恒定位置，防止其下垂的作用。脾气主升，脾气上升是防止内脏下垂的重要保证。脾升举内脏功能正常，可使机体内脏位置相对恒定而不致下垂。脾气虚弱，无力升举，反而下陷，可导致某些内脏下垂，如胃下垂、肾下垂、子宫脱垂、脱肛等。临床治疗内脏下垂病证，常采用健脾升陷的补中益气汤。

4. 如何理解脾的生理特性"喜燥恶湿"？

脾喜燥恶湿，是与胃的喜润恶燥相对而言的。脾之所以有喜燥恶湿的特性，与其运化水液的生理功能密不可分。脾气健旺，运化水液功能发挥正常，水精四布，就不会有水湿痰饮的停聚。脾气升清，将水液上输于肺，而脾气升运的条件之一就是脾脏干燥而不被水湿痰饮所困。脾气虚衰，运化水液功能障碍，水湿痰饮内生，即所谓"脾生湿"。外界湿邪侵入人体，困遏脾气，致使脾气不得上升，也称为"湿困脾"。由于内湿、外湿皆易困遏脾气，致使脾气不升，影响正常功能的发挥，故脾欲求干燥清爽，即所谓"脾喜燥恶湿"。

5. 脾的生理功能有哪些？

脾的生理功能有：主运化、主统血。

6. 脾主运化包括哪些内容？

脾主运化，是指脾具有将饮食水谷化为精微，并将精微物质转输至全身各脏腑组织的生理功能。脾主运化，包括运化水谷和运化水液两个方面。

7. 如何理解脾运化水谷？

运化水谷，即是对饮食物的消化，吸收水谷精微，并转输、布散到全身的生理功能。

(1) 消化谷物，吸收精微　谷物入胃，经胃的受纳腐熟，被初步消化后，变为食糜，下送于小肠做进一步消化。谷物的消化虽在胃和小肠中进行，但必须依赖脾气的推动激发作用，谷物才能被消化，并转化为水谷精微。

(2) 转输和布散水谷精微　主要途径有二。一是脾将精微物质上输于肺，注入心脉，化生气血，营养全身；二是通过脾的直接布散作用，以充养五脏六腑、四肢百骸。

脾的运化功能正常，水谷精微充盛，则能为化生精、气、血等提供充足的物质基础，脏腑、经络、四肢百骸等组织就能得到充分的营养而发挥正常的生理活动。脾主运化食物功能减退，必然影响谷物的消化，可出现腹胀、便溏、食欲不振等消化不良的症状，并可因精微吸收减少，不能营养全身，出现身体倦怠、日渐消瘦以及气血生化不足等病变。

8. 如何理解脾运化水液？

运化水液，即指脾对水液的吸收、转输和布散作用。

（1）吸收津液，滋养濡润　脾将吸收的津液，经脾气的转输作用上输于肺，通过肺的宣发肃降作用布散于全身。同时，还把人体所需要的津液吸收布散到全身各组织器官中，以起到滋养濡润作用。

（2）脾居中焦，为津液升降输布的枢纽　"脾气散精，上归于肺"，津液通过肺的宣发作用和肾的蒸腾气化作用，以汗液和尿液的形式排出体外。由于脾气的转输作用，使水液上行下达，畅通无阻，从而维持了水液代谢的平衡。若脾主运化水液的功能减退，则可导致水液在体内停聚，出现痰饮、水肿、泄泻等病变。

9. 如何理解脾运化水谷和运化水液的关系？

运化水谷和运化水液是脾主运化功能的两个方面，往往同时进行，不可分割，而且又互相影响。人出生以后，饮食水谷是机体所需营养的主要来源，是生命活动的根本，而饮食物的消化，水谷精微的吸收、转输和布散，主要依赖于脾的运化功能。同时，肾中之精气必须依赖脾所运化的水谷精微给予供养，才不致枯竭，从而发挥促进人体生长发育与生殖的重要作用。脾主运化，将饮食物化为水谷精微，进而转化为精、气、血、津液，以滋养濡润五脏六腑、四肢百骸等。由于脾在后天生命活动中起着主导作用，故被称"脾为后天之本"、"气血生化之源"。"脾为后天之本"的理论，对养生防病有着重要意义。脾气充实，运化功能健全，则正气充足，不易受到邪气的侵袭；若脾失健运，则气血亏虚，人体易病。

10. 如何理解"脾主统血"？

脾主统血，是指脾有统摄、控制血液在脉中正常运行而不溢出脉外的功能。脾统血的作用是通过气的固摄作用而实现的，即脾气对血的统摄作用。脾主运化，为气血生化之源；气为血之帅，血随气行，气能摄血。脾气健旺，则水谷精微化源充足，气血充盈；气旺则固摄作用亦强。气能摄血，血液能正常在脉内循行而不会逸于脉外发生出血现象。脾气虚弱，运化水谷精微的功能减弱，则气血化源不足而气血亏虚；气虚则固摄作用减弱，统摄无权，则会发生血逸脉外而导

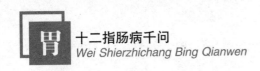

致出血，称为"脾不统血"。由于脾气的运动特点以升为主，并与肌肉有密切的关系，所以习惯上把下部和皮下出血，如便血、尿血、崩漏及肌衄等，称为脾不统血。脾不统血由气虚所致，属虚性出血，一般出血色淡质稀，如果便血，可呈黑色柏油样，并常伴有腹胀、乏力、纳呆等脾气不足之征象。

11. 如何理解脾的系统联系——"在志为思"？

脾在志为思，是指脾的生理功能与思虑联系。思即思虑，思虽为脾志，但亦与心主神明有关，故有"思发于脾而成于心"之说。正常的思虑对机体的生理活动包括脾的运化功能并无不良影响。但思虑过度或所思不遂，则可影响机体正常的生理活动，并且主要影响气的正常升降出入运动，导致气滞或气结。从影响脏腑的生理功能来说，思虑过度，最易影响脾气的运化功能，导致脾胃之气郁结，表现为运化功能失常，不思饮食，脘腹胀闷，亦可影响脾的升清功能，导致头目眩晕、心悸、气短等。

12. 如何理解脾的系统联系——"脾主肌肉"？

脾主肌肉，是指脾能维持人体肌肉的丰满健壮和功能活动的正常。脾主运化，为气血生化之源。脾气健运，将水谷精微运送、布散于肌肉，肌肉得水谷精微滋养则丰满健壮，功能活动健全，故称脾主肌肉。脾气的运化功能与肌肉的壮实及其功能发挥之间有着密切的关系，全身的肌肉，都有赖于脾胃运化的水谷精微及津液的营养滋润，才能壮实丰满，并发挥其收缩运动的功能。若脾胃的运化功能失常，水谷精微及津液的生成和输布障碍，则肌肉得不到水谷精微和津液的营养及滋润作用，必导致肌肉瘦削，甚至痿废不用。

13. 如何理解脾的系统联系——"脾主四肢"？

四肢，又称"四末"。脾主四肢，是指脾有供给营养以主持四肢功能活动的作用。四肢活动需要水谷精微等营养物质，而营养物质的输送有赖于脾的运化功能。因此，脾气健运，则四肢营养充足，才能维持正常的活动。脾气健运，气血充足，则四肢活动强健有力；若脾失健运，清阳不升，气血不足，则四肢软弱无力。

14. 如何理解脾的系统联系——"脾，其华在唇"？

脾其华在唇，是指口唇的色泽变化与脾的运化功能密切相关。口唇的色泽变化，与全身气血的盛衰有关。脾为气血生化之源，全身气血充盈，口唇肌肉得养，则口唇红润而有光泽。脾失健运，气血亏虚，唇失所养，则口唇色泽淡白无华。

15. 如何理解脾的系统联系——"脾，开窍于口"？

脾开窍于口是指人的饮食口味与脾主运化的功能密切相关，口味的正常与否，有赖于脾胃的运化功能。脾气健运，则口味正常。脾气虚弱，失于健运，则口淡；脾热则口酸、口臭、口苦；脾有湿热可觉口甜、口腻等。

16. 如何理解脾的系统联系——"脾，在液为涎"？

涎是口腔津液中较为清稀的部分。脾在液为涎，是指脾能产生和控制涎液的分泌。涎具有保护和润泽口腔的作用。进食时涎的分泌较多，有助于食物的吞咽和消化。涎分泌量与脾的运化功能有直接的关系。脾的运化功能正常，则涎液上行于口，分泌适量而不溢出口外。脾胃不和或脾虚失摄，则可导致涎液的分泌量的异常增多，可见口涎自出。脾精不足，津液不充，则见涎液分泌量减少，口干舌燥。

17. 胃的概况如何？

胃位于腹腔上部，上连食道，下通小肠。胃又称胃脘，分上、中、下三部。胃的上部称为上脘，包括贲门；胃的中部称为中脘，即胃体；胃的下部称为下脘，包括幽门。贲门上接食管，幽门下接小肠。

胃是机体对饮食物进行消化、吸收的重要脏器，主受纳腐熟水谷，被称之为"水谷之海"、"太仓"。胃的生理特性是主通降、喜润恶燥。生理功能是主受纳和腐熟水谷。

18. 胃的生理特性如何？

胃的生理特性包括两点：主通降，喜润恶燥。

19. 如何理解"胃主通降"？

胃主通降与脾气主升是相对的。胃主通降是指胃的气机宜保持通畅下降的特性。饮食物入胃，经胃腐熟后，必须下行于小肠，才能将食物做进一步消化，并将其中的营养物质彻底吸收，化为精、气、血、津液，输送至全身，其浊者下移入大肠，然后形成粪便排出体外。因此，胃的通降作用，还包括小肠将食物残渣下输于大肠，以及大肠传化糟粕的功能活动在内。在这一过程中，胃必须保持"通"的状态，才能使饮食物的运行通畅无阻，从而保持胃与肠虚实更替的生理状态。所以说胃主通降，"以通为和"、"以降为顺"。藏象学说还以脾胃之气的升降运动来概括整个消化系统的生理功能。脾宜升则健，胃宜降则和，脾升胃降协调，共同促进饮食物的消化吸收。

胃主通降的功能失常，可形成胃失和降及胃气上逆等病理改变。胃失和降，则出现纳呆脘闷、胃脘胀满或疼痛、大便秘结等症。若胃气上逆，则出现恶心、呕吐、呃逆、嗳气等症。

20. 如何理解胃"喜润恶燥"？

胃喜润恶燥，是指胃在对饮食物的受纳和腐熟过程中，具有喜津液的滋润而恶燥烈的特性。胃的受纳腐熟，不仅依赖胃气的推动和蒸化，也需要胃中津液的濡润。胃中津液充足，则能维持其受纳腐熟的功能和通降下行的特性。

胃为阳土，燥热之邪，多易损伤胃中津液，出现干呕、呃逆、口咽干燥等症。

21. 胃的生理功能有哪些？

胃的生理功能有：主受纳、腐熟水谷。

22. 如何理解胃主"受纳水谷"？

受纳，是接受、容纳之意。胃主受纳水谷，是指胃气具有接受和容纳饮食水谷的作用。饮食入口，经过食管（咽）进入胃中，在胃气的通降作用下，由胃接受和容纳，故胃有"太仓"、"水谷之海"之称。胃气的受纳水谷功能，既是腐熟功能的前提，又是饮食物消化吸收的基础。因此，胃气的受纳功能对于人体的生命活动十分重要。胃气受纳水谷功能的强弱，可以通过食欲和饮食多少反映出来。若胃的受纳功能障碍，则可出现纳呆、厌食、胃脘胀闷等症状。

23. 如何理解胃主"腐熟水谷"？

腐熟，既消化、消磨之意。胃主腐熟水谷是指胃将饮食物进行初步消化，并形成食糜的作用。容纳于胃中的水谷，经胃的消磨腐熟后，精微物质被吸收，并由脾气转输而营养全身，未被消化的食糜则下传于小肠做进一步的消化吸收。

胃气受纳、腐熟和通降功能的正常进行，必须以胃津濡润为前提条件。反之胃津枯涸，饮食物势必无以消化腐熟形成食糜，也难以通降下行。

胃气的受纳、腐熟水谷功能，必须与脾气的运化功能相互配合、纳运协调才能将水谷化为精微，进而化生精、气、血、津液，供养全身。后天的饮食营养和脾胃对饮食水谷的运化功能，对于气血的生成以及维持机体的生命活动至关重要，故把脾胃称之为"后天之本"，"气血生化之源"。

24. 小肠的概况如何？

小肠，包括十二指肠、空肠和回肠。小肠是一个狭长的管状器官，位于腹中，呈迂曲回环迭积之状，其上口与胃之幽门相接，下口与大肠相连，大小肠相接处称为阑门。小肠与心通过经脉互相络属，互为表里。小肠是机体对饮食物进行消化、吸收，并输布其精微，下传其糟粕的重要脏器。小肠的主要生理功能是主受盛化物、泌别清浊。

25. 如何理解小肠的生理功能"主受盛化物"？

受盛，即接受，盛载之意。化物，即消化、转化、化生之意。小肠的受盛化物功能主要体现在受盛、化物两个方面：

（1）受盛　经过胃初步腐熟的饮食物要适时下降到小肠，由小肠接受容纳。病理上，若小肠的受盛功能失常，转化阻滞，则可见腹部胀闷疼痛。

（2）化物　下降到小肠的饮食物要在小肠内停留一定的时间，以便做进一步充分的消化和吸收。小肠的化物功能，是指将饮食水谷化为精微和糟粕两部分，并将精微物质经脾运化转输，以营养周身。故《素问·灵兰秘典论》说："小肠者，受盛之官，化物出焉。"病理上，如小肠化物功能失常，可致消化、吸收障碍，出现腹胀、腹痛、腹泻等症状。

26. 如何理解小肠的生理功能"泌别清浊"？

泌，即分泌；别，即分别。清，指水谷精微及津液；浊，包括食物残渣及废水。小肠泌别清浊的功能，具体表现为以下三个方面：

①由胃下降到小肠的饮食物，在小肠"化物"功能的作用下，分为水谷精微和食物残渣两部分。

②吸收水谷精微和津液，通过脾的运化功能，转输于心肺，并布散于周身，以维持人体正常的生理功能。小肠能够吸收水液，参与水液的生成，故称"小肠主液"。

③饮食物的糟粕，分为食物残渣及废水两部分。食物残渣下降到大肠，形成粪便而排出体外；多余的水液则形成尿液排出体外。

小肠泌别清浊的生理功能正常，则饮食物得以充分的消化吸收，清浊各走其道。若小肠泌别清浊的功能失常，不仅引起消化吸收功能障碍，出现腹胀、腹痛、消化不良，还可导致二便排泄的异常，出现便溏泄泻、小便短少等症。

27. 大肠的概况如何？

大肠居于腹中，包括结肠和直肠，为一管道器官，其上口在阑门处与小肠相接，其下端为肛门。大肠与肺有经脉相互络属，互为表里。大肠是机体对食物糟粕中的多余水分进行吸收，并排出糟粕的脏器。其主要生理功能是传导糟粕、吸

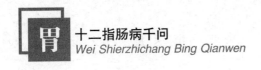

收津液。

28. 如何理解大肠的生理功能"传导糟粕、吸收津液"?

(1)传导糟粕　大肠接受由小肠下移的食物残渣，再吸收其中多余的水液，使之形成粪便，经肛门排出体外，故《素问·灵兰秘典论》说："大肠者，传导之官，变化出焉。"若大肠的传导功能失常，则可出现大便质、量、次数异常和改变，如大便秘结或腹痛、泄泻、下痢脓血、里急后重等。

大肠的传导作用，是胃的降浊功能的延伸，同时也与肺气的肃降及肾的气化功能有关。

(2)吸收水分　大肠在传导糟粕的过程中，将其中多余的水分重新吸收，以供机体再次利用，从而使糟粕燥化，变为成形的粪便而排出体外。由于大肠吸收水分，参与调节机体的水液代谢，故称"大肠主津"。若大肠主津的功能失常，剩余的水液不能吸收，水与糟粕俱下，则出现腹泻；若大肠有热，灼伤津液，肠道失润，又会出现肠燥便秘。

29. 肝的概况如何?

肝位居膈下，腹腔之右胁内。元·滑寿《十四经发挥》说："其脏在右胁，右横肾之前，并胃，贯脊之第九椎。"肝的主要功能：一是疏泄气机，二是贮藏血液和调节血流量。这两方面的功能是肝气、肝血、肝阴、肝阳的共同作用而产生的。肝的系统联系是在体合筋，其华在爪，开窍于目，在液为泪，在志为怒。肝在五行中属木，与春季相应，为阴中之少阳。肝通过经脉的相互络属而与胆构成表里关系。中医学采用类比的方法，以木性升发、柔和、条达来阐述肝脏疏通、升发的生理。肝的特性是主升主动，喜条达而恶抑郁，故称之为刚脏。

30. 肝的生理特性包括哪些方面?

肝的生理特性包括：肝为刚脏，体阴用阳；肝气升发；肝喜条达而恶抑郁。

31. 如何理解"肝为刚脏、体阴用阳"?

肝为刚脏，是指肝气主升主动，故被称为"将军之官"。肝在五行属木，肝气具有木的冲和条达、伸展舒畅之性；肝有疏泄的生理功能，肝气性喜条达而恶抑郁；肝气主升主动，皆反应了肝为刚脏的生理特性。

肝藏血，肝血属阴，其体阴柔；而肝气疏泄，肝气属阳，其用主升主动，故谓之"体阴用阳"。在生理情况下，肝之体阴赖肾之阴精以涵养，方能充盈，故肝之阴血常不足，而肝之阳气常易亢。临床多出现头晕目眩、面红目赤、烦躁易怒，甚则抽搐、角弓反张等症状，反映了肝脏本身具有刚强躁急的特性。

肝为刚脏与肺为娇脏相对而言，肝气主左升，肺气主右降，左升与右降相反相成，刚脏与娇脏刚柔相济。若肝气升动太过，肺气肃降不及，则出现"木侮金"或"金虚木侮"的病理变化。

32. 如何理解肝气升发？

肝气升发是指肝具有生长升发，生机不息之性。肝在五行属木，其气通于春，春木内孕生升之机，以春木生长升发之性而类比。肝气通于春，内藏生升之气，肝气升发则诸脏之气生生有由，气血冲和，五脏安定，生机不息。人体气机的升降出入运动，具体体现在脏腑经络的各种功能活动中。其中肝对气机的影响主要表现为升举、疏泄之作用。由于肝气主升发之特性，决定了肝之病变以升发太过为多见，临床多表现肝阳上亢、肝气上逆的病理变化，故前人有"肝气肝阳常有余"之说。

33. 如何理解肝喜条达而恶抑郁？

肝为风木之脏，其气升发，喜条达而恶抑郁，肝气宜保持柔和、舒畅、升发、条达的特性，才能维持其正常的生理功能。在正常生理情况下，肝气升发、柔和、舒畅，既非抑郁，也不亢奋，以冲和条达为顺。若肝气升发不及，郁结不舒，就会出现胸胁满闷、胁肋胀痛等症状。如肝气升发太过，则可见急躁易怒、头晕目眩、头痛头胀等症状。

34. 肝的生理功能包括哪些方面？

肝的生理功能包括：主疏泄，主藏血。

35. 如何理解肝的生理功能"主疏泄"？

肝主疏泄，是指肝具有疏通畅达全身气机，进而促进精血津液的运行输布、脾胃之气的升降、胆汁的分泌排泄以及情志的调畅等作用，是推动血和津液运行的重要环节。

肝主疏泄生理功能的中心环节是调畅气机。机体脏腑、经络、形体、官窍的功能活动，全赖气的升降出入运动。肝的疏泄作用主要在于调畅全身气机，气机调畅，气的升降出入正常，就能维持脏腑组织器官功能的协调平衡。经络之气通利，经脉调和，则经络通畅而不郁滞，脏腑形体官窍功能活动也稳定有序。肝主疏泄功能异常，除了影响其他脏腑的功能外，还可出现两个方面的病理现象：一是肝的疏泄功能减退，即疏泄不及，则气的升发不足，气的疏通和畅达受到阻碍，从而形成气机郁结等病理变化，出现肝经循行所过的胸胁、两乳及少腹等部位胀痛不适；二是肝的升发太过，从而形成肝气上逆的病理变化，表现为头目胀痛、面红目赤、急躁易怒等症状。

36. 如何理解肝"主疏泄"派生的四个方面作用？

(1)促进血液和津液的运行输布　气行则血行，血液运行畅通无阻；气行则水行，津液在体内的输布和排泄正常。肝主疏泄功能正常，全身气机调畅，有利于血液和津液的运行。肝主疏泄功能失常，肝气郁结，会导致血行障碍，气滞血瘀，出现胸胁刺痛，或为癥积、肿块，在妇女则可导致经行不畅、痛经、闭经等。肝气升发太过，血随气逆，可致吐血、咯血，甚则"血菀于上"，可导致"薄厥"，猝然昏倒，不知人事。气滞水停，还会导致津液输布代谢障碍，产生水湿、痰饮等病理产物。

(2)促进脾胃运化和胆汁分泌排泄　肝的疏泄功能正常可促进饮食物的消化吸收。具体体现在两个方面：一是协调脾升胃降。脾气主升，运化水谷精微，胃气主降，受纳和腐熟水谷，脾升胃降，才能保持饮食物消化、水谷精微的吸收、转输、布散功能正常。肝气犯脾，导致脾失健运，可出现胸胁胀满、腹胀、腹痛；影响脾之升清功能，则上为眩晕，下为泄泻。肝气犯胃，导致胃失受纳，可出现胁肋、脘腹胀满或疼痛，食少纳呆等症；导致胃气不降，可出现恶心、呕吐、呃逆、嗳气等。二是有助于胆汁的分泌和排泄。胆附于肝，胆汁由肝之余气所化，具有促进饮食物消化的作用。胆汁的分泌和排泄受肝的疏泄功能的影响，肝的疏泄功能正常，气机调畅，胆汁则能正常分泌和排泄，对饮食物的消化与吸收功能则正常。若肝失疏泄，胆汁的分泌和排泄失常，可出现胁下胀痛、口苦、纳食不化、厌油腻，甚则皮肤、目睛黄染等症。

(3)调畅情志　情志活动是人的情感、情绪变化。情志活动与气血的正常运行密切相关。血的正常运行，依赖于气机的调畅，肝主疏泄，调畅气机，所以，肝具有调畅情志的功能。肝气的疏泄功能正常，则气机调畅，气血和调，能使人的心情舒畅，既无亢奋，也无抑郁。肝气郁结，则心情抑郁，稍受刺激就会抑郁难解、胸闷、喜太息等；肝之升发太过，则性情急躁，稍有刺激即易发怒，烦躁不安。反之，反复或持久的情志异常，也可影响肝的疏泄功能，从而产生肝气郁结或升发太过的病理变化。

(4)调节生殖功能　肝的疏泄功能具有调节女子排卵及月经来潮和男子的排精等生殖功能。冲为血海，任主胞胎，冲任二脉与女子月经来潮密切相关。肝疏泄气机，参与冲任气血的调节，故妇女的排卵和月经来潮与肝的疏泄功能有关。女子的按时排卵，是肝气疏泄和肾气闭藏功能的体现，气机调畅又是女子行经能否通畅有度的重要条件。肝的疏泄正常，则正常排卵，月经调畅；肝失疏泄，冲任失调，气血不和，则排卵异常，月经不调，甚则经行不畅、痛经、闭经。

男子之精闭藏于肾、疏泄于肝，肝肾协调则藏泄有度。男子精液的贮藏与施泄，是肝肾二脏之气的闭藏与疏泄作用相互协调的结果。肝的疏泄功能异常，则可致遗精滑泄，或阳强排精困难、涩滞不畅等症。

37. 如何理解肝的生理功能"主藏血"？

肝主藏血，是指肝有贮藏血液、调节血量和防止出血的作用。

（1）贮藏血液　血液来源于水谷精微，生于脾胃，贮藏于肝。肝脏能够储藏血液，故谓之"血海"。肝贮藏一定的血量，使肝血、肝阴充足，涵养肝气、肝阳，防止肝气升动太过，抑制肝阳亢逆，保证肝气发挥正常疏泄功能，维持柔和条达的生理常态。

（2）调节血量　在正常生理状态下，人体各部分的血液需求量是相对恒定的，但是随着机体活动量的增减、情绪的变化，以及外界气候的变化等因素的影响，人体各部分的血液需求量也随之而有所增减。当机体活动剧烈或情绪激动时，外周血液需要量增加，肝脏通过肝的疏泄功能，将所贮存的血液向外周输布，以供需求；当人体处在安静休息状态及情绪稳定时，全身活动量小，机体外周的血液需求量相应减少，多余的部分血液便回藏于肝。

（3）防止出血

①肝气充足，则能固摄血液而不致逸出脉外。肝不藏血，固摄失权，则会导致吐血、咳血、衄血，妇女月经过多、甚则崩漏等各种出血病症。

②肝的贮藏血液、调节血量和防止出血之间有密切关系。调节血量以贮藏血液为前提。只有血量贮备充足，才能对外周血量发挥有效调节作用，肝对血液的贮藏，又依赖于肝对外周血量的调节作用。肝气固摄血液，防止出血，则肝血充足，调节血量正常。

③肝藏血功能失常，会引起血虚或出血等病证。肝血不足，目失濡养，则两目干涩昏花、夜盲；筋失濡养，则筋脉拘急、肢体麻木、屈伸不利；妇女则表现为月经量少，甚则经闭。

38. 如何理解肝的系统联系——"肝在志为怒"？

怒是人的情绪激动时所产生的一种情志变化。一般来说，发怒人人皆有，一定限度的情绪发泄对维持机体的心理平衡有重要意义。病理上，怒有愤怒和郁怒之分：愤怒、暴怒，多激动亢奋，烦躁发泄；郁怒，多心情抑郁，敢怒不敢言。愤怒暴怒，可导致肝气升发太过，气机上逆，称为"大怒伤肝"；郁怒不解，则易致肝气疏泄不及，气机郁结，称为"郁怒伤肝"。肝气升发太过，气血上逆而见面红目赤，头痛，烦躁易怒，呕血，甚至猝然昏不知人。肝气郁结，气机不畅，精血津液运行输布障碍，痰饮瘀血及癥瘕积聚内生。反之，肝病令人善怒。例如，各种肝病，疏泄气机失常，或肝阴不足，阳气偏亢，则稍有刺激，即易发怒。故《素问·藏气法时论》说："肝病者，两胁下痛引少腹，令人善怒"。

39. 如何理解肝的系统联系——"肝在体合筋，其华在爪"？

筋即筋膜、肌腱，附着于骨而聚于关节，联结关节、肌肉和骨骼。筋膜的正常活动有赖于肝血的滋养。肝血充足，筋得血养，则运动自如，灵活柔韧，能耐疲劳。由于肝具有耐受疲劳的作用，所以称肝为"罢极之本"。若肝的气血衰少，或调节血量功能失常，筋膜失养，则表现为筋脉拘急，屈伸不利。热邪耗伤肝血，筋失所养，可见四肢抽搐，甚则角弓反张。

爪，指爪甲，包括指甲和趾甲，乃筋的延续，故有"爪为筋之余"的说法。肝血的盛衰，可影响爪甲的荣枯。肝血充足，筋力强健则爪甲坚韧，颜色红润而有光泽。肝血不足，筋力衰弱，则爪甲软薄，枯而色夭，甚则变形或脆裂。

40. 如何理解肝的系统联系——"肝在窍为目"？

目又称"精明"，为视觉器官，具有视物功能。五脏六腑的精气，皆可上注于目，但其中与肝的关系最为密切。肝的经脉上联于目系，目的视力有赖于肝血的营养作用。肝的功能正常，则视物清晰，能辨五色、别长短，故有"肝受血而能视"的理论。肝之阴血不足，目窍失养，则两目干涩，视物不清或夜盲；肝经风热，则目赤痒痛；肝火上炎，则目赤生翳；肝阳上亢，则头目眩晕；肝风内动，则目睛上视或斜视，因此临床上某些目疾需从肝辨证论治，常获良效。

41. 如何理解肝的系统联系——"肝在液为泪"？

泪从目出，目为肝窍。泪有濡润、保护眼睛的作用。正常情况下，肝阴充足，滋润目窍，视物清晰，而不外溢。在病理情况下，则可见泪液分泌异常。肝的阴血不足，泪液分泌减少，则两目干涩，甚则视物不清；风火赤眼，肝经湿热，则可见目眵增多，迎风流泪，甚则目赤肿痛等。此外，在极度悲哀时，泪液的分泌液可大量增多。

42. 胆的概况如何？

胆位于腹腔之中，右胁之内，附于肝之短叶间，与肝紧密相连。肝与胆还通过经脉相互络属，互为表里。胆为中空的囊状器官，内藏胆汁。胆汁是一种精纯、清净、味苦而呈黄绿色的精汁，所以胆有"中精之腑"、"中清之腑"、"清净之腑"之称。

胆为中空器官，形态与其他的腑相类似，其内藏的胆汁适时排泄，参与食物的消化，故胆为六腑之一，又因其内藏精汁，与五脏"藏精气"特点相似，与六腑转化水谷、排泄糟粕的作用有别，故又属奇恒之腑。

胆的生理特性是胆气主升；生理功能是贮藏和排泄胆汁、主决断。

43. 如何理解胆的生理特性？

胆的生理特性是胆气主升，胆为阳中之少阳，主少阳春生之气。胆气主升，是指胆具有升发条达之性，与肝喜条达恶抑郁同义。胆应春时，春气升则万物皆安，在人体胆气升发条达，疏泄正常，则脏腑气机条畅，升降出入协调，从而维持正常的生理功能活动。

44. 如何理解胆的生理功能——贮藏和排泄胆汁？

胆汁为肝之精气所化生。如《东医宝鉴》说："肝之余气，泄于胆，聚而成精。"胆汁在肝内生成后，在肝的疏泄功能作用下，流入胆囊，贮藏起来，进食时贮存于胆囊的胆汁又流入小肠，以助消化。肝胆对消化的影响，不仅表现在胆汁的生成及排泄上，还表现为肝胆的疏泄功能对脾胃升降的促进作用，只有肝胆的疏泄功能正常，胆汁的生成和排泄通畅，脾胃升降有序，饮食物消化吸收才得以正常进行。反之，则会引起相应的病理变化。如肝胆的疏泄功能失常，胆汁不能得以正常生成和排泄，脾胃升降紊乱，可见胁痛、腹胀、食欲不振、恶心、呕吐；胆汁上逆，可见口苦、呕吐黄绿苦水等；若胆汁外溢肌肤，则出现身、面、目俱黄的黄疸证。

45. 如何理解胆的生理功能——主决断？

胆主决断，是指胆在精神意识思维活动中，具有判断事物、做出决定的作用。《素问·灵兰秘典论》说："胆者，中正之官，决断出焉。"胆主决断的功能，与人体的精神和情志密切相关。胆气豪壮之人，剧烈的精神刺激对其所造成的影响较小，且恢复也较快；胆气虚怯之人，在受到不良精神刺激的影响时，则易于形成疾病，出现胆怯易惊、善恐、失眠、多梦等精神情志异常的病变。胆的功能失常，还易导致情志方面的变化。如胆火过盛，则见口苦、烦躁易怒、胁痛等。胆虚痰扰，则见口苦、呕逆、心烦不寐、惊悸不宁等。

46. 常见的与脾胃病相关的脏腑有哪些？

脾与胃、脾（胃）与心、脾（胃）与肺、脾（胃）与肝、脾（胃）与肾、脾（胃）与胆等。

47. 如何理解脾与胃的生理、病理联系？

脾与胃同居中焦，以膜相连，通过经脉的相互络属而构成表里关系。脾主运化，胃主受纳，两者相互配合，共同完成人体对饮食物的消化、吸收及其精微的输布，故脾胃共称为"后天之本"、"气血生化之源"。脾与胃的生理联系，主要体现在纳运相助、升降相因、燥湿相济等方面。

（1）纳运相助　胃主受纳，腐熟水谷，是脾主运化的前提，没有胃的受纳腐熟，则脾无谷可运，无食可化；脾主运化，消化、吸收、转输水谷精微，为胃继续受纳腐熟提供了条件和能源，没有脾的运化，胃就不能继续受纳。脾胃纳运相互配合，共同完成对饮食物的消化、精微物质的吸收、转输，同为后天之本，气血化生之源。

（2）升降相因　脾胃同居中焦，脾主升清，将水谷精微上输于心肺，乃至全身，胃才能继续受纳腐熟和通降；胃主降浊，水谷下行无停聚之患，则有助于脾气之升运。脾胃之气，一升一降，相反相成，共同构成人体气机升降的枢纽，从而保证纳运功能的正常进行，并维持着内脏部位的相对恒定。故《临证指南医案》说："脾宜升则健，胃宜降则和。"

（3）燥湿相济　脾脏属阴，主运化升清，以阳气用事，脾阳健旺则能运化升清，故喜燥恶湿；胃腑属阳，主受纳腐熟而降浊，赖阴液的滋润，故喜润恶燥。脾易湿，得胃阳以济之；胃易燥，得脾阴以润之。脾胃燥湿喜恶之性不同，但又相互制约，相互为用。燥湿相济，阴阳相合，才能保证脾胃的正常纳运及升降。正如《临证指南医案》说："太阴湿土，得阳始运，阳明燥土，得阴自安。以脾喜刚燥，胃喜柔润故也。"

脾胃病变常相互影响，如脾虚运化失常，清阳不升，可影响胃的受纳与降浊；胃失和降，也可影响脾的运化与升清，最终均可出现纳少脘痞、腹胀、便溏、泄泻、嗳气、呕吐等脾胃纳运失调等症。若脾虚气陷，可致胃失和降，而胃失和降，又可影响脾气升运，均可出现脘腹坠胀、头晕目眩、泄泻不止、呕吐呃逆、内脏下垂等脾胃升降失常等症；脾湿太过，湿浊中阻，可致纳呆、嗳气、呕恶、胃脘胀痛等胃气不降之症；胃燥阴伤，又可损及脾阴，出现不思饮食、食入不化、腹胀便秘、消瘦、口渴等症。

48. 如何理解脾（胃）与心的生理、病理联系？

心与脾的关系主要表现在血液的生成及运行的相互协同关系上。

在血液生成方面，心主血脉而又生血，血液环流转输脾运化生成的精微物质，维持和促进脾的正常运化；同时脾化生的水谷精微进入心脉，受心阳的温化而生成血液；脾主运化为气血生成之源，脾气健旺则血液化源充足，可保证心血充盈。

在血液运行方面，心气推动血液运行不息，心神调节气血正常有序地运行；脾气固摄血液在脉中运行而不外逸。心脾两脏相辅相成，共同维持血液的正常循行。

若心血不足，不能濡养于脾；或思虑过度，劳伤心神，气行结滞，均可使脾失健运；若脾气虚弱，运化失职，气血化源不足，或脾不统血，失血过多，均可导致心血不足。心脾两脏病变相互影响，最终导致心脾两虚之证，表现为心血不足，心神失养的面色无华、失眠多梦等；同时可见脾气虚弱，运化失健的食少腹胀、便溏、体倦等症。

49. 如何理解脾（胃）与肺的生理、病理联系？

脾与肺之间是母子相生的关系。脾主运化，为气血生化之源，肺司呼吸，主一身之气；脾主运化水液，为水液代谢枢纽，肺主通调水道，为水之上源。故脾肺之间的关系主要体现在气的生成和水液代谢两个方面。

(1) 气的生成　肺主气而司呼吸，通过肺的呼吸，吸入自然界清气；脾主运化而化生水谷精微。清气和水谷精微，是气的生成尤其是宗气生成的主要物质基础。肺的功能活动需脾运化的水谷精微作为物质基础，脾运化的水谷精微靠肺气的宣降敷布全身。因此，肺脾两脏功能正常及协同配合，才能保证气（宗气）的正常生成与散布。

病理上，肺脾两脏的气虚常相互影响，肺气虚可累及于脾，脾气虚亦可影响至肺，最终导致脾肺两虚证。临床可见少气懒言、语声低微、咳喘无力、食少纳呆、腹胀便溏、倦怠乏力等。

(2) 水液代谢　脾主运化，使水液能正常地生成和输布；肺主宣降而通调水道，使水液能正常地布散和排泄。肺的通调水道，有助于脾运化水液的功能，从而防止内湿的产生；脾转输津液于肺，不仅是肺通调水道的前提，也为肺的生理活动提供了必要的营养。肺脾两脏协调配合，相互为用，是保证津液正常生成、输布和排泄的重要环节。

在病理情况下肺脾两脏常相互影响，主要在于气的生成不足和水液代谢失常两个方面。

如脾气虚弱，生气不足，常导致肺气虚；或肺病日久，肺气虚弱，又常影响脾的运化，最终表现为肺脾气虚之证，出现食少、腹胀、便溏、体倦乏力、咳嗽气喘、少气懒言等症状。又如脾气虚弱，水湿内停，聚而为痰为饮，则可影响肺的宣发肃降；肺气虚弱，宣降失常，水道不能通调，水湿内聚困脾，又可影响脾的运化，最终表现为肺脾气虚之证，出现食少、倦怠、腹胀便溏、气短、咳嗽痰多，甚则水肿等症。故有"脾为生痰之源，肺为贮痰之器"之说。

50. 如何理解脾（胃）与肝的生理、病理联系？

肝与脾（胃）之间是相克关系。脾属阴，必得肝木的条达活泼、升散疏泄之性，脾气才不会阴凝板滞；肝为刚脏，必赖脾脏精微之气柔润濡养，方不致刚强太甚，而随其条达活泼之性。肝主疏泄，脾主运化；肝主藏血、调血，脾主统血、生血。脾与肝的生理联系主要表现在疏泄与运化功能对消化方面的协同作用，及藏血与统血功能对血液的调控作用方面。

（1）消化方面　肝主疏泄，调畅气机，能协调脾胃气机的升降，并疏利胆汁，促进脾胃对饮食物的消化吸收及精微物质的转输；脾主运化，吸收精微，气血生化有源，肝体得以濡养而使肝气冲和条达，有利于疏泄功能的发挥。此外脾胃为气机升降之枢纽，脾升胃降，也有利于肝之升发；肝气升发条达，又促进了脾升胃降。肝脾互用，消化功能才能正常。

（2）血液运行　肝主藏血，调节血量；脾主统血，化生血液。脾气健旺，生血有源，统血有权，则肝有所藏；肝血充足，疏泄有度，血量得以正常调节，气血才能运行无阻。肝脾协调，共同维持血液的正常运行。

病理上，肝脾两脏的病变常相互影响，也主要表现为血液和消化方面。肝不藏血，与脾不统血可同时并见，导致一系列出血病症；脾气虚弱，血液化生不足，或统摄无权而出血过多，均可导致肝血不足，表现为纳少、倦怠、眩晕、视物模糊、肢体麻木，或妇女月经量少、色淡等症；若肝气郁结，肝失疏泄，则易致脾失健运，形成精神抑郁，或急躁易怒、胸闷太息、两胁胀痛、纳少腹胀、便溏等肝脾不调之候，称为"木不疏土"或肝脾不调；若脾失健运，水湿内停，湿热内生，熏蒸肝胆，而致疏泄失常，则可见纳呆、腹胀便溏、胸胁胀痛、呕恶，甚或黄疸等症。

51. 如何理解脾（胃）与肾的生理、病理联系？

脾主运化，为后天之本，肾主藏精，为先天之本；脾主运化水液，肾为主水之脏。脾与肾之间的关系主要表现在先天与后天相互滋生及水液代谢方面。

（1）先后天相互滋生　脾主运化水谷精微，化生气血，为后天之本；肾藏精，主生长发育与生殖，寓命门真火，为先天之本。脾主运化，需依赖肾阳的温煦蒸化，始能健旺，即先天温养激发后天；肾中精气需依赖脾胃运化的水谷精微的不断补养，方能充盈，即后天补养培育先天。先天与后天相互滋生、相互促进。

在病理上，脾气虚弱，运化失职，水谷精微化生不足，无以滋养先天，则肾精虚衰，临床可见生长发育迟缓，以及早衰、阳痿不育、经少不孕等；若肾阳虚不能温煦脾阳，则脾阳虚衰，运化不利；或由于脾阳虚衰，日久及肾，导致肾阳虚衰，最终形成脾肾阳虚。临床表现为腰膝酸冷、脘腹冷痛、食少便溏、五更泄泻等。

(2) *水液代谢* 脾主运化水液；肾主水而司开合。脾主运化依赖肾阳的温煦蒸化；肾司开合，主持全身水液代谢的平衡，又依赖脾气的协助。脾肾两脏相互协作，在人体水液代谢的过程中，发挥重要作用。

在病理上，脾阳不足累及于肾阳，或肾阳虚衰不能温煦脾阳，均可导致脾肾阳虚，水液代谢障碍。临床出现腹满、泄泻、小便不利、水肿、痰饮等病证。

52. 如何理解脾胃与胆的生理、病理联系？

脾胃与胆在饮食消化吸收方面关系密切。脾的升清作用有赖于肝的升发之气的协同与制约，而胃的降浊作用有赖于胆腑下降之气的协同与制约，这样才能升降调和。即所谓"肝脾同主于升，胆胃同主于降"。同时，胆木之气亦有赖胃气之降，方不得上逆，否则可致胆气不降而克犯胃土。脾主运化，须胆汁的协助；而胆则有赖于脾之精气的培植，脾气健旺，则胆气充足。

病理情况下，胆汁排泄异常，木不疏土，可见消化不良、厌油腻、泄泻等症；湿热困脾，土壅木郁，胆汁上溢外泛，可见口苦、黄疸等症；脾气虚久可致胆气亏虚，见胸胁隐痛不适、乏力神疲、少气、惊悸虚怯、失眠多梦等症。

53. 如何认识脾胃与小肠、大肠的功能联系？

(1) *脾胃与小肠* 小肠接受胃所传递的经胃初步消化的饮食物，并需在小肠内停留比较长的时间以利于进一步消化，故称小肠为"受盛之官"。经小肠消化后的饮食物，分别为水谷精微和食物残渣；水谷精微被吸收，食物残渣被输送于大肠；同时，小肠在吸收水谷精微的同时也吸收了大量的水液，故有"小肠主液"之谓。饮食物在小肠内的消化、吸收的整个过程，称之为分泌"清浊"。小肠泌别功能正常，则水谷精微、水液和糟粕各走其道，精微得布，二便正常。若小肠分泌清浊功能失职，则可影响脾的输布精微，并影响二便。

(2) *脾胃与大肠* 大肠接受小肠下注的食物残渣，再吸收其中多余的水分，故说"大肠主津"，形成粪便后，由大肠从肛门排出。饮食物由口入胃，经胃之受纳腐熟，脾之运化，小肠泌别清浊与化物，其精微物质由脾转输至肺，在心肺的共同作用下布敷全身，其糟粕在大肠形成粪便，由肛门排出体外。这就是饮食物的消化、吸收、精微的布散及其糟粕排泄的整个过程。大肠吸收津液及糟粕的传导，不仅与肺的宣发肃降有关，而且与胃气的通降有关。胃热津伤，可致肠燥而便秘；胃气逆而不降，亦可致燥屎结于肠内；大肠传导失司，亦能致胃气上逆。

54. 如何认识脾胃与膀胱、三焦的功能联系？

（1）胃与膀胱　膀胱的功能是贮盛和及时排除尿液。小肠泌别清浊功能失常，可致水液不能吸收而反下注膀胱，致小便异常。

（2）胃与三焦　三焦有疏通水道、运行水液的作用，是人体水液升降出入的道路。脾胃机能异常，则三焦水道不利；其他脏腑病引起三焦病变，亦可致脾胃功能受损。

55. 如何认识脾胃与脑、骨髓、脉、女子胞的功能联系？

（1）胃与脑　肾主藏精，主骨生髓，而脑为髓海。由于肾所主先天之精需赖于脾胃所主后天之精的不断充养，故脾胃机能正常与否亦必然间接影响到脑的机能。

（2）胃与骨及髓　肾主骨，髓充骨中。若脾胃化源匮乏，肾精亏损，亦可间接地影响到骨及髓的功能。

（3）胃与脉　脾摄血于脉管之内，若脾虚则致血溢脉外，损伤脉络。

（4）女子胞　胞宫与心、肝、脾三脏至为密切。脾心两虚，则气血不足，而致月经量少，衍期而至，甚则经闭；脾不统血则血液妄行，可发崩漏。

56. 如何认识脾胃与咽的关系？

咽以咽物，假食管以通于胃。饮食入胃，必假于咽。胃气之盛衰，每能影响到咽，反之亦然。例如，噎膈反胃之症，食物难以咽下，或朝食暮吐，暮食朝吐，盖与胃气不降有关。

57. 如何认识脾胃与脘腹的关系？

人体整个腹部皆属于脾，故有"大腹属脾"之说。故腹部可反映出脾胃之气正常与否。腹痛、腹水诸病，皆与脾胃有关。

58. 舌的形态结构怎样？

舌为一肌性器官，由黏膜和舌肌组成，它附着于口腔底部、下颌骨、舌骨，呈扁平而长形。其主要功能是辨别滋味、调节声音、拌和食物、协助吞咽。舌肌是骨骼肌，呈纵行、横行和垂直方向排列，使舌自由地伸缩、卷曲，柔软而无偏斜，保证了舌的功能活动。

舌的上面称舌背，中医称为舌面，下面称舌底。解剖学将舌背又分为舌体和舌根二部分，舌体和舌根之间有一条人字界沟。伸舌时一般只能看到舌体，故中医诊舌的部位主要是舌体。中医学将舌体的前端称为舌尖；舌体的中部称为舌中；舌体的后部、人字形界沟之前，称为舌根；舌体两侧称为舌边。舌体的正中有一条不甚明显的纵行皱褶，称为舌正中沟。当舌上卷时，可看到舌底。舌底正中线上有一条连于口腔底的皱襞，叫舌系带。系带终点两侧各有一个小圆形突起，叫舌下肉阜，皆有腺管开口，中医称其左侧的为金津，右侧的为玉液，是胃津、肾液上潮的孔道。

舌面上覆盖着一层半透明的黏膜，舌背黏膜粗糙，形成许多突起，称为舌乳头。根据形状不同，舌乳头分为**丝状乳头**、**蕈状乳头**、轮廓乳头和叶状乳头四种。其中丝状乳头与蕈状乳头对舌象的形成有着密切的联系，轮廓乳头、叶状乳头与味觉有关。

丝状乳头数目最多，整个舌面都有分布，呈细长圆椎形，高 0.5～2.5 毫米。它的复层扁平上皮常有角化和脱落，再混以食物残渣、唾液等，使舌黏膜表面覆以一层白色薄苔，称舌苔。此处上皮的形状和颜色，常随健康情况而发生改变。

蕈状乳头数目较少，多见于舌尖，散在于丝状乳头之间，呈蕈状，基部窄而顶端钝圆。上皮表面比较平滑，有时可见有味蕾存在，固有膜中血管丰富，故乳头呈红色，肉眼观察呈红色小点。蕈状乳头的形态及色泽改变，是舌质变化的主要因素。

59. 为什么查舌可以诊病？

舌与脏腑、经络、气血、津液有着密切的联系，故可通过舌象变化进行疾病的诊查和治疗效果的判断。

（1）舌与脏腑、经络的联系　舌为心之苗。手少阴心经之别系舌本。因心主血脉，而舌的脉络丰富，心血上荣于舌，故人体气血运行情况，可反映在舌质的颜色上；心主神明，舌体的运动又受心神的支配，因而舌体运动是否灵活自如，语言是否清晰，与神志密切相关。故舌与心、神的关系极为密切，可以反映心、神的病变。

舌为脾之外候。见后所述。

肝藏血、主筋，足厥阴肝经络舌本；肾藏精，足少阴肾经循喉咙，夹舌本；足太阳膀胱经经筋结于舌本；肺系上达咽喉，与舌根相连。

其他脏腑组织，由经络沟通，也直接或间接与舌产生联系，因而其他脏腑一旦发生病变，舌象也会出现相应的变化。所以观察舌象的变化，可以测知内在脏腑的病变。

(2)舌与气血、津液的联系　舌为血脉丰富的肌性组织,有赖气血的濡养和津液的滋润。舌体的形质和舌色,与气血的盛衰和运行状态有关;舌苔和舌体的润燥与津液的盈亏有关。舌下肉阜部有唾液腺体的开口,中医认为唾为肾液、涎为脾液,皆为津液的一部分,其生成、输布离不开脏腑功能,尤其与肾、脾胃等脏腑密切相关,所以通过观察舌体的润燥,可判断体内津液的盈亏及病邪性质的寒热。

60. 舌面脏腑部位分属是如何划分的？

脏腑的病变反映于舌面,具有一定的分布规律。其中比较一致的观点有：舌质候五脏病变为主,侧重血分；舌苔候六腑病变为主,侧重气分。舌尖多反映上焦心肺的病变；舌中多反映中焦脾胃的病变；舌根多反映下焦肾的病变；舌两侧多反映肝胆的病变。另外,还有胃经划分法,如《伤寒指掌·察舌辨证法》中"舌尖属上脘,舌中属中脘,舌根属下脘"的说法。

根据临床观察,如舌尖红赤或破溃,多为心火上炎；舌体两侧出现青紫色斑点,多为肝经气滞血瘀；若舌中见厚腻苔,多见于脾失健运所致的湿浊、痰饮、食积；若舌苔出现剥脱,在舌中多为胃阴不足,在舌根多为肾阴虚等等。这些都说明了内脏病变在舌象变化方面有一定的规律,但并非绝对,因为疾病表现是错综复杂的,故还须结合其他症状进行综合分析。

61. 舌诊的方法怎样？

舌诊以望诊为主,有时还须结合闻诊、问诊和扪揩刮等方法进行全面诊察。

(1)望舌的体位和伸舌姿势　望舌时,医者姿势可略高于患者,以便俯视口舌部位。患者可以采用坐位或仰卧位,面向自然光线,头略扬起,自然地将舌伸出口外,舌体放松,舌面平展,舌尖略向下,尽量张口使舌体充分暴露。如伸舌过分用力,舌体紧张卷曲,或伸舌时间过久,都会影响舌体血液循环而引起舌色改变,或舌苔紧凑变样,或干湿度发生变化。

(2)望舌的顺序　先看舌尖,再看舌中、舌边,最后看舌根部。由于舌质的颜色易变,伸舌较久则随血脉的运营变化而使舌质色泽失真,而舌苔覆盖于舌体上,一般不会随观察的久暂而变化,因而望舌应当先看舌质,再看舌苔。再根据舌质、舌苔的基本特征,分项察看。望舌质,主要观察舌质的颜色、光泽、形状及动态等；察舌苔,重点观察舌苔的有无、色泽、质地及分布状态等。在望舌过程中,既要迅速敏捷,又要全面准确,尽量减少患者伸舌的时间,以免口舌疲劳。若一次望舌判断不准,可让病人休息片刻后,再重新望舌。根据临床需要,还可察看舌下络脉。

除了通过望诊了解舌象特征之外,为了使诊断更加准确,必要时还应配合其他诊察方法。如清·梁玉瑜在《舌鉴辨正》中提出用刮舌验苔的方法进行舌诊,认为刮去浮苔,观察苔底是辨舌的一个重要方面。刮舌可用消毒压舌板的边缘,以适中的力量,在舌面上由舌根向舌尖刮三五次。若刮之不去或刮而留有污质,多为里有实邪;刮之即去,舌体明净光滑者,多为虚证。如需揩舌,可用消毒纱布卷在食指上,蘸少许清洁水在舌面上揩抹数次。这两种方法可用于鉴别舌苔有根无根,以及是否属于染苔。

此外,还可以询问舌上味觉的情况,舌体是否有疼痛、麻木、灼辣等异常感觉,舌体运动是否灵活等,以协助诊断。

62. 望舌的注意事项有哪些?

(1)光线的影响 光线的强弱与色调,对颜色的影响极大,常常会使望诊者对同一颜色产生不同的感觉,稍有疏忽易产生错觉。

望舌以白天充足而柔和的自然光线为佳,如在夜间或暗处,用日光灯为好,光线要直接照射到舌面,避免面对有色的门窗。

如光线过暗,可使舌色暗滞;日光灯下,舌色多偏紫;白炽灯下,舌苔偏于黄色;用普通灯泡或手电筒照明,易使舌苔黄、白二色难于分辨。周围有色物体的反射光,可使舌色发生相应的改变。

(2)饮食或药品的影响 饮食及药物可使舌象发生变化。

如进食之后,由于食物的反复磨擦,使舌苔由厚变薄;饮水后,可使干燥舌苔变为湿润。过冷、过热的饮食及刺激性食物可使舌色发生改变,如刚进辛热食物,舌色可由淡红变为鲜红,或由红色转为绛色。

过食肥甘之品及服大量镇静剂,可使舌苔厚腻。

长期服用某些抗生素,可产生黑腻苔或霉腐苔。

某些饮食或药物,会使舌苔染色,称为染苔。如饮用牛奶、豆浆、钡剂、椰汁等可使舌苔变白、变厚;食用花生、瓜子、豆类、核桃、杏仁等富含脂肪的食品,往往在短时间可使舌面附着黄白色渣滓,易与腐腻苔相混;食用蛋黄、橘子、柿子、核黄素等,可将舌苔染成黄色;各种黑褐色食品、药品,或吃橄榄、酸梅,长期吸烟等,可使舌苔染成灰色、黑色。一般染苔多在短时间内自然退去,或经揩舌除去,与病情亦不相符。如有疑问,可询问饮食、服药等情况进行鉴别。

(3)口腔对舌象的影响 牙齿残缺,可造成同侧舌苔偏厚;镶牙可以使舌边留有齿痕;睡觉时张口呼吸者,可以使舌苔增厚、干燥等等。这些因素所致的舌象异常,都不能作为机体的病理征象,临床上应仔细鉴别,以免误诊。

63. 舌诊包括哪些内容?

主要观察舌质和舌苔两方面的变化。舌质是指舌的肌肉脉络组织,为脏腑气血之所荣。望舌质包括舌的颜色、形质和动态,以诊察脏腑的虚实、气血的盛衰。苔是指舌面上附着的一层苔状物,是胃气上蒸所生。望舌苔包括诊察苔质和苔色两方面的情况,以察病邪的性质、浅深和邪正的消长。《医门棒喝》说:"观舌本可验其阴阳虚实,审苔垢即知其邪之寒热浅深也。"

64. 正常舌象如何?

正常舌象的主要特征是,舌体柔软灵活,舌色淡红明润,舌苔薄白均匀,苔质干湿适中。简称"淡红舌,薄白苔"。

65. 怎样望舌质颜色——舌色?

舌色:即舌质的颜色。一般分为淡红、淡白、红、绛、青紫五种。

(1)淡红舌　舌色淡红润泽。为气血调和的征象,常见于正常人。病中见之,多属病轻。淡红舌主要反映心血充足,胃气旺盛的生理状态。红为血之色,明润光泽为胃气之华。故《舌胎统志》说:"舌色淡红,平人之候……红者心之气,淡者胃之气。"

(2)淡白舌　比正常淡红舌色浅淡。舌色白,几无血色者,称为枯白舌。主气血两虚、阳虚。枯白舌主脱血夺气。

(3)红舌　较正常舌色红,甚至呈鲜红色。红舌可见于整个舌体,亦可只见于舌尖,舌两边。主实热、阴虚。

(4)绛舌　较红舌颜色更深,或略带暗红色。主里热亢盛、阴虚火旺。绛舌多由红舌进一步发展而成,其形成的原因是热入营血,气血沸涌,耗伤营阴,血液浓缩而瘀滞,虚火上炎,舌体脉络充盈,故舌呈绛色。

(5)青紫舌　全舌呈现紫色,或局部现青紫斑点,统称为青紫舌。舌淡而泛现青紫者,为淡紫舌;舌红而泛现紫色者,为紫红舌;舌绛而泛现紫色者,为绛紫舌;舌体局部出现青紫色斑点,大小不等,不高于舌面者,为斑点舌。皆主血气瘀滞。

66. 怎样望舌质的形状——舌形?

舌形:指舌质的形状,包括老嫩、胖瘦、点刺、裂纹、齿痕等方面的特征。

(1)老、嫩舌　舌质纹理粗糙或皱缩,坚敛而不柔软,舌色较暗者,为苍老舌；舌质纹理细腻，浮胖娇嫩，舌色浅淡者，为娇嫩舌。老舌多见于实证；嫩舌多见于虚证。

(2)胖、瘦舌　舌体比正常舌大而厚，伸舌满口，称为胖大舌。舌体肿大满嘴，甚至不能闭口，不能缩回，称为肿胀舌。舌体比正常舌瘦小而薄，称为瘦薄舌。胖大舌多主水湿内停、痰湿热毒上泛。瘦薄舌多主气血两虚、阴虚火旺。如舌淡胖大者，多为脾肾阳虚，津液输布障碍，水湿之邪停滞于体内的表现。舌红胖大者，多属脾胃湿热或痰热内蕴，或平素嗜酒，湿热酒毒上泛所致。舌肿胀色红绛，多见于心脾热盛，热毒上壅。

(3)点、刺舌　点，指突起于舌面的红色或紫红色星点。大者为星，称红星舌；小者为点，称红点舌。刺，指舌乳头突起如刺，摸之棘手的红色或黄黑色点刺，称为芒刺舌。点和刺相似，时常并见，故可合称点刺舌。点刺多见于舌尖部。提示脏腑热极，或为血分热盛。一般点刺愈多，邪热愈甚。根据点刺出现的部位，一般可区分热在何脏，如舌中生点刺，多为胃肠热盛。

(4)裂纹舌　舌面上出现各种形状的裂纹、裂沟，沟裂中并无舌苔覆盖。舌上裂纹可多少不等，深浅不一，可见于全舌，亦可见于舌前部或舌尖、舌边等处，裂纹可呈现"人"、"川"、"爻"等形状，严重者可如脑回状、卵石状，或如刀割、剪碎一样。多由邪热炽盛、阴液亏虚、血虚不润所致。

(5)齿痕舌　舌体边缘有牙齿压迫的痕迹。主脾虚，或水湿内盛证。舌边有齿痕，多因舌体胖大而受牙齿挤压所致，故多与胖大舌同见；亦有舌体不大而呈现齿痕者，是舌质较嫩的齿痕舌。

舌淡胖大而润，舌边有齿痕者，多属寒湿壅盛，或阳虚水湿内停；舌质淡红而舌边有齿痕者，多为脾虚或气虚；舌红而肿胀满口，舌有齿痕者，为内有湿热痰浊壅滞。舌淡红而嫩，舌体不大而边有轻微齿痕者，可为先天性齿痕舌，病中见之示病情较轻，多见于小儿或气血不足者。

67. 怎样望舌体的动态——舌态？

舌态：指舌体的动态。舌体伸缩自如，运动灵活，为正常舌态。提示脏腑机能旺盛，气血充足，经脉调匀。常见的病理舌态包括痿软、强硬、歪斜、颤动、吐弄、短缩等。

(1)痿软舌　舌体软弱无力，不能随意伸缩回旋。多见于伤阴或气血俱虚。

(2)强硬舌　舌失柔和，屈伸不利，或不能转动，板硬强直。多见于热入心包，或为高热伤津，或为风痰阻络。

(3)歪斜舌　伸舌时舌体偏向一侧，或左或右。多见于中风、喑痱，或中风先兆。

（4）颤动舌　舌体震颤抖动，不能自主。轻者仅伸舌时颤动；重者不伸舌时亦抖颤难宁。为肝风内动的征象。可因热盛、阳亢、阴亏、血虚等所致。

（5）吐弄舌　舌伸于口外，不即回缩者，称为吐舌；舌反复吐而即回，或舌舐口唇四周，掉动不宁者，称为弄舌。多为热毒闭神动风，或为神识痴呆。

（6）短缩舌　舌体卷短、紧缩，不能伸长。短缩舌常与痿软舌并见。多为病情危重的征象。

68. 怎样望舌下络脉？

正常人舌下位于舌系带两侧各有一条纵行的大络脉，称为舌下络脉。其管径一般不超过 2.7 毫米，长度不超过舌尖至舌下肉阜连线的 3/5，颜色暗红。脉络无怒张、紧束、弯曲、增生，排列有序。绝大多数为单支，极少有双支出现。

望舌下络脉主要观察其长度、形态、色泽、粗细、舌下小血络等变化。

望舌下络脉的方法：让病人张口，将舌体向上腭方向翘起，舌尖轻抵上腭，勿用力太过，使舌体自然放松，舌下络脉充分显露。首先观察舌系带两侧大络脉的长短、粗细、颜色，有无怒张、弯曲等异常改变，然后观察周围细小络脉的颜色、形态有无异常。

舌下络脉异常及其临床意义：舌下络脉短而细，周围小络脉不明显，舌色偏淡者，多属气血不足，脉络不充。舌下络脉粗胀，或呈青紫、绛、绛紫、紫黑色，或舌下细小络脉呈暗红色或紫色网络，或舌下络脉曲张如紫色珠子状大小不等的结节等改变，皆为血瘀的征象。其形成原因可有气滞、寒凝、热郁、痰湿、气虚、阳虚等，可结合其他症状综合分析。

69. 什么是舌苔？

舌苔，指舌面上的一层苔状物，由脾胃之气蒸化胃中食浊而产生。正常的舌苔，一般是薄白均匀，干湿适中，舌面的中部和根部稍厚。由于患者的胃气有强弱，病邪有寒热，故可形成各种不同的病理性舌苔。望舌苔要注意苔质和苔色两方面的变化。

70. 怎样望舌苔的质地——苔质？

苔质：指舌苔的质地、形态。主要观察舌苔的厚薄、润燥、腐腻、剥落、偏全、真假等方面的改变。

（1）薄、厚苔　舌苔的薄厚以"见底"、"不见底"作为衡量标准。透过舌苔能隐隐见到舌质者，称为薄苔，又称见底苔；不能透过舌苔见到舌质者，称为厚苔，又称不见底苔。主要反映邪正的盛衰和邪气之浅深。

薄苔是正常舌苔的表现之一，舌苔薄而均匀，或中部稍厚，干湿适中，此为正常舌苔，提示胃有生发之气。厚苔是由胃气夹湿浊、痰浊、食浊、热邪等熏蒸，积滞舌面所致，主痰湿、食积、里热等证。《辨舌指南》说："苔垢薄者，形气不足；苔垢厚者，病气有余。"

辨舌苔厚薄可测邪气的深浅。外感疾病初起在表，病情轻浅，或内伤病病情较轻，胃气未伤，舌苔亦无明显变化，可见到薄苔。舌苔厚或舌中根部尤著者，多提示外感病邪气已入里，或胃肠内有宿食，或痰浊停滞，病情较重。

舌苔由薄转厚，提示邪气渐盛，或表邪入里，为病进；舌苔由厚转薄，或舌上复生薄白新苔，提示正气胜邪，或内邪消散外达，为病退的征象。舌苔的厚薄转化，一般是渐变的过程，如薄苔突然增厚，提示邪气极盛，迅速入里；苔骤然消退，舌上无新生舌苔，为正不胜邪，或胃气暴绝。

（2）润、燥苔　舌苔润泽有津，干湿适中，不滑不燥，称为润苔。舌面水分过多，伸舌欲滴，扪之湿滑，称为滑苔。舌苔干燥，扪之无津，甚则舌苔干裂，称为燥苔。苔质粗糙，扪之碍手，称为糙苔。主要反映体内津液的盈亏和输布情况。

润苔是正常舌苔的表现之一，是胃津、肾液上承，布露舌面的表现。疾病过程中见润苔，提示体内津液未伤，如风寒表证、湿证初起、食滞、瘀血等均可见润苔。

滑苔为水湿之邪内聚的表现，主痰饮、水湿。如寒湿内侵，或阳虚不能运化水液，寒湿、痰饮内生，都可出现滑苔。

燥苔提示体内津液已伤。如高热、大汗、吐泻后，或过服温燥药物等，导致津液不足，舌苔失于滋润而干燥。亦有因痰饮、瘀血内阻，阳气被遏，不能上蒸津液濡润舌苔而见燥苔者，属津液输布障碍。糙苔可由燥苔进一步发展而成。舌苔干结粗糙，津液全无，多见于热盛伤津之重证；苔质粗糙而不干者，多为秽浊之邪盘踞中焦。

舌苔由润变燥，表示热重津伤，或津失输布；舌苔由燥转润，主热退津复，或饮邪始化。故《辨舌指南》说："滋润者其常，燥涩者其变；滋润者为津液未伤，燥涩者为津液已耗。"

（3）腻、腐苔　苔质致密，颗粒细小，融合成片，如涂有油腻之状，中间厚周边薄，紧贴舌面，揩之不去，刮之不脱，称为腻苔。苔质疏松，颗粒粗大，形如豆腐渣堆积舌面，边中皆厚，揩之易去，称为腐苔。若舌上黏厚一层，有如疮脓，则称脓腐苔。皆主痰浊、食积；脓腐苔主内痈。

腻苔多由湿浊内蕴，阳气被遏，湿浊痰饮停聚舌面所致。舌苔薄腻，或腻而不板滞者，多为食积，或脾虚湿困，阻滞气机；舌苔白腻而滑者，为痰浊、寒湿内阻，阳气被遏，气机阻滞；舌苔黏腻而厚，口中发甜，是脾胃湿热，邪聚上泛；舌苔黄腻而厚，为痰热、湿热、暑湿等邪内蕴，腑气不畅。

腐苔的形成，多因阳热有余，蒸腾胃中秽浊之邪上泛，聚积舌面，主食积胃肠，或痰浊内蕴。

脓腐苔，多见于内痈或邪毒内结，是邪盛病重的表现。

病中腐苔渐退，续生薄白新苔，为正气胜邪之象，是病邪消散；若腐苔脱落，不能续生新苔者，为病久胃气衰败，属于无根苔。

(4)剥(落)苔　舌面本有舌苔，疾病过程中舌苔全部或部分脱落，脱落处光滑无苔而可见舌质。根据舌苔剥脱的部位和范围大小不同，可分为以下几种：舌前半部苔剥脱者，称前剥苔；舌中部苔剥脱者，称中剥苔；舌根部苔剥脱者，称根剥苔。舌苔多处剥脱，舌面仅斑驳残存少量舌苔者，称花剥苔；舌苔全部剥脱，舌面光洁如镜者，称为镜面舌。舌苔不规则地剥脱，边缘凸起，界限清楚，形似地图，部位时有转移者，称为地图舌。舌苔剥脱处，舌面不光滑，仍有新生苔质颗粒，或舌乳头可见者，称为类剥苔。一般主胃气不足，胃阴枯竭或气血两虚，亦是全身虚弱的一种征象。

剥脱苔的形成，总因胃气匮乏，不得上熏于舌，或胃阴枯涸，不能上潮于舌所致。由于导致胃气、胃阴亏损的原因不同，损伤的程度亦有轻重，因而形成各种类型的剥脱苔。舌红苔剥多为阴虚；舌淡苔剥或类剥苔，多为血虚或气血两虚。镜面舌色红绛者，为胃阴枯竭，胃乏生气之兆，属阴虚重证；舌色㿠白如镜，甚则毫无血色者，主营血大虚，阳气虚衰，病重难治。舌苔部分脱落，未剥脱处仍有腻苔者，多为正气亏虚，痰浊未化，病情较为复杂。

剥苔的范围大小，多与气阴或气血不足程度有关。剥脱部位，多与舌面脏腑分布相应，如舌苔前剥，多为肺阴不足；舌苔中剥，多为胃阴不足；舌苔根剥，为肾阴枯竭。

总之，观察舌苔的有无、消长及剥脱变化，不仅能测知胃气、胃阴的存亡，亦可反映邪正盛衰，判断疾病的预后。舌苔从全到剥，是胃的气阴不足，正气渐衰的表现；舌苔剥脱后，复生薄白之苔，为邪去正胜，胃气渐复之佳兆。

(5)偏、全苔　舌苔遍布舌面，称为全苔。舌苔仅布于前、后、左、右之某一局部，称为偏苔。病中见全苔，常主邪气散漫，多为湿痰阻滞之征。舌苔偏于某处，常示舌所分候的脏腑有邪气停聚。

舌苔偏于舌尖部，是邪气入里未深，而胃气却已先伤；舌苔偏于舌根部，是外邪虽退，但胃滞依然；舌苔仅见于舌中，常是痰饮、食浊停滞中焦；舌苔偏于左或右，常提示肝胆湿热之类疾患。

(6)真、假苔　舌苔紧贴于舌面，刮之难去，刮后仍留有苔迹，不露舌质，舌苔像从舌体上长出者，称为有根苔，此属真苔。若舌苔不紧贴舌面，不像舌所自生而似涂于舌面，苔易刮脱，刮后无垢而舌质光洁者，称为无根苔，即是假苔。对辨别疾病的轻重、预后有重要意义。

判断舌苔真假，以有根无根为标准。真苔是脾胃生气熏蒸食浊等邪气上聚于舌面而成，苔有根蒂，故舌苔与舌体不可分离。假苔是因胃气匮乏，不能续生新苔，而已生之旧苔逐渐脱离舌体，浮于舌面，故苔无根蒂，刮后无垢。

病之初期、中期，舌见真苔且厚，为胃气壅实，病较深重；久病见真苔，说明胃气尚存。久病出现假苔，是胃气匮乏，不能上潮，病情危重。舌面上浮一层厚苔，望似无根，刮后却见已有薄薄新苔者，是疾病向愈的善候。

71. 怎样望舌苔的颜色——苔色？

苔色：有白苔、黄苔、灰黑苔三类，临床可单独出现，亦可相兼出现。

（1）白苔　舌面上所附着的苔垢呈现白色。白苔有厚薄之分，苔白而薄，透过舌苔可看到舌体者，是薄白苔；苔白而厚，不能透过舌苔见到舌体者，是厚白苔。可为正常舌苔，病中多主表证、寒证、湿证，亦可见于热证。

白苔为舌苔之本色，是最常见的苔色，其他苔色均可由白苔转化而成。

苔薄白而润，可为正常舌象，或为表证初起，或是里证病轻，或是阳虚内寒。苔薄白而滑，多为外感寒湿，或脾肾阳虚，水湿内停。苔薄白而干，多由外感风热所致。苔白厚腻，多为湿浊内停，或为痰饮、食积。苔白厚而腻，主痰浊湿热内蕴；苔白如积粉，扪之不燥者，称为积粉苔，常见于瘟疫或内痈等病，系秽浊湿邪与热毒相结而成。苔白而燥裂，粗糙如砂石，提示燥热伤津，阴液亏损。

（2）黄苔　舌苔呈现黄色。根据苔黄的程度，有淡黄、深黄和焦黄之分。淡黄苔又称微黄苔，苔呈浅黄色，多由薄白苔转化而来；深黄苔又称正黄苔，苔色黄而深厚；焦黄苔又称老黄苔，是正黄色中夹有灰黑色苔。黄苔还有厚薄、润燥、腻等苔质变化。黄苔多分布于舌中，亦可布满全舌。黄苔多与红绛舌同时出现。主热证、里证。

邪热熏灼于舌，故苔呈黄色。苔色愈黄，说明热邪愈甚，淡黄苔为热轻，深黄苔为热甚，焦黄苔为热极。舌尖苔黄，为热在上焦；舌中苔黄，为热在胃肠；舌根苔黄，为热在下焦；舌边苔黄，为肝胆有热。

舌苔由白转黄，或呈黄白相兼，为外感表证处于化热入里，表里相兼阶段。故《伤寒指掌》说："白苔主表，黄苔主里，太阳主表，阳明主里，故黄苔专主阳明里证。辨证之法，但看舌苔带一分白，病亦带一分表，必纯黄无白，邪方离表入里。"

薄黄苔提示热势轻浅，多见于风热表证，或风寒化热入里。苔淡黄而润滑多津者，称为黄滑苔，多为阳虚寒湿之体，痰饮聚久化热；或为气血亏虚，复感湿热之邪所致。苔黄而干燥，甚至苔干而硬，颗粒粗大，扪之糙手者，称黄糙苔；苔黄而干涩，中有裂纹如花瓣状，称黄瓣苔；黄黑相兼，如烧焦的锅巴，称焦黄苔。均主邪热伤津，燥结腑实之证。黄苔而质腻者，称黄腻苔，主湿热或痰热内蕴，或为食积化腐。

（3）灰黑苔　苔色浅黑，称为灰苔；苔色深灰，称为黑苔。灰苔与黑苔只是颜色浅深之差别，故常并称为灰黑苔。灰黑苔的分布，在人字界沟附近苔黑较深，越近舌尖，灰黑色渐浅。灰黑苔多由白苔或黄苔转化而成，多在疾病持续一定时日、发展到相当程度后才出现。主阴寒内盛，或里热炽盛等。

灰黑苔可见于热性病中，亦可见于寒湿病中，但无论寒热均属重证，黑色越深，病情越重。如《敖氏伤寒金镜录》说："舌见黑色，水克火明矣，患此者百无一治。"又说："若见舌胎如黑漆之光者，十无一生。"但亦有苔灰黑而病轻，甚至无明显症状者，如吸烟过多者，可见舌苔灰黑。

苔质的润燥是辨别灰黑苔寒热属性的重要指征。在寒湿病中出现灰黑苔，多由白苔转化而成，其舌苔灰黑必湿润多津；在热性病中出现，多由黄苔转变而成，其舌苔灰黑必干燥无津液。舌边舌尖部呈白腻苔，而舌中舌根部出现灰黑苔，舌面湿润，多为阳虚寒湿内盛，或痰饮内停。舌边舌尖见黄腻苔，而舌中为灰黑苔，多为湿热内蕴，日久不化所致。苔焦黑干燥，舌质干裂起刺者，无论是外感内伤，均为热极津枯之证。苔黄黑者，为霉酱苔，多由胃肠素有湿浊宿食，积久化热，熏蒸秽浊上泛舌面所致，亦可见于湿热夹痰的病证。

72. 怎样理解脾胃与舌质的密切关系？

舌为脾之外候。《灵枢·经脉》中云"脾足太阴之脉……连舌本，散舌下"，即脾通过经络同舌质发生密切联系；而《灵枢·脉度》说："脾气通于口，脾和则口能知五谷矣。"即舌居口中司味觉。舌体赖气血充养，所以舌象能反映气血的盛衰，而与脾主运化、化生气血的功能直接相关。故脾气健旺时舌质红润，脾气不足时舌质淡红，脾阳气虚弱时舌体胖大有齿痕、色泽不华。

73. 怎样理解胃与舌苔的密切关系？

中医学认为，舌苔是由胃气蒸发谷气上承于舌面而成，与脾胃运化功能相应，如章虚谷说："脾胃为中土，邪入胃则生苔，如地上生草也。"即言苔附于舌质之上，完全由胃气所生。故舌苔情况，直接反映出胃气的盛衰及邪气深浅及性质。"舌尖属上脘，舌中属中脘，舌根属下脘"是胃病的舌面部位分属，也说明了脾胃疾病与舌象变化的密切关系。

74. 如何通过舌色变化诊查脾胃病？

(1)淡白舌　脾胃病中，这种淡白湿润之舌，乃由脾阳虚弱，水湿不化所致，治宜温中健脾，散寒化湿。

若舌面少津，是属脾阳虚损不能化生津液或津失敷布所致，常见于腹中停水患者，由于阳虚水湿内停，气不布津，反见口舌干燥，治宜甘温扶阳，益气生津。

淡白光莹舌者，舌色淡白，舌苔全部剥脱，舌面光滑洁净，初起每见舌的中心先光滑剥脱，渐向四边发展，终至全舌皆脱无苔为脾胃损伤，气阴两虚，久虚不复所致，治宜健脾养胃，益气生津。

(2)红绛舌　若舌质红兼苔黄腻者，常为胃肠蕴热之征；治宜清泄阳明。

舌质红而少苔无苔脉细且数者，又属胃肠阴虚内热之候，治疗养阴益胃之法。

舌质呈现绛色，常为外感病邪热入里深入营血的标志，绛舌不独外感，若在内伤杂病，舌绛少苔无苔，咽干脉数，常是脾胃阴虚内热的表现，治宜健脾益胃，养阴清热。

红绛光莹舌者，舌色红绛，舌面无苔，光亮如镜，望之似有光泽，扪之干燥无津，常见于病程日久，胃脘痛顽固不愈患者，为胃津干涸，肾液枯竭之象，治宜壮水滋阴，益肾养胃之法。干枯少津，是热盛津伤，气血壅滞所致，多见于外感热病邪热深入胃肠燔灼营血，治宜清热凉血，养阴生津。

(3)青紫舌　紫舌若由淡白发展而来，色呈淡紫或紫中带青而滑润，见于脾胃内伤杂病，寒凝血瘀之象，治宜健脾温阳，化瘀散寒。

全舌色青，多见于阴寒证，为寒邪直中太阴或杂病中阳虚惫，阴寒凝结所致，治宜健脾温中，温散寒凝。

青舌，舌质发黯，有青紫色的小点或斑块，为瘀血之象，脾胃病见此舌象，治宜温运中阳，活血化瘀。

75. 如何通过舌形变化诊查脾胃病？

(1)老嫩　舌质纹理粗糙，坚敛苍老，见于脾胃病实证患者。舌质纹理细腻，淡白浮胖娇嫩，见于脾胃病虚证。

若舌苍老色黄为胃中热盛。

若舌质苍老，苔色黄黑相兼，望之不泽，摸之棘手，为胃肠热炽，津液焦灼所致。

若舌苍老而红，又属心与小肠热盛，治宜清泻。

舌质纹理细腻，淡白浮胖娇嫩，为中焦脾胃虚寒，气血不足之象，治宜温补。

(2)胖大　舌体胖大，边有齿痕，常是脾虚之征，由于脾虚不能运化水湿，脾虚湿停，久久所致。

舌体淡白胖大，舌面水滑，属脾阳不足，气不化津，水湿内停之证。

若淡红胖大，是脾胃生湿酿热，湿热痰浊蕴结所致。

舌黄胀大满口者，乃胃腑湿热蕴结不消。

(3)瘦薄　舌体淡白瘦小于正常为脾胃虚弱，气血不足之象。

舌质红绛瘦小枯薄，则属胃肠阴虚火旺。

(4)芒刺　舌尖芒刺，热在心与小肠。

舌边芒刺，热在肝胆；舌中芒刺，热在胃肠。

舌质红绛，高起如刺，苔色黄中厚而有芒刺，或边黄中心焦黑起刺，是邪热在里，胃肠热炽之候。

(5)镜面舌　舌面无苔，光洁如镜，是由胃阴枯竭，胃气大伤所致。

若淡白光莹，脾胃损伤；红绛光莹，为水涸火炎，分别以健脾益气，养阴益胃之法治之。

若久病舌苔退去，光亮干燥，是胃气将绝之征，常为不祥的预兆。

76. 如何通过苔色变化诊查脾胃病？

舌苔由白转黄，常为外邪由表入里，病由皮毛肌表而入胃肠的征象。

舌淡苔白而润，常为脾胃不足，内生虚寒之象，每兼食少肢凉，脉沉或迟等症，治宜温中健脾。

舌苔黄而少津，兼身热恶热，烦渴脉大，为阳明胃热炽盛，治宜清胃泻热生津。

若舌苔黄燥，或焦黄起刺，兼便秘腹满，日晡热甚，脉沉实有力，为阳明腑实热结，治宜通腑泄热，如《伤寒论》所说："舌黄未下者，下之黄自去。"

若舌苔薄而灰黑，如烟煤所熏，隐然可见，兼不渴肢冷，为中焦阴寒之象，属寒中太阴，寒湿困脾，治宜温中散寒。

若苔色灰黑，满布舌面，湿润光滑，或舌尖薄白，中部厚黑而滑润，属痰饮内停胃肠之征，治宜温中化饮。

舌苔先是焦黄，进而灰黑燥裂，甚生芒刺，为热极之征，属邪热入里，胃肠燥结所致，治疗宜采用清热攻下的方法，荡涤燥热。

霉酱苔，苔色红中发黑而又带黄，乃湿浊热邪食滞胶结不解而成，治宜清涤胃肠。

77. 如何通过苔质变化诊查脾胃病？

(1)厚薄　若舌苔薄而色白，为风寒在表，或为脾胃虚弱之象，治疗宜辛温解表祛风散寒，或健脾益胃温养中气。

舌苔薄而色黄，则属风热在表，或为胃肠蕴有微热征象，治疗宜辛凉解表疏风清热，或清泄胃肠蕴热。

舌苔厚而色白，苔质颗粒细腻致密，属中焦阳气失于宣通，水湿痰饮蕴结不化之象，治疗宜采用芳化温通之法，祛湿化痰蠲饮。

舌苔厚而色白，苔质颗粒疏松粗大，形如豆腐渣堆积舌面，是脾胃失于运化，胃中宿食积滞，腐浊之气上泛所致，治疗宜健脾和胃，消食导滞。

薄苔主病较轻，或病邪较浅，正气未至大伤，邪气不盛；厚苔主病较重，或邪盛入里，正气损伤，脾胃肠内有痰饮水湿宿食积滞。

（2）润燥　舌淡苔白滑润，兼纳呆腹冷便溏，为脾胃有寒征象，治疗宜温中散寒。

舌苔薄白如无，或淡白滑嫩，是脾胃虚寒之象，治疗宜温补太阴。

若舌苔白厚水滑，舌体胖大，乃脾失健运，痰饮水湿内停之象，治疗宜健脾渗湿利水。

舌苔白厚腻滑，属脾阳不振，寒湿痰饮停聚所致，治疗宜健脾化湿温运中阳。

白滑苔者，若见于舌前半部苔白滑，是寒湿邪气尚未去表而胃气有先匮乏之兆，治疗宜温运中阳，鼓舞胃气，祛湿散寒；若舌后半部苔白滑的，是寒湿痰饮停滞下焦所致，治疗宜健脾温肾，温阳散寒化饮。

若苔色正黄，湿润光滑，兼身热舌红心烦等症，是邪热入里，津液未伤的表现，常见于外感病邪热初入胃肠之候，治疗宜轻清泄热，透邪外达。

若舌苔黄厚腻滑，乃湿热蕴结脾胃之象，多见于湿热黄疸病人，治疗宜采用芳化淡渗清利法。

若舌苔黄而干燥，兼壮热面赤，烦渴，脉洪大，为热入阳明，是胃热极盛，热盛津伤的表现，治疗宜清热生津。

舌苔黄而干焦，或焦燥而起芒刺，兼腹满便秘，日晡热甚，脉沉实有力，为热入肠道，腑实热结之证，治疗宜泻热通腑，急下存阴。

舌苔干燥虽多主津伤热证，但亦有阳虚气化不行而津失上承所造成的，临床可见舌淡苔白而干燥，口干不渴或渴不欲饮等症象，多见于脾阳虚而腹中停水患者，治疗宜健脾温阳，化气行水，阳气宣通，水津上承则苔燥自润。

白厚干苔者，苔色白厚，水津甚少，干燥异常，是由于胃中津气不足所致，治疗用益气养胃甘润之品，以生津润燥。

糙苔临床常见于热邪炽盛津伤患者，由于邪热入胃，热炽化火，津液大伤所致，治疗用大剂清胃泻火之品，以泄热生津。

78. 脾经的循行部位如何？

足太阴脾经经脉循行：起于足大趾末端（隐白），沿着大趾内侧赤白肉际，经过大趾本节后的第一跖趾关节后面，上行至内踝前面，再上腿肚，沿着胫骨后面，交出足厥阴经的前面，经膝股部内侧前缘进入腹部属于脾脏，联络胃，通过横膈上行，挟咽部两旁，连系舌根，分散于舌下。

胃部支脉：向上通过横膈，流注于心中，与手少阴心经相接。

79. 足太阴脾经的重要穴位"井"、"荥"、"输"、"经"、"合"穴是哪些？

（1）井穴（足太阴脾经所出） 隐白。

［定位］拇趾内侧趾甲角旁约0.1寸。

［解剖］有趾背动脉；为腓浅神经的足背支及足底内侧神经。

［主治］腹胀，便血，尿血，月经过多，崩漏，癫狂，多梦，惊风。

［操作］浅刺0.1寸。

（2）荥穴（足太阴脾经所溜） 大都。

［定位］拇趾内趾，第一跖趾关节前缘，赤白肉际处。

［解剖］在拇展肌止点；有足底内侧动、静脉的分支；布有足底内侧神经的趾底固有神经。

［主治］腹胀，胃痛，呕吐，泄泻，便秘，热病。

［操作］直刺0.3～0.5寸。

（3）输穴（足太阴脾经所注） 太白。

［定位］第一跖骨小头后缘，赤白肉际处。

［解剖］在拇展肌中；有足背静脉网，足底内侧动脉及足跗内侧动脉分支；布有隐神经及腓浅神经分支。

［主治］胃痛，腹胀，肠鸣，泄泻，便秘，痔漏，脚气，体重节痛。

［操作］直刺0.5～0.8寸。

［附注］脾经原穴。

（4）经穴（足太阴脾经所行） 商丘。

［定位］内踝前下方凹陷中。

［解剖］有跗内侧动脉，大隐静脉；布有隐神经及腓浅神经分支丛。

［主治］腹胀，泄泻，便秘，黄疸，足踝痛。

［操作］直刺0.5～0.8寸。

（5）合穴（足太阴脾经所入） 阴陵泉。

［定位］胫骨内侧髁下缘凹陷中。

［解剖］在胫骨后缘和腓肠肌之间，比目鱼肌起点上；前方有大隐静脉，膝最上动脉，最深层有胫后动、静脉；布有小腿内侧皮神经本干，最深层有胫神经。

［主治］腹胀，泄泻，水肿，黄疸，小便不利或失禁，膝痛。

[操作] 直刺1~2寸。

80. 胃经的循行部位如何？

(1)足阳明胃经经脉循行　起于鼻翼两侧（迎香），上行到鼻根部，与旁侧足太阳经交会；向下沿着鼻的外侧（承泣），进入上齿龈内，回出环绕口唇，向下交会于颏唇沟承浆（任脉）处，再向后沿着口腮后下方，出于下颌大迎处，沿着下颌角颊车，上行耳前，经过上关（足少阳经），沿着发际，到达前额（神庭）；

(2)面部支脉　从大迎前下走人迎，沿着喉咙，进入缺盆部，向下通过横膈，属于胃，联络脾脏；

(3)盆部直行的脉　经乳头，向下挟脐旁，进入少腹两侧气冲；

(4)胃下口部支脉　沿着腹里向下到气冲会合，再由此下行至髀关，直抵伏兔部，下至膝盖，沿着胫骨外侧前缘，下经足跗，进入第二足趾外侧端（厉兑）；

(5)胫部支脉　从膝下3寸（足三里）处分出，进入足中趾外侧；

(6)足跗部支脉　从跗上（冲阳）分出，进入足大趾内侧端（隐白），与足太阴脾经相接。

81. 足阳明胃经的重要穴位"井"、"荥"、"输"、"经"、"合"腧穴是哪些？

(1)井穴(足阳明胃经所出)　厉兑。

[定位] 第二趾外侧趾甲角旁约0.1寸。

[解剖] 有趾背动脉形成的动脉网；布有腓浅神经的足背支。

[主治] 衄衊，齿痛，咽喉肿痛，腹胀，热病，多梦，癫狂。

[操作] 浅刺0.1寸。

(2)荥穴(足阳明胃经所溜)　内庭。

[定位] 足背第二、三趾间缝纹端。

[解剖] 有足背静脉网；布有腓浅神经足背支。

[主治] 齿痛，咽喉肿痛，鼻衄，胃痛吐酸，腹胀，泄泻，痢疾，便秘，热病，足背肿痛。

[操作] 直刺或斜刺0.5~0.8寸。

(3)输穴(足阳明胃经所注)　陷谷。

[定位] 足背第二、三跖趾关节后凹陷中。

[解剖] 第二跖骨间隙间，有骨间肌；有足背静脉网，深层有第二跖背动脉；布有腓浅神经足背支。

[主治] 面浮身肿，目赤肿痛，肠鸣腹痛，热病，足背肿痛。

[操作] 直刺或斜刺 0.5～1 寸。

(4)经穴(足阳明胃经所行)

[定位] 足背踝关节横纹的中央，拇长伸肌腱与趾长伸肌腱之间。

[解剖] 在拇长伸肌腱与趾长伸肌腱之间；有胫前动、静脉；浅部当腓浅神经，深层当腓深神经。

[主治] 头痛，眩晕，癫狂，腹胀，便秘，下肢痿痹。

[操作] 直刺 0.5～1 寸。

(5)合穴(足阳明经所入) 足三里。

[定位] 犊鼻穴下 3 寸，胫骨前嵴外一横指处。

[解剖] 在胫骨前肌，趾长伸肌之间；有胫前动、静脉；为腓肠外侧皮神经及隐神经的皮支分布处，深层当腓深神经。

[主治] 胃痛，呕吐，噎膈，腹胀，泄泻，痢疾，便秘，乳痈，肠痈，下肢痹痛，水肿，癫狂，脚气，虚劳羸瘦。

[操作] 直刺 1～2 寸。

[附注] 本穴有强壮作用，为保健要穴。

(6)足阳明经原穴 冲阳。

[定位] 在解溪穴下方，拇长伸肌腱和趾长伸肌腱之间，当二、三跖骨与楔状骨间，足背动脉搏动处。

[解剖] 在趾长伸肌腱外侧；有足背动、静脉及足背静脉网；当腓浅神经的足背内侧皮神经第二支本干处，深层为腓深神经。

[主治] 口眼歪斜，面肿，齿痛，癫狂痫，胃痛，足痿无力。

[操作] 避开动脉，直刺 0.3～0.5 寸。

82. 脾胃经络的病候如何？

(1)足太阴脾经 胃脘痛，腹胀，食则呕，嗳气，便溏，黄疸，身体沉重无力，舌根强痛，膝股内侧肿胀、厥冷。

(2)足阳明胃经 肠鸣，腹胀，水肿，胃痛，呕吐或消谷善饥，咽喉肿痛，鼻衄，胸部及膝髌等本经循行部位疼痛，热病，发狂。

83. 脾胃病病因有哪些？

脾胃病病因主要有六淫侵袭、七情内伤、饮食不节、劳逸所伤、虫积、痰饮瘀血及失治误治，病后失调等因素。

84. 何谓六淫？其致病特点及与脾胃病的关系如何？

六淫，即风、寒、暑、湿、燥、火六种外感病邪的统称。风、寒、暑、湿、燥、火在正常情况下称为"六气",是自然界六种不同气候的正常变化。健康的人体对这些自然的变化有一定的适应能力,所以"六气"不会致病。当气候变化异常,非其时而有其气,或六气太过与不及,加之人体抵抗力低下,不能适应外界气候的变化时,六气就成为能够伤害人体的"六淫"邪气了。

六淫致病,有五个特点:其一,六淫为病多侵犯肌表,或自口鼻而入,或二者同时受邪即所谓"外感六淫";其二,六淫致病多与季节气候有关,如春多风病、夏多暑病、长夏多湿病、秋多燥病、冬多寒病等。这样,就形成了一个四季发病的规律,即各个季节中的"主气";其三,六淫致病除与季节气候有关外,也与居处环境有关,如久居湿地常感湿邪发病;其四,六淫既可单独致病,又可两种以上同时侵犯人体。如湿热痢疾、寒湿泄泻等;其五,六淫致病不仅能相互影响,也可在一定条件下相互转化,如寒邪入里,日久可化热等。

六淫作为胃肠病的病因,古人早有论述。李东垣在《脾胃论·脾胃损在调饮食适寒温》中也指出:"若风、寒、暑、湿、燥一气偏胜,亦能伤脾损胃"。风为阳邪,为"百病之长",风邪犯胃,胃失和降,可致呕吐;寒为阴邪,多伤阳气,性收引、凝滞,寒邪内侵,可致胃脘痛、腹痛、呕吐、呃逆、反胃、泄泻、奔豚气等;暑为阳邪,其性炎热,易伤津气且多挟湿,暑邪内犯,可致腹痛、呕吐;暑邪挟湿,又可致痢疾、霍乱、泄泻;湿为阴邪,易遏气机,损伤阳气,其性重浊黏腻而趋下,脾为中土,喜燥恶湿,湿邪内犯,则中土失运,诸病蜂起,可致吐泻、痢疾、霍乱、湿阻等;燥性干涩,易伤津液,燥邪为病,伤及胃阴,可致呃逆、肠胃燥热耗伤津液又可致便秘;火(热)为阳邪,易耗气伤津、生风动血,火邪内犯胃肠,可致便秘、便血、痢疾、霍乱、泄泻、腹痛等。

除六淫之外,有"疫疠"邪气。古人亦称之为"瘟疫"、"戾气"、"毒气"等,疫疠致病的显著特点是:发病急、病情重、传染性强、易于流行、多从口鼻而入。疫疠导致的胃肠病,如疫毒痢、霍乱等。

85. 何谓七情?与脾胃病的关系如何?

七情,即喜、怒、忧、思、悲、恐、惊七种情志变化,是人对客观事物的不同反应。正常情况下,七情不会致病,但强烈或长期的情志刺激,超过了人的正常生理适应范围,或人的气血脏腑功能失调,经不起情志变化刺激,就会导致疾病的发生。由于七情属于精神致病因素,又直接影响内脏,使脏腑气机逆乱、气血失调,故称为"七情内伤"。

中医学非常重视情志因素对人体健康的影响,早在《内经》中即有"怒伤肝"、"喜伤心"、"思伤脾"、"忧伤肺"、"恐伤肾"的记载,表明七情与人体阴阳气血脏腑的生理、病理有密切联系,即情志活动是以五脏精气为物质基础,脏腑气血的变化会影响情志的变化，情志的变化也对脏腑气血有不同的影响。七情内伤均对脾胃有不同程度的影响，但其中影响最大的是怒、思、忧。郁怒伤肝，肝气横逆，克犯中土，引起气机逆乱，肝脾不调或肝胃不和，可致胃脘痛、腹痛、呃逆、噎膈、呕吐、泄泻、胁痛、积聚、臌胀等；思虑伤脾，脾伤气结，中土失运，可致噎膈、呕吐、泄泻、便秘、湿阻、奔豚气、积聚等；忧虑伤肺，肺伤则脉络不畅，肠道传化失常，发为积聚、奔豚气、泄泻、便秘等。

现代医学研究证明，在消化系统，人的心理、精神因素可引起胃及十二指肠溃疡、非特异性结肠炎、胃炎、胃下垂、急性胃扩张、胆囊炎、慢性胰腺炎、慢性肝炎、慢性阑尾炎、神经性食欲不振、呕吐、食管痉挛等。

86. 何谓饮食不节？与脾胃病的关系如何？

饮食不节，是指饮食失宜（过多、过少）、饮食不清洁、饮食偏嗜等。

(1)饮食失宜，饥饱失常是脾胃病的最常见病因　过饥则摄食不足，气血化源不足，久之正气虚衰，不但脾胃易生病变，还易继发其他多种病证。而暴食暴饮，进食过多，则超越脾胃正常腐熟运化能力，造成食物积滞，损伤脾胃，出现脘腹胀满、嗳腐吞酸、厌食、吐泻等症。《素问·痹论》所云："饮食自倍，肠胃乃伤"。

食积日久，可郁而化热，在婴幼儿可酿成疳积；食积阻滞，气血失和，筋脉郁滞，还可变生他病。如《素问·生气通天论》所说："因而饱食，筋脉横解，肠澼为痔"。

(2)饮食不洁，可引起多种胃肠道疾病　食入染有传染性病原菌的食物，可患腹痛、霍乱、吐泻、痢疾等；误食带有寄生虫卵或幼虫的食物，可致蛔虫、蛲虫、绦虫等在体内寄生；进食腐败变质的有毒食物，可出现剧烈腹痛、吐泻等中毒症状，甚至昏迷死亡。

(3)饮食偏嗜　饮食五味有所偏嗜或饮食过热过凉。中医认为，五味配五脏，各有其亲和性，如长期偏嗜某种食物，可使脏腑机能失调，正如《素问·五藏生成篇》所说："多食咸，则脉凝泣而变色；多食苦，则皮槁而毛拔；多食辛，则脉急而爪枯；多食酸，则肉胝䐢而唇揭；多食甘，则骨痛而发落。"

若过食生冷寒凉，可损伤脾胃阳气，聚湿生痰，发生腹痛、胃脘痛、泄泻等。若偏食辛温燥热，或过食肥甘厚味，则胃肠积热，会出现口疮、便秘、泄泻及痈疽疮毒。李东垣在《脾胃论·脾胃损在调饮食适寒温》中强调："饮食，热无灼灼，寒无凄凄，寒温中适，故气将持，乃不致邪僻"。另一方面，进食偏嗜，饮食中长期缺乏某种物质，也可致病。

87. 何谓劳逸所伤？与脾胃病的关系如何？

劳逸所伤，包括过度劳累与过度安逸两个方面。

（1）过劳　包括劳力过度、劳神过度、房劳过度三方面。

劳力过度，即长时间过度劳累，《素问·举痛论》指出"劳则喘息汗出，外内皆越，故气耗矣"，故过劳气耗可见气短神疲，倦怠乏力等。

劳神过度，即思虑太过，《内经》云："脾在志为思。"，"思则气结"，故忧思太过，扰乱气机，损伤心脾，可出现纳呆、腹胀、便秘、便溏、噎膈、失眠健忘等病症。

房劳过度，指性生活不节制，房事过频而言。房劳过度，伤肾耗精，则可出现腰痛、眩晕、阳痿等病证。而肾阳受损，可致脾失温煦，运化失常，临床见泄泻等病证。

（2）过度安逸　机体活动不足，气机不畅，气血失和，耗能减少，进食量亦减少，脾胃功能减弱可出现食欲不振，神疲乏力等。《内经》中云："久卧伤气，久坐伤肉"，久卧、久坐都是指逸而言，"气"与"肉"都是脾所主，故过"逸"伤脾。《世补斋医书》也说，"世但知有劳病，不知有逸病，……夫逸之病，脾病也"。

88. 虫积的原因是什么？虫积与脾胃病的关系如何？

张景岳指明，食未经煮熟的食物最易生虫，同时认为虫的寄生与脾胃功能强弱密切相关。虫积，多由误食染有虫卵的食物或饮食不慎、恣食生冷瓜果及油腻肥甘之品所致。小儿胃肠机能较弱，较成人更易染疾。

虫积为患，扰乱气机，劫取营养，损伤脾胃，耗伤气血，可致多种病变。虫积为患，种类不同，寄生部位不同，引起的病变也不同。蛔扰肠道引起腹痛，泄泻；若逆行入胃，可见吐蛔；虫积日久，耗伤气血，则发为疳积；蛔结成团，阻塞肠道，则致肠梗阻；蛔喜攻窜，若入胆道，则胁腹绞痛，四肢逆冷，发为蛔厥。蛲虫寄生，可致肛门奇痒、夜不能寐。绦虫不但引起腹痛、腹胀、腹泻，日久还可耗损气血、伤人正气。

89. 何谓痰饮？痰饮与脾胃病的关系如何？

痰饮是机体水液代谢障碍所形成的病理产物，属于继发性病因。中医认为，较稠厚的为"痰"，清稀的为"饮"，合称"痰饮"。

痰又有"有形之痰"、"无形之痰"之别。所谓有形之痰，系指视之可见，闻之有声，触之可及，有形质的痰液而言，如咳出可见之痰液，喉间可闻之痰鸣，体表可触之瘰疬、痰核等。所谓无形之痰，系指由水液代谢障碍所形成的病

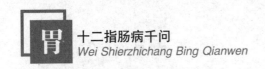

理产物及其病理变化和临床表现而言，如梅核气等，虽然无形质可见，但却有征可察，临床上主要通过其所表现的症状和体征来分析，从而确定其因痰所致，采用祛痰的方法治疗能够取得较好效果。

饮的性质较清稀，流动性较大，多停留在人体的脏腑组织的间隙或疏松部位，如肠胃、胸胁、胸膈、肌肤等。因停留的部位不同，症状各异，故有痰饮、悬饮、溢饮、支饮等不同病名。

痰饮与水湿，皆为水液代谢失常所致，异名而同类，皆为阴邪，但有区别：稠浊者为痰，清稀者为饮，更清者为水，湿则呈弥散状态。湿聚为水，积水成饮，饮凝成痰，四者有着密切的关系。因此有时水、湿、痰、饮不予严格区分，例如水湿、水饮、痰湿、痰饮等可相提并论。

痰和饮多因脾、肺、肾三脏功能失调，水液代谢障碍而形成，与脾胃关系尤为密切，故有"脾为生痰之源"之说。《寿世保元》指出："痰者，病名也，生于脾胃。然脾胃气盛，饮食易克，何痰之有？"《景岳全书》亦云："盖饮为水液之属，凡呕吐清水及胸腹膨满，吞酸嗳腐，漉漉有声等证，此皆水谷之余，停积不行，是即所谓饮也，……水谷不化而停为饮者，其病全由脾胃"。

痰证因病变部位不同而表现各异，就脾胃病而言，痰停于胃，胃失和降，可见恶心呕吐、胃脘痞满；痰气结喉，可见咽中梗阻，吐之不出，吞之不下；痰浊内停，阻碍气机、胃气挟痰上逆，又可动膈而呃逆；若痰气交阻，食道不利，还可渐生噎膈。饮，即水液停留于人体局部者，因其停聚的部位不同，所导致的病证也各异。《金匮要略》就有"痰饮"（狭义）、"悬饮"、"溢饮"、"支饮"的分类。饮停肠胃即狭义痰饮，可见脘腹胀满、漉漉有声、呕吐清水痰涎；饮在胸胁即悬饮，则胸胁胀满、咳唾引痛；饮溢肌肤即溢饮，则身痛而重，肢体浮肿；饮在胸膈，则胸闷、咳喘、不能平卧、其形如肿。

90. 何谓瘀血？瘀血与脾胃病的关系如何？

瘀血，是指血液溢于于脉外，或血于脉中而运行不畅、阻滞于经脉脏腑，出现癥块等病理变化。瘀血与痰饮一样，既是疾病过程中形成的病理产物，又是某些疾病的致病因素。

瘀血的形成，一是因气虚、气滞、血寒、血热等原因，使血行不畅而致瘀阻；二是由于外伤、气虚失摄或血热妄行等原因造成血溢脉外、积存体内而形成瘀血。瘀血形成后，不但失去正常血液的濡养功能，造成机体的损伤，而且又作为新的致病因素，影响全身或局部的血液运行，从而产生疼痛、出血、瘀阻、癥积等新的病理变化。瘀阻胃肠，可见呕血、便血；瘀在腹内，可见癥块腹痛；瘀阻食道，可见胸膈疼痛、食入即吐或致噎膈；瘀停胸胁，可见胁痛如刺、胁下瘀块等。

91. 与脾胃病相关的其他因素有哪些？

脾胃病除有上述诸种病因外，常见的还有病后失调、失治误治、放疗化疗反应等。

病后失调指疾病初愈、调养不当而使机体阴阳气血或脏腑功能重新出现紊乱，脾胃受损。

失治误治，指病后未能及时治疗或误诊误治。失治会丧失宝贵的救治时机，以致小病拖大、表病入里；而误治更会使病情变得错综复杂、迁延难治。如痢疾失治，病久正虚，湿热留滞，邪恋不去，而成休息痢；寒湿痢误以湿热痢给以大剂苦寒治之，则进一步伤气损阳，而成虚寒痢。

放疗化疗作为现代医学对恶性肿瘤的治疗手段，虽用之有效，但毒副作用较大，可致机体抵抗力下降，并可引起恶心、食欲不振、腹胀、腹泻等胃肠病证。

92. 什么是中医学的病机概念？

病机，即疾病发生、发展与变化的机理。疾病能否发生及发生后的转归，与机体正气的盛衰和致病邪气的强弱密切相关。病邪作用于人体，正邪交争，如正不胜邪，则阴阳失衡、气血逆乱、脏腑功能失调，从而产生全身或局部多种多样的病理变化。

93. 中医学中脾胃病的病机主要有哪些？

中医学脾胃病的病机主要有清浊不分、纳化失常、升降失司、润燥失济、阴阳失调。

94. 如何理解脾胃病"清浊不分"的病机？

"清"，即清气、精气，指水谷精微等营养物质；"浊"，即食物残渣及其他代谢产物。清浊的泌别及其输布、传化是机体生存不可缺少的重要环节，脾胃及肠道在其中发挥了主要作用。

首先，胃为"水谷之海"，主通降，饮食入胃，经胃的腐熟后，下行入小肠，进一步消化、吸收，泌别清浊，游溢精气，上输于脾；脾主运化，将精气输布于心、肺、头目，并通过心肺的作用化生气血，营养全身。浊物则下传，经大肠排出体外。另外，清浊物质的区分，一要靠小肠的泌别，二要靠脾胃的升降分离。若脾胃升降紊乱或小肠泌别清浊功能失常，则清浊不分。清气不升，则头目失养，并影响胃的受纳与和降，出现神疲乏力、头目眩晕、食少、恶心、腹

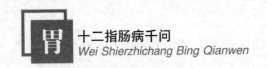

胀、泄泻等症；浊气不降，则不仅影响食欲，而且因浊气上逆可发生嗳气酸腐、恶心、呕吐、呃逆、脘腹胀闷或疼痛等证。即《素问·阴阳应象大论》所说："清气在下，则生飧泄；浊气在上，则生䐜胀。"

95. 如何理解脾胃病"纳化失常"的病机？

"纳"即受纳，"化"即运化。人体的纳化机能主要是由脾胃完成的。饮食入口，经过食管，纳入于胃，由胃进行腐熟，使之初步消化，形成食糜，为水谷精微的产生和输布打下基础。因此，《灵枢·玉版》篇指出："人之所受气者，谷也。谷之所注者，胃也。胃者，水谷气血之海也。"胃的受纳功能正常，则能食能消。正如《脾胃论》所云："胃中元气盛，则能食而不伤，过时而不饥。"胃的受纳腐熟功能正常，则气血生化有源。因此，《素问·玉机真藏论》说："五脏者，皆禀气于胃；胃者，五脏之本也。"《景岳全书》也强调："凡欲察病者，必须先察胃气；凡欲治病者，必须常顾胃气，胃气无损，诸可无虑。"水谷精微的产生，不但要靠胃的受纳，也要靠脾的运化。脾既能将胃初步腐熟的食糜进一步化为精微，转输于上下，散精于周身，起运化水谷的作用，还能对饮入的水液吸收、转输、布散，起运化水湿的作用。

胃纳脾化，各司其职。《医经余论》曰："食不化，责在脾；不能食，责在胃。"胃不受纳，则进食无源。胃的腐熟功能失常，则食入不消，病发呃逆、呕吐、胃脘痛等；脾不运化，则食物不能变成水谷精微，营养不得输布，水湿亦不能运化，由此，后天失养，气血生化不足，元气亦不能充，机体整体功能下降而病邪丛生。临床可见胃脘痛、腹痛、泄泻、呃逆、噎膈等。此外，脾失运化，还能影响胃的排空、受纳，出现食欲不振、厌食、呕吐等症。

96. 如何理解脾胃病"升降失司"的病机？

"升"即上升，升发之意。"降"即通降。饮食经过胃的受纳、腐熟，小肠的泌别，其营养精微物质（即"清"）需通过脾气升发功能，才能转输至心肺、头目，并通过心肺散布周身。因此，脾气的运动特点以上升为主，脾气以升为健。饮食入胃，经过腐熟，必须下行入小肠，进一步消化吸收、泌别清浊，同时，完成胃肠的虚实更替，为进一步受纳做准备。因此说，胃主通降，以降为和。

脾升胃降，相反相成，对发挥其后天之本的作用至关重要。《吴医汇讲》中指出："余尝考治脾胃莫详于东垣，求东垣治脾胃之法，莫精于升降。"又说："盖脾主升化，其用在于健运。其属土，地气主上腾，然后能载物，故健行而不息，是脾之宜升也明矣。胃者，水谷之海，容受糟粕，其主纳，纳则贵下行，譬如水之性莫不就下，是胃之宜降也又明矣。"

若脾胃升降失司，脾气不升，清气不得上输头目，散布周身，可见头晕、体弱乏力、中气下陷之久泄脱肛、内脏下垂等，还可影响胃的受纳与和降，出现纳差、呕恶、脘腹胀满等症；反之，若脾胃升降失司，胃失和降，可见食气上逆，出现嗳腐、呕恶、呃逆，还可影响脾气的升发，引起腹泻、腹胀等症。《临证指南医案》说"总之脾胃之病，虚实寒热，宜燥宜润，固当详辨，其于'升降'二字，尤为紧要。盖脾气下陷固病，即使不陷，而但不健运，已病矣；胃气上逆固病，即不逆，但不通降，亦病矣。"

97. 如何理解脾胃病"润燥失济"的病机？

脾与胃同居中焦，分工合作，共同完成供给机体营养的功能。二者中，脾为阴脏，胃为阳腑；脾为湿土，恶湿而喜燥，胃为燥土，恶燥而喜润。《医经余论》云："夫脾为己土，其体常湿，故其用阳，譬之湿土之地，非阳光照之，无以生万物也；胃为戊土，其体常燥，故其用阴，譬之燥土之地，非雨露滋之，无以生万物也。"脾胃燥湿，既各具特性，又互相联系，相辅相成。《医经余论》说："况脾之湿，每赖胃阳以运之，胃之燥，又借脾阴以和之，是二者有相需之用。"正常情况下，脾胃两脏燥湿相济、阴阳相合，共同完成气血生化之功。

若脾胃功能减弱，或外邪犯及中土，脾胃润燥失济，则可表现一系列相应的病理变化，若水湿凝聚，困遏胃阳，太阴湿土无阳以运，会产生中满腹胀、胃不思纳、呕吐反胃、泄泻等；胃实燥热，消烁脾之津液，阳明燥土无阴以和又可见口干唇燥、心烦口臭、嘈杂呃逆、噎膈、腹痛、便秘等。

98. 临床如何辨脾胃病口味异常？

口腔属消化道的起始部，直接隶属于脾胃，关系密切，故曰"脾开窍于口"、"脾其华在唇"。《灵枢·脉度》篇说"脾气通于口，脾和则口能知五谷矣。"因此，口的味觉可直接反映出脾胃及肠的病变。口内津液通于五脏，所以口的味觉又可反映出五脏病变。口味异常主要有口淡、口甘、口苦、口酸、口咸、口辣、口腻、口臭等。

(1) 口淡无味　口中无味，饮食不香，称为口淡。

多由脾胃虚弱所致，常伴有饮食减少、神疲乏力、腹胀便溏、舌淡脉弱等症，治宜健脾益气，以助运化。

若口淡而见纳呆、脘痞呕恶、舌苔厚腻，则又属湿浊中阻，脾胃失于运化，治疗宜芳香化湿，醒脾开胃。

(2) 口甜　口内常觉甜味，也称为口甘。

常由脾胃湿热蕴结所致，多伴有食少中满、脘痞呕恶等症。《内经》称之为

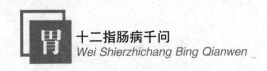

脾瘅,如《素问·奇病论》说:"有病口甘,……名曰脾瘅。……津液在脾,故令人口甘也,……治之以兰,除陈气也。"所谓津液在脾是指脾胃内蕴湿热,由于浊气上泛,溢于口,故致口甘。治疗宜芳香醒脾,清化湿热。

(3)口苦　口内常觉苦味,称为口苦。

多为肝胆郁热所致。《内经》称为胆瘅,如《素问·奇病论》说:"有病口苦,……病名曰胆瘅。……胆虚气上逆而口为之苦。"常兼心烦易怒、目赤胁胀、舌苔薄黄、脉弦数等症,治疗宜清泄肝胆郁热。

临床若出现口苦而见胁胀、脘闷呕恶、腹胀便干症状,则属肝胆郁热乘胃,胃失和降,治疗又宜疏肝清热,和胃降逆。

(4)口酸　口内自觉酸味,称为口酸。

多由木郁乘土,肝热犯脾胃所致,常兼有胁胀脘闷、呕苦作酸、脉弦等症,治疗宜疏肝清热,健脾和胃。

若宿食停滞胃肠,亦可出现口酸,常兼有脘腹满闷胀、嗳腐苔厚等症状,治疗宜消食导滞和胃。

(5)口腻　口内黏腻不爽,称为口腻。

多为湿浊困脾所致,常伴有胃脘满闷、食少苔腻、肢倦便溏等症状,治疗时采用芳香化浊,健脾燥湿法。

(6)口臭　口内出气臭秽,称为口臭。

多属胃火盛,上蒸于口所致,常兼有牙龈赤烂肿痛,或口舌生疮糜烂、口渴引饮、溺赤便干等症状,治疗宜清胃泻火。

另有饮食失节,宿食停滞,胃肠食积,也可造成口臭,常见口中臭秽酸腐,兼有脘腹胀满、不思饮食、吞酸嗳腐、舌苔垢腻等症状,治疗宜消食化积导滞,和胃降逆。

99. 临床如何辨脾胃病呕吐?

呕吐是脾胃病的一个常见症状,由胃气上逆所致。一般以有声无物为呕或称干呕,有物无声为吐,有物有声谓之呕吐。呕吐亦有虚实寒热之分,临床上常以呕吐物和兼见症状进行分辨。

(1)痰饮阻滞呕吐　呕吐痰涎、心下悸或痞满,兼见眩晕、小便不利、苔白脉滑等症状,为饮停胃脘,胃失和降,胃气上逆所致,治疗宜温阳化饮,降逆止呕。

(2)胃肠热结呕吐　呕吐频作,食入即吐,得冷则安,兼有心中烦热、渴饮便秘、舌红苔黄、脉数等症状,属胃肠蕴热、胃火上逆所导致,治疗宜清胃泻火、降逆止呕。

(3)食滞胃脘呕吐 呕吐酸腐,厌食嗳臭,并有脘腹胀、苔厚、脉滑等症状,为饮食停滞不化,中焦气机受阻,浊气上逆所致,治疗宜消食导滞。

若呕苦吐酸,伴有胁胀脘闷,嗳气频频,善太息,脉弦等症状,属肝气犯胃,胃失和降所致,治疗宜疏肝理气,和胃降逆。

(4)脾胃虚寒呕吐 呕吐清涎,食多即吐,时作时止,兼有脘腹冷痛、喜温喜按、食少便溏、舌淡脉迟等症状,为中阳不足,脾失健运,胃气上逆所致,治疗宜温中健脾,和胃降逆。

(5)胃阴不足呕吐 表现干呕不食,或食入即吐,兼有心烦口干、咽干舌红、脉细弱或数等症状,是由于胃阴不足、胃失濡润和降、胃气上逆所导致,治疗宜滋阴益胃,降逆止呕。

另有饮食入胃,朝食暮吐,暮食朝吐,称为反胃,多为火衰,脾胃虚寒太甚所造成。诚如王冰所说:"食入反出,是无火也。"治疗宜补火扶土、温阳助运,和胃降逆。

100. 临床如何辨脾胃病呃逆?

呃逆是指从咽喉发出的一种不由自主的冲击声,声短而频,呃呃作响的症状,俗称打呃,唐代以前称"哕",是胃气上逆的表现。临床上根据呃声的高低强弱,间歇时间的长短不同,来判断病证的虚实寒热性质。

呃声频作,高亢而短,其声有力者,多属实证。呃声低沉,声弱无力,多属虚证。

新病呃逆,其声有力,多属寒邪或热邪客于胃;久病、重病呃逆不止,声低气怯无力者,属胃气衰败之危候。故《形色外诊简摩》说:"新病闻呃,非火即寒;久病闻呃,胃气欲绝也。"

突发呃逆,呃声不高不低,无其他病史及兼症者,多属饮食刺激,或偶感风寒,一时胃气上逆动膈所致,一般为时短暂,不治自愈。

101. 临床如何辨脾胃病嗳气?

嗳气是指胃中气体上出咽喉所发出的一种声长而缓的症状。古称"噫"。是胃气上逆的一种表现。

饱食之后,或饮汽水后,偶有嗳气,无其他兼症者,是饮食入胃排挤胃中气体上出所致,不属病态。

临床根据嗳声和气味的不同,可判断虚实寒热。

嗳气酸腐,兼脘腹胀满者,多因宿食内停,属于实证。

嗳气频作而响亮,嗳气后脘腹胀减,嗳气发作因情志变化而增减者,多为肝

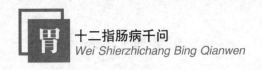

气犯胃，属于实证。

嗳气频作，兼脘腹冷痛，得温症减者，多为寒邪犯胃，或为胃阳亏虚。

嗳声低沉断续，无酸腐气味，兼见纳呆食少者，为胃虚气逆，属虚证。多见于老年人或体虚之人。

102. 什么是心下痞？

心下，即胃脘，心下痞是指自觉心下胃脘部闭塞不通，满闷不舒，而望之并无胀急之形，且不伴有疼痛的症状而言。

胃脘痞的病机总以脾胃气机升降不和所致。常见于伤寒误下，或内伤脾胃。根据病因病机分为热痞、寒热痞、痰热互结痞、水热互结痞、饮食积滞痞、客气上逆痞、肝郁气滞痞等。

(1)热痞　多由太阳病误下，脾胃受伤，无形邪热壅滞胃气所致。症见胃脘痞满，按之濡软，心烦口渴，甚见吐衄，小便黄赤，舌苔薄黄，关上脉浮。治宜泄热消痞，方选大黄黄连泻心汤加减。

(2)寒热痞　多由太阳病误下，脾胃之气受伤，无形邪热壅滞心下所致，与热痞之不同点在于本症多素体阳虚或因泄下而伤阳所致。症见胃脘痞满，按之濡软，兼见恶寒汗出，舌苔薄白，脉浮而弱，治宜泄热消痞，扶阳固表，方选附子泻心汤加减。

(3)痰热互结痞　多由痰湿之邪与无形邪热结聚心下，致脾胃之气升降失常而成。症见胃脘痞满，恶心呕吐，或头晕目眩，或肠鸣下利，舌苔白腻或黄腻，脉滑。治宜化痰开结，和胃消痞，方选半夏泻心汤加减。

(4)水热互结痞　由无形邪热与胃中停饮相搏，胃气失于和降，清气不得上升而成痞。症见胃脘痞满，纳谷不馨，干噫食臭，或腹中作响，大便溏薄或下利，舌苔薄白，脉沉弱。治宜和胃降逆，化饮消痞，方选生姜泻心汤加减。

(5)饮食积滞痞　由饮食不节，损伤脾胃，脾失健运，胃气壅塞，食气积滞而成。症见胃脘痞满，胀闷拒按，嗳腐吞酸，或恶心呕吐，或能食而大便不通，舌苔厚浊，脉弦滑。治宜化积导滞，和胃消痞，方选保和丸、平胃散加减。

(6)客气上逆痞　由邪热在表，胃气本虚，复经误下，邪热内扰，胃气不降，浊气上逆，清气不升，水谷下泄而成。症见心下痞，伴心烦不安，干呕食少，下利日数十行，或肠鸣作响，舌苔薄白，脉微弦。治宜和胃补中，降逆消痞，方选甘草泻心汤加减。

(7)肝郁气滞痞　多由七情不和，肝郁不舒，气机壅滞，影响脾胃之气升降而致。症见心下痞，伴胸胁胀闷不舒，心烦易怒，或时作太息，舌苔薄白，脉弦等。治宜疏肝理气，和胃消痞，方选柴胡疏肝散、越鞠丸加减。

103. 临床如何辨脾胃病胃脘硬？

胃脘（心下）硬，是指自觉胃脘部发硬，而按之濡软；或自觉发硬，按之亦硬，局部有紧胀硬急之尽而言。临床上很少单独出现，而多与痞、满、痛并见，如心下痞硬、心下硬满、心下硬痛，或硬满痛等。心下硬的常见证候有热实结胸、寒实结胸、悬饮证。

(1) **热实结胸** 多由外邪入里，或表不解误下，致邪热乘机内陷，与水饮互结于胸胁胃脘，气机阻滞不通而成。症见胃脘硬满，按之如石。甚则从胃脘至少腹硬满而痛、拒按，胸胁疼痛，大便秘结，或潮热，短气或喘息不能平卧，心中懊恼，口渴，头汗出，舌红，舌苔黄厚，脉沉有力等。治宜泄热逐水破结，方选大陷胸汤（丸）；若属痰热互结于胃脘，胃脘按之则痛，舌质红，苔黄腻，脉浮滑，治宜清热化痰散结，方选小陷胸汤。

(2) **寒实结胸** 由寒邪与痰水互结于胸胁心下，气机阻滞不通而成。症见胸胁至胃脘硬满而痛，拒按，大便秘结，不发热，口不渴，舌苔白滑，脉沉紧等。治宜温下寒实，涤痰破结，方选三物白散。

(3) **悬饮证** 由水饮内停，结于胸胁，胸阳不宣，气机壅滞而成。症见胃脘痞硬胀满，引胁作痛，干呕短气，头痛，微汗出，发作有时，不恶寒，脉沉弦。治宜逐水除饮，酌选十枣汤或控涎丹。

104. 临床如何辨脾胃病胃脘痛？

胃脘痛，俗称心口痛，是指心下胃脘部作痛而言。疼痛部位在剑突下胃脘或上腹，一般以钝痛、隐痛为主，痛势较缓。根据病因，胃脘痛分为寒邪犯胃痛、脾胃虚寒痛、胃阴不足痛、肝郁气滞痛、肝胃郁热痛、饮食停滞痛、瘀血阻络痛等。

(1) **寒邪犯胃痛** 多由寒从外侵，或恣食生冷，寒邪直中胃腑，寒主收引，寒凝脉络拘急作痛。其特点是：有感受寒冷或饮食生冷史，起病急，胃脘疼痛较甚，得温痛减，痛时常感恶寒，口不渴，喜热饮，舌苔白，脉紧。治宜温胃散寒止痛，方选良附丸加味。

(2) **脾胃虚寒痛** 由素体气虚或久病脾胃虚弱，中阳不振，寒从中生，胃失温养而成。症见胃痛隐隐，绵绵不休，时轻时重，数年不愈，喜温喜按，得温按痛减，遇冷加剧，饥饿时痛甚，得食痛减。伴食少纳呆，泛吐清水，畏寒肢冷，大便溏泻，小便清长。严重者可兼呕血、便黑；偏于气虚者，可见面色不华，形体消瘦，倦怠乏力，食少纳呆，甚或少腹坠胀，久泻不禁，脱肛等。舌质淡、体胖、边有齿痕、苔薄白而滑，脉沉迟或濡弱。治宜温中健脾，方选黄芪建中汤加减；如中气下陷用补中益气汤；寒甚用附子理中汤；呕血、便血用归脾汤或黄土

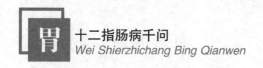

汤加减。

(3)胃阴不足痛　多由胃病迁延日久，失治误治，损及阴血，或热病耗伤胃阴，胃失濡养所致。症见胃脘隐隐灼痛，痛势较缓，伴见口干唇燥，嘈杂如饥，或饥而不欲食，或干呕呃逆，甚或噎膈反胃。大便干燥，舌红少津，少苔或无苔，脉弦细或兼数。治宜养阴益胃，方选麦门冬汤合一贯煎加减。

(4)肝郁气滞痛　由七情内伤，肝气郁结，横逆犯胃，胃气阻滞而成。症见胃脘痛而兼胀，或攻冲作痛，连及两胁；伴见胸胁胀闷，时作叹息，嗳气泛酸，苔白，脉弦等。治宜疏肝理气，和胃止痛，方选柴胡疏肝散加减。

(5)肝胃郁热痛　由肝郁化火，肝火犯胃；或因嗜食辛辣，肥甘厚味；或过用温热药物，蕴成内热，发为本证。症见胃脘烧灼疼痛，痛势急迫，拒按，喜冷恶热，伴烧心泛酸，口干口苦，甚或呕吐苦水，或兼见吐血、便血，烦躁易怒，便秘溲赤，舌红苔黄，脉弦数等。治宜疏肝泄热，和胃止痛，方选左金丸加味或化肝煎加减。

(6)饮食积滞痛　由饮食不节，暴饮暴食，食滞中焦，胃气壅滞，失于和降而成。症见胃脘胀满疼痛拒按，嗳腐吞酸，或呕吐不消化食物，吐后痛减，厌闻食臭，大便不爽，舌苔厚浊，脉滑等。治宜消食导滞，方选保和丸加减。

(7)瘀血阻络痛　由气滞血瘀，或胃痛日久伤络，瘀血留阻脉络，不通则痛。特点是胃脘疼痛，痛处固定不移，痛如针刺或刀割，痛处拒按，可兼见吐血便黑，舌质紫黯或有瘀斑，脉涩。治宜活血化瘀，理气止痛，方选失笑散合丹参饮加减。

105. 临床如何辨脾胃病腹满？

腹满是病人的自觉症状，系指腹胃脘以下、脐之上下左右的大腹部有胀满之感而言。腹满轻者，称为腹微满；较重者，兼胀或痛，称作腹胀满或腹满痛，腹满时痛；腹满按之硬则称作腹硬满。本症与脾胃功能失调密切相关。常见证候有寒湿阻滞、脾胃虚弱、湿热蕴结、实热内结、宿食停滞、肝郁气滞等。

(1)寒湿阻滞腹满　由外界寒湿之邪直接侵犯中焦胃肠，或久居潮湿之地，或饮食生冷不洁，内外相合，影响脾胃气机升降功能所致。症见腹满或伴有胀、痛，常累及胃脘，不思饮食，四肢倦怠，或恶心呕吐，大便泄泻，舌苔白腻或滑，脉沉涩。治宜温中行气，燥湿除满，方选厚朴温中汤、胃苓汤。

(2)脾胃虚弱腹满　多由于脾胃素虚或过食生冷肥甘，或过用寒凉药物，以及大病久病之后失于调理，损伤脾胃，脾胃虚弱，升降功能失常所致。症见腹满胀，时作时止，时轻时重，喜温按，或伴纳谷呆滞，体倦乏力，喜暖畏寒，或面色不华，舌淡苔白，脉虚弱等。治宜温补脾胃，方选理中汤、厚朴生姜甘草半夏人参汤；偏于中气不足者，宜选调中益气汤、香砂和中汤等。

（3）湿热蕴结腹满　多由感受外界湿热之邪，或内生湿热不攘，胃肠气机不畅所致。症见腹满且胀，脘痞呕恶，心烦胸闷，口渴不欲多饮，大便溏泻，小便短赤，舌红，苔黄腻，脉滑数。治宜化湿清热，理气除胀，方选王氏连朴饮加味。

（4）实热内结腹满　多见于外感热性病的过程中，由邪热入里与肠中糟粕相搏结，大肠传导功能障碍所致。症见腹满不减，或硬满疼痛，大便秘结，或潮热谵语，苔黄燥或起芒刺，脉实有力。治宜泻下热结，方选大承气汤。

（5）宿食停滞腹满　由饮食自倍，损伤脾胃，食谷停滞不化而成。症见腹满胀痛，伴嗳腐吞酸，或厌闻食味，或大便泄泻臭如败卵，舌苔厚腻，脉沉实。治宜消食导滞，方选保和丸。

（6）肝郁气滞腹满　多由七情失和，肝郁气滞，横逆犯脾，脾胃气机升降功能失常所致。症见腹满胀痛，时发时止，胸胁胀闷不舒，每因情志不畅而作，舌苔薄白，脉弦。治宜疏肝理气，行滞散满，方选木香顺气散。

106. 临床如何辨脾胃病腹痛？

腹痛是指胃脘以下，耻骨毛际以上部位发生的疼痛而言。根据部位又可分为脐腹痛、小腹痛、少腹痛。痛处脐周者称脐腹痛，又称环脐痛，绕脐痛；痛处脐下者，称为小腹痛；脐下小腹两侧疼痛者，称为少腹痛。腹痛涉及病证亦较广泛，与脾胃病变相关者主要有以下几种：

（1）寒凝积冷痛　多由脾胃素弱，复加风寒侵袭脐腹，或饮食生冷，致寒凝积冷于肠胃，中阳被遏，气机阻滞，不通则痛。症见脐腹卒然作痛，疼痛剧烈，痛无休止，得温暖则疼痛稍减，伴见腹冷肠鸣，大便失常，甚或手足厥冷，舌质淡，苔白，脉沉紧而迟。治宜温中散寒止痛，方选良附丸合正气天香散加减。

（2）脾肾阳虚痛　多由脾阳久衰，累及肾阳，或肾阳虚亏，火不生土，脾肾两虚，寒从中生，阳失温煦所致。症见脐腹冷痛，痛势绵绵，时轻时重，喜温喜按，遇冷加重，伴神疲倦怠，畏寒肢冷，大便溏薄，舌质淡，苔薄白，脉沉细弱。以中脏虚寒为主者，治宜温中补虚，缓急止痛，方选黄芪建中汤、小建中汤；脾肾俱虚者，治宜补益脾肾，温阳止痛，方选附子理中汤。

（3）阳明热结痛　见于外感热病过程中，邪热入里，灼伤津液，邪热与大肠中糟粕互结，腑气不通所致。症见腹痛绕脐，疼痛拒按，伴腹部胀满，日晡潮热，手足濈然汗出，大便秘结或下利清水，小便短赤，舌红，苔黄厚而燥，脉沉滑而数。治宜清热泻下，酌选调胃承气汤、大承气汤、小承气汤。

（4）肠胃气滞痛　多因脾胃运化失司，气机升降受阻，无形之气聚而不散，郁结不通所致。症见脐腹痛胀不舒，痛胀随矢气而稍减，遇情志不舒则疼痛加重；甚或脐腹部有气胀攻动作痛，不欲饮食，苔薄白，脉弦滑。治宜理气止痛，方选木香顺气散、五磨饮子化裁。

(5)湿热蕴结痛　由湿热下迫大肠，气机不畅，传导失常所致。症见脐腹疼痛，痛则欲泻，泻下不爽，里急后重，大便黏稠臭秽，兼夹脓血，口苦而干，不欲饮水，舌黯红，舌苔黄厚腻，脉滑数。治宜清利湿热，调和气血，方选芍药汤、白头翁汤加味。

(6)饮食积滞痛　多因暴饮暴食伤及脾胃，饮停食滞，中焦气机失于调畅，腑气通降不利所致。症见脐腹疼痛，伴嗳腐泛恶，不思饮食，或大便泄泻，泄下不消化食物，气味酸臭，泻后痛减，舌根部苔厚腻，脉滑实。治宜消食导滞，方选保和丸、枳实导滞丸、木香槟榔丸化裁。

(7)蛔虫内扰痛　主要由于蛔虫内居腹中，扰乱脾胃运化功能，或聚结肠道，阻遏气机传导所致。症见脐腹疼痛阵作，时作时止，或伴有呕吐清水，或夜眠龄齿，或嗜食异物，或唇面有虫斑，甚则吐虫、便虫等。疼痛发作则治宜温脏安蛔止痛，方选乌梅丸加减；疼痛停止则宜驱蛔杀虫，用化虫丸治之。

107. 临床如何辨脾胃病出血？

脾胃病出血常见的有吐血、便血、溺血、衄血等几方面，临床上应当明辨病位，分清性质。

(1)吐血　血自胃来，从口而出者，称为吐血，病变主要在胃和食道，且多与脾、肝二脏相关。

若胃中积热，灼伤胃络，则吐血鲜红或紫暗，兼见胃脘灼热疼痛，口渴喜冷饮，口臭便秘，舌苔黄，脉数等症状，治疗宜清胃泄热，凉血止血。

肝火犯胃吐血，常发生在大怒之后，《素问·举痛论》所谓："怒则气逆，甚则呕血。"多兼有胁胀口苦，心烦易怒，舌红、苔黄，脉弦数等症状，属郁怒伤肝，肝火犯胃，灼伤胃络所导致，治疗宜清肝和胃，降逆止血。

临床又有胃脘血瘀吐血，血出紫暗有瘀块，兼见胃脘刺痛，面色黯黑，舌有瘀点瘀斑症状，多由脾胃阳虚寒凝，或气虚血瘀，瘀阻络道所致，治疗宜活血祛瘀止血，或兼以温中散寒或健脾益气。

若吐血过多，出现面白无神，肢厥汗出，脉微细欲绝或芤大无力，属虚脱之象，治疗急宜益气固脱。

(2)便血　是指大便出血，临床应区分远血近血。若先便后血，属于远血，其色黯紫而黑，病位或在小肠或在胃；若先血后便，则为近血，其色多鲜红，病位或在直肠或在肛门。

脾胃虚寒便血，先便后血，血色紫暗或黑腻如柏油样，兼有神疲肢冷，脘腹隐痛，口淡不渴等症状，为中阳不足，脾不统血，血溢络外所致，治疗应当温中健脾，益气摄血。

胃肠蕴热可致便血，若下血鲜红，先血后便，甚则纯下鲜血，为风火熏迫大肠所致，属肠风，兼有口渴饮冷，大便燥结，苔黄脉数等症状，治疗宜凉血泻热，息风宁血；若下血紫黑污浊，先血后便，或血晦暗不鲜如黄豆汁，为湿热蕴结化毒，下注大肠，灼伤阴络所致，属脏毒，兼有脘痞呕恶腹胀，或有肛门肿硬疼痛，苔腻脉滑等症状，治疗宜清化湿热，和营止血。

（3）衄血　根据出血的部位，鼻孔出血者为鼻衄，齿龈出血者为齿衄，血自肌肤溢出者为肌衄。

胃中蕴热常导致鼻衄或齿衄，临床见出血鲜红量多，兼有口臭渴饮，鼻燥龈肿，舌红，脉数等症状，为胃热熏迫，灼伤血络所致，治疗宜清胃泻火。

脾气虚弱亦可导致衄血，鼻衄齿衄渗渗不止，反复发作；或肌肤出现紫点紫斑，色紫暗淡，时起时消，属脾胃虚弱，气虚不能摄血，血溢脉外所致，治疗时应当健脾益气摄血。

如齿衄见脉沉弦细，舌红苔薄等症，兼头晕、失眠等，治宜滋补肝肾，养血止血。

（4）尿血　小便出血，病在小肠，关系于脾。

若心火亢盛，下移小肠，灼伤血络，则尿血鲜红，每见小便赤涩灼痛，或口舌生疮糜烂，舌尖红脉数症状，治疗应当清心导赤，泻小肠之火。

若脾气虚损，中气下陷，脾不统血，也可导致尿血，临床出现小便频数带血，血色淡红，反复不愈，兼有神疲体倦，舌淡脉弱等症状，治疗宜健脾升清，益气摄血。

108. 临床如何辨脾胃病头痛？

①若头痛隐隐，绵绵无休，稍劳即重，休息则缓，兼有面白少气、舌淡、脉弱等症状，为气虚头痛，乃由中气虚弱，清阳不升，清窍失养所致，治疗应当补中益气，健脾升清。

②若头痛不甚，眩冒昏沉，兼见脘闷呕恶，苔腻脉滑等症状，属于痰湿头痛，是由于痰湿中阻，清阳不升所导致，治疗应当温阳化饮，升清止痛。

③若痛在前额连及眉棱骨，兼有口渴舌红，面赤，为胃火头痛，乃由胃热循经上冲，上扰清窍所致，治疗应当清胃泻热。

109. 临床如何辨脾胃病积聚？

积聚也叫癥瘕，是腹内常见的肿块，也是脾胃病的常见症状。腹内肿块坚硬，按之应手，不能移动者为癥积；腹内结块聚散无常，或上或下，或左或右，可以活动者为瘕聚。积是有形，固定不移，痛有定处，病属血分，乃为脏病；聚是无形，聚散无常，痛无定处，病属气分，乃是腑病。如《金匮要略》所说："积者脏病也，终不移；聚者腑病也，发作有时，展转痛移。"可见，瘕积是腹内肿块形迹明显而推之不移，瘕聚是腹内结块形迹不甚明显而推之可移。一般而言，瘕积病程长，病情重而较难治疗；瘕聚病程短，病情轻而较易治疗。积聚形成，总不外气滞、血瘀、痰阻、寒凝、食积所导致，病位多在肠胃，关系于脾、肝二脏。

胁下或腹部有块，初起胀痛不坚，久则坚硬不移，疼痛较甚，为气滞血瘀所致，多属癥积，常兼有身体消瘦，胁胀腹满，面晦神疲等症状，舌质多青紫或有瘀斑，脉弦细，治疗应当活血祛瘀，佐以行气。

脘腹有块，按之软而不坚，或大或小，时聚时散，隐隐作痛，兼有脘腹胀满，纳差肢倦，或形体消瘦，舌淡脉弱等症状，属中气虚损，由于脾失运化，食积停滞，痰饮蓄积所致，多为瘕聚，治疗应当补益中气，温阳化饮，消导行滞。

脘腹有块，或时聚时散，或坚硬不移，疼痛拒按，兼有胃脘胀闷，纳差腹满，或形体消瘦等症状，为痰食寒邪凝结或痰食瘀血互结而成，治疗应当攻导痰食结聚或逐痰化积祛瘀。

110. 临床如何辨脾胃病口渴与饮水异常？

口渴及饮水异常是脾胃病中的常见症状，也是辨别证候寒热、虚实，识别水湿、瘀血的一个重要依据。临床可根据口渴与否，欲饮与不欲饮，饮多饮少，喜冷喜温，再结合脉证舌象，以区分病位，分辨病性。

一般来说，口渴为热，常是胃肠蕴热的特征；口不渴为寒，多属脾胃虚寒的征象；口渴饮冷为胃肠内有实热蕴结；口渴不饮或渴喜热饮属脾胃水饮、瘀血阻滞。

（1）口渴引饮　胃肠热盛则口渴引饮。

若大渴伴大热、大汗、脉洪大者，为邪热炽盛，病位在胃，治疗宜清胃泻热；若渴饮无度，饮水而渴仍不止者，则又属热盛津伤，治疗宜清热生津。

口渴引饮兼大便秘结，腹满胀痛，舌苔黄燥或焦黑起刺，脉沉实有力者，为腑实热结之证，病位在肠，治疗宜苦寒攻下，通腑泄热。

若口渴饮冷，兼胃中灼热，嘈杂泛酸，舌红苔薄黄，脉数者，为胃中蕴热，治疗宜清热和胃。

消渴病口渴饮冷，兼有多食善饥，形瘦便干，舌苔黄燥等症状，属中消胃热，治疗宜清胃泻火。

(2)口渴而不思饮，或渴喜热饮且饮亦不多　为脾虚胃肠内停有水饮。因于湿浊水饮阻滞，水津不布，津液不能上承所致。此症常兼有心下满或悸，小便不利，或水入即吐等症状，虽有口舌干燥，亦不可清热生津，而宜温化渗利，湿化饮除，津液上承而口渴自止。

若口渴咽干而不欲饮，或漱水不欲咽，常为胃肠蓄瘀的表现，多兼有脘腹疼痛，大便黯黑，舌质紫暗或瘀点瘀斑，脉沉涩等症状，治疗宜活血祛瘀。

脾胃湿热郁蒸亦可出现口渴，其渴不欲饮，或饮而不多，常伴有身热体倦，便溏不爽，苔腻且黄等症状，治疗宜清热化湿。

111. 何谓食欲？何谓食量？食欲、食量异常与脾胃病有何关系？

食欲是对进食的要求和欣快感。食量是指进食的实际数量。食欲、食量与脾胃功能密切相关。脾胃同居中州，共司水谷受纳运化，脾胃强健，水谷得以受纳运化，则食欲正常；若脾胃受病，纳运失职，则食欲异常。人以胃气为本，胃气的有无直接关系到疾病的轻重和转归。所以，询问病人的食欲与食量情况，对了解脾胃功能的强弱，判断疾病的轻重和预后有重要的意义。《证治汇补》指出："胃可纳受，脾主消导，一纳一消，运行不息，……若饮食饥饱寒暑不调，则伤胃，胃伤则不能纳；忧思恚怒，劳役过度，则伤脾，脾伤则不能化。"常见的食欲异常有食欲减退、厌食、消谷善饥、饥不欲食、偏嗜食物或异物等。

112. 什么是食欲减退？临床表现如何？

食欲减退指病人进食的欲望减退，甚至不想进食的症状。又称不欲食、食欲不振，亦有称纳呆者。食欲减退是疾病过程中常见的病理现象，主要是脾胃病变的反映，抑或是其他脏腑病变影响到脾胃功能的表现。

①新病食欲减退，一般是邪气影响脾胃功能，正气抗邪的保护性反应，不一定是脾胃本身的病变。

②久病食欲减退，兼面色萎黄，食后腹胀，疲倦者，多因脾胃虚弱，腐熟运化无力所致。纳呆少食，脘闷腹胀，头身困重，苔腻脉濡者，多因湿邪困脾，运化机能障碍所致。

③纳呆少食，脘腹胀闷，嗳腐食臭者，多因食滞胃脘，腐熟不及引起。

113. 什么是厌食？临床表现如何？

厌食指厌恶食物，甚至恶闻食臭的症状，或称恶食。

①厌食，兼脘腹胀痛，嗳腐食臭，舌苔厚腻者，为食滞胃脘，腐熟不及所致。

②厌食油腻，脘闷呕恶，便溏不爽，肢体困重者，为湿热蕴脾，运化机能障

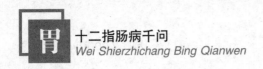

碍所致。

③厌食油腻，胁肋灼热胀痛，口苦泛恶者，为肝胆湿热，肝失疏泄，脾失健运所致。

④孕妇厌食，多是妊娠反应，因妊娠后冲脉之气上逆，影响胃之和降，一般属生理现象。若厌食兼严重恶心呕吐者，为妊娠恶阻。

114. 什么是消谷善饥？临床表现如何？

消谷善饥指病人食欲过于旺盛，进食量多，但食后不久即感饥饿的症状。亦称多食易饥。

①消谷善饥，兼多饮多尿，形体消瘦者，多见于消渴病。因胃火炽盛，腐熟太过所致。

②消谷善饥，兼大便溏泄者，属胃强脾弱。胃强则胃腐熟功能亢奋，故消谷善饥；脾弱则脾运化无力，故大便溏薄。

115 什么是饥不欲食？临床表现如何？

饥不欲食指病人虽然有饥饿的感觉，但不想进食，勉强进食，量亦很少的症状。

① 饥不欲食，兼脘痞，干呕呃逆者，多属胃阴虚证。

② 胃阴不足，虚火内扰，则有饥饿感；阴虚失润，胃之腐熟功能减退，故不欲食。

③ 此外，蛔虫内扰，亦可见饥而不欲食的症状。

116. 什么是偏嗜食物或异物？临床表现如何？

偏嗜食物或异物指嗜食生米、泥土等的症状。多见于小儿虫积。妇女妊娠期间，偏食酸辣等食物，为生理现象。

正常人由于地域或生活习惯的不同，亦常有饮食的偏嗜，一般不会引起疾病。但若偏嗜太过，亦可能诱发或导致疾病。如偏嗜肥甘，易生痰湿；过食辛辣，易致火盛；偏嗜生冷，易伤脾胃等。

117. 如何判断食欲、食量与疾病的预后转归？

内伤久病，饮食逐渐减少者，为脾胃之气虚衰的表现；病中不食或食少，而饮食逐渐增加者，属正胜邪退，胃气逐渐恢复之象。

大病久病，饮食不减，是有胃气，由于化源充足，预后较好；若饮食减少，渐至不思饮食，属胃气衰败，由于后天生化乏源，预后不好。

临床上久病不起的患者，本不能食，而又突然暴食，则属"除中"症，是中气除去，胃气衰败的征象，为假神的表现之一。

118. 为什么脾胃病临床需要询问大便？如何询问？

大便由肠道排出，但与脾胃的腐熟运化、肝的疏泄、肾阳的温煦及肺气的肃降有着密切的关系。因此，询问大便的情况，不仅可以直接了解脾胃及其他脏腑的功能、水液的盈亏与代谢，而且是判断疾病寒热虚实的重要依据。

问大便应注意询问大便的性状、颜色、气味、时间、便量、排便次数、排便时的感觉以及兼有症状等。总结其重点为大便的次数、性状、排便感。

119. 健康人大便特点如何？

健康人一般每日或隔日大便1次，排便通畅，成形不燥，多呈黄色，内无脓血黏液及未消化的食物。

120. 便次异常的临床表现有哪些？

常见便次异常有便秘和泄泻。

121. 什么是便秘？其病机和常见类型有哪些？

便秘：又称大便难。指大便燥结，排便时间延长，便次减少，或时间虽不延长但排便困难的症状。

病机：胃肠积热，或阳虚寒凝，或气血阴津亏损，或腹内癥块阻结等，可导致肠道燥化太过，肠失濡润，或推运无力，传导迟缓，气机阻滞而成便秘。

临床常分热秘、寒秘、气秘、虚秘等不同。

①热秘，即热结便秘，又称作热秘，属热属实。症见大便秘结不通，腹部胀满疼痛拒按，或身热恶热，舌苔焦黄起刺，脉沉实有力，为胃肠积热，腑气不能通降所致。治疗宜通腑泄热，攻导大便。

②阳虚便秘，又称作寒秘或冷秘，属寒属虚。症见大便秘结，艰涩不畅，排出困难，伴有腹中冷痛，面青肢冷，小便清长，脉沉迟无力等，为脾肾阳虚，阴寒凝滞所致。治疗宜温阳散寒。

③气滞便秘，称作气秘，证情属实，症见大便秘结数日一行，滞涩不畅，兼有胁胀腹满、嗳气呕恶，脉弦等，为肝气郁滞，脾胃升降失常，气机紊乱所致，治疗宜顺气行滞、降逆通便。

④气虚便秘，常称虚秘，病性属虚，症见大便秘结，数日不通，便时强力努责，便后虚疲至极，伴见气短喘促，舌淡脉弱等，属肺脾气虚，无力传送糟粕所

致。治疗宜补益肺脾之气。

⑤阴血亏虚便秘，症见大便长期秘结，或数日一次或数周一次，排便困难，兼有形瘦咽干，眩晕，面色无华，舌淡脉细或数等，为阴血不足，肠道失其濡润所致。治疗宜采用增水行舟的方法，滋阴养血，润肠通便。

122. 什么是泄泻？其病机和常见类型有哪些？

泄泻：又称腹泻。指大便次数增多，粪质稀薄不成形，甚至呈水样的症状。

泄泻总病机为脾虚湿盛，可由多种原因所造成。外感风寒湿热疫毒之邪，或饮食所伤，食物中毒，痨虫或寄生虫积于肠道，或情志失调，肝气郁滞，或久病脾肾阳气亏虚等，均可导致脾失健运，小肠不能分清别浊，大肠传导亢进，水湿下趋而成。

临床有暴泻与久泻之分，暴泻多实，久泻多虚。

①脾胃虚弱、运化失职泄泻，症见大便稀溏，或清稀如水，或谷食不化，水谷混杂，常伴有纳差腹胀，神疲体倦，舌淡脉弱等。如《素问·藏气法时论》所说："脾病者……，虚则腹满肠鸣，飧泄，食不化。"治疗宜健脾益气，升清止泻。

②脾阳大虚，火不腐谷泄泻，症见完谷不化或洞泄无度，常兼有腹中冷痛，畏寒肢冷等症状，治疗宜温中助阳，健脾止泻。

③脾虚泄泻日久，每每由脾及肾，导致脾肾阳虚，而为五更泄泻，或下利清谷，此属阳虚火衰，火不温土所致。《景岳全书》指出："久泻无火，多因脾肾之虚寒也。"治疗宜采用益火扶土的方法，温肾健脾止泻。

④泄泻日久不止，损伤中气，又可造成中气下陷，出现大便滑脱不禁，甚或脱肛，治疗宜益气升清，收涩止泻固脱。正如《医宗必读》所说："注泄日久，幽门道滑，虽投温补，未克奏功，须行涩剂。"又说："升提，……鼓舞胃气，上腾则注下自止。"指出了滑泄宜用收涩升提的正确治法。

⑤暴注下迫，皆属于热。若泻下如注，肛门灼热，便色黄褐臭秽，则为湿热阻滞胃肠、升降传导失司所致，治疗宜清热利湿。

⑥诸病水液，澄彻清冷，皆属于寒。若泻下清稀如水，腹中雷鸣切痛，兼有脘闷腹胀，口淡不渴症状，又属寒湿困脾，升降失司，水谷混杂并走肠间所致，治疗宜温中健脾，散寒化湿。

⑦饮食停滞亦可导致泄泻，其临床特点是脘腹膜胀作痛，泻后痛减，泻下臭如败卵，伴有嗳腐酸臭，舌苔垢腻等症状，治疗宜采用通泄的方法，消食导滞，排除胃肠积滞。

⑧临床又有肝气犯脾所致泄泻，其特点是腹痛即泻，泻后则安，伴有胁胀、

嗳气、脉弦等症状，泄泻每由精神刺激或情绪紧张而诱发，治疗宜扶土抑木，疏肝理脾。

123. 便质异常临床表现有哪些？

除便秘和泄泻均包含有便质的异常外，便质异常还有以下几种：

（1）完谷不化　指大便中含有较多未消化食物的症状。病久体弱者见之，多属脾肾阳虚；新起者多为食滞胃肠。

（2）溏结不调　指大便时干时稀的症状。多因肝郁脾虚，肝脾不调所致。若大便先干后稀，多属脾虚。

（3）脓血便　又称大便脓血。指大便中含有脓血黏液。多见于痢疾和肠癌。常因湿热疫毒等邪，积滞交阻肠道，肠络受损所致。

（4）便血　指血自肛门排出，包括血随便出，或便黑如柏油状，或单纯下血的症状。多因脾胃虚弱，气不统血，或胃肠积热、湿热蕴结、气血瘀滞等所致。若血色暗红或紫黑，或大便色黑如柏油状者，谓之远血，多见于胃脘等部位出血。若便血鲜红，血附在大便表面或于排便前后滴出者，谓之近血，多见于内痔、肛裂、息肉痔及锁肛痔［直肠癌］等肛门部的病变。除胃肠病变外，许多全身性疾病，如疫斑热、稻瘟病、血溢病、紫癜病、食物中毒、药物中毒等，均可见到便血症状。

124. 排便感异常临床表现有哪些？

（1）肛门灼热　指排便时自觉肛门灼热的症状。多因大肠湿热，或热结旁流，热迫直肠所致。

（2）里急后重　指便前腹痛，急迫欲便，便时窘迫不畅，肛门重坠，便意频数的症状。常见于湿热痢疾。多因湿热内阻，肠道气滞所致。

（3）排便不爽　指排便不通畅，有涩滞难尽之感的症状。泻下如黄糜而黏滞不爽者，多因湿热蕴结大肠，气机不畅，传导不利所致；腹痛欲便而排出不爽，抑郁易怒者，多因肝郁脾虚，肠道气滞所致；腹泻不爽，大便酸腐臭秽者，多因食积化腐，肠道气机不畅所致。

（4）大便失禁　指大便不能随意控制，滑出不禁，甚至便出而不自知的症状。常因督脉损伤，年老体衰，久病正虚，久泄不愈，脾虚气陷，肠道湿热瘀阻等，引起脾肾虚损，肛门失约所致，多见于脊柱外伤、久泻、休息痢、脱肛、肛门及肠道癌瘤、高年体衰及久病虚损等病。骤起暴泻，后阴难以约束，或神志昏迷，神机失控者，亦可发生大便失禁，但一般不属脾肾虚损。

（5）肛门气坠　指肛门有下坠感觉的症状。肛门气坠常于劳累或排便后加重，

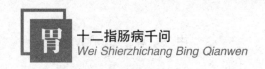

多因脾虚中气下陷所致,常见于久泄久痢或体弱患者。

125. 临床如何辨脾胃病小便异常?

主要有小便不利、失约几方面。

(1)小便不利　是指小便量少而排尿困难的一种症状,就脾胃病临床而言,其发生大概有三方面。或由津液偏渗大肠,或为湿热阻滞水道,或属中气不足下陷及脾阳虚弱不振。

小便泌别失职,水浊不走前窍而偏渗大肠则小便不利,临床出现小便短少不利,大便反见泄泻清稀,兼有肠鸣脉濡,舌淡、苔白滑等症状,治宜渗利,分利水道,使水走前窍而小便自利且大便水泄自止。

若小便短赤不利,兼有口苦纳呆腹胀,舌苔黄腻,脉濡数等症状者,则为感受湿热或水湿内停蕴久化热,湿热胶结阻滞三焦水道所致,治疗宜清利水湿,攻逐湿热,通利水道。

另有中气不足而小便不利或不通者,临床见排尿困难,时轻时重,兼有神疲气短,纳少,少腹坠胀等症,属劳倦伤脾,气虚无力排尿或中气下陷所致,治疗宜健脾补中益气升提。中气足则小便自能排泄。

脾阳不振,小便不利多见于水肿病人,身肿腰以下肿甚,小便短少不利,兼有面色晄白,形寒肢冷,舌淡胖、苔白滑等症状,乃因寒湿入侵或劳倦内伤,中阳受损,运化无权,水湿不能下行所致,治疗又宜温运脾阳,化气行水。

(2)小便失约　在脾胃病临床上可有频数、余沥、失禁、遗尿几方面。

若小便频数,尿清而长,兼有神疲气短,形寒纳差,舌淡,脉弱者,属肺脾气虚,乃由肺失治节,脾失固摄所致,治疗宜补气温肺健脾。

若尿后余沥不尽,时作时止,遇劳即发,兼有神疲肢倦,纳差腹坠等症状者,属中气不足,不能固摄津液所致,治疗宜补中益气,升提固津。

小便频数失禁,咳则尿液自出,兼有神疲气怯,食后腹胀者,属肺脾气虚,津液失于固摄所致,治疗宜补气健脾益肺,佐以收涩固津。

若过劳则遗尿,兼有肢倦懒言,舌淡,脉弱等症状,常由劳累或忧思过度伤脾,中气下陷所致,治疗宜补气健脾,升提固摄。

若尿急、尿频、尿疼,色黄者,则为脾虚水湿下注,阻滞气机,郁而化热,治宜健脾利湿清热。

临床另有小便混浊,日久不愈,或兼有尿后余沥,面色萎黄,神疲纳少者,属脾虚下陷,固摄失职,精液下流所致,治疗亦宜补气升提、健脾固精。

126. 临床如何辨脾胃病寒热?

根据恶寒发热的有无与多少,可作为辨别外感和内伤病证的重要依据,同时又用于分辨脾胃疾病性质的阴阳虚实和寒热真假及病位所在。

（1）辨外感内伤　外感病多有发热，且伴有恶寒；外感发热发病多急，病程较短；外感恶寒，虽得衣被或近火就暖，其寒不减；外感寒热，为感受风寒湿热诸邪，邪气侵犯所致，外邪不去则寒热终不消除。

内伤发热起病多缓，病程较长，发热时作时止；或发热时兼见畏寒；内伤畏寒，形寒肢冷，得衣就暖其寒可缓解；内伤寒热，常由饮食劳倦所伤，或情志忧思郁怒等因素，阴阳气血亏损所致，过劳或郁怒常常导致加重，休息安养即可减轻。

（2）辨脾胃病发热　脾胃疾病临床多属内伤杂病，多由饮食劳倦所致，有别于外感热病。

气虚：发热一证，有上午发热，下午热退，常为饮食劳倦伤脾，中气损伤所致，病在气分。常兼有身热心烦，懒言体倦，神疲少气，脉大无力等症状，属气虚。治疗应当采用东垣甘温除热之法，健脾益气升清。

阴虚：若下午定时而热，或旦起体凉，夜晚即热，多为久病伤阴，阴虚内热所致，病在血分。常兼有盗汗，手足心热，或骨蒸体热如火，烦躁无汗等症状，舌红少苔，脉多细数，属阴虚。治疗应当采用壮水制火之法，滋阴清热，降火退蒸。

身热不恶寒反恶热，且大汗，大渴，脉洪大有力，为邪热在胃，治疗应当清泄阳明。

若身热恶热，日晡更甚，溅然汗出，且腹满胀痛，便秘不通，舌苔焦燥，为热结在肠，。

辨寒热真假：临床若出现身热烦躁，面色浮红如妆，其人虽身热反欲衣被，口虽渴却热饮，脉浮大无根，或微弱欲绝，为阴寒内盛，格阳于外所致，证属真寒假热。

另有手足冰凉，脉沉，苔黑之证，其人虽身寒反不欲衣被，甚则欲裸衣坐卧水中，脉虽沉却有力，苔虽黑不湿润而反干燥焦裂，为阳热内盛格阴于外所致，证属真热假寒。

127. 什么是中医学"神"？

"神"是人体生命活动的总称，是对人体生命现象的高度概括。神的意义有二，一是"神气"，是指脏腑功能活动的外在表现；二是"神志"，是指人的思维、意识和情志活动。

128. 什么是望"神"？

望"神"，既指脏腑组织功能活动的外征，又指精神意识情志活动的状态，是神气与神志的综合判断。望神就是通过观察人体生命活动的整体表现来判断病情的方法。

129. 为什么望神可以诊病？

《灵枢·本神》指出："生之来谓之精，两精相搏谓之神。"《灵枢·平人绝谷》又说："神者，水谷之精气也。"可见神的产生与人体精气和脏腑功能的关系十分密切，神产生于先天之精，而又必须依赖后天水谷精气的不断充养。只有当先后天之精充足，而精所化生的气血津液充盛，脏腑组织功能才能正常，人体才能表现出有神。由此可见，神是通过脏腑组织的功能活动表现出来的。精气是神的物质基础，而神是精气的外在表现。精气充足则体健神旺，抗病力强，即使有病也多属轻病，预后较好；精气亏虚，则体弱神衰，抗病力弱，有病多重，预后较差。所以，观察病人神的旺衰，可以了解其精气的盛衰，推断病情的轻重，判断病变的预后。正如《素问·移精变气论》所说："得神者昌，失神者亡。"

130. 神的具体表现如何？

中医理论强调"神形合一"，有形才显神，形健则神旺。神是人体生命活动的总的体现，具体表现于人体的目光、色泽、神情、体态诸方面，而诊察眼神的变化是望神的重点。

（1）两目　凡两目神光充沛，精彩内含，运动灵活，视物清晰者为有神，是脏腑精气充足之象；凡两目浮光外露，目无精彩，运动不灵，视物模糊者为无神，是脏腑精气虚衰之征。

（2）色泽　是指人体周身皮肤（以面部为主）的色泽。《医门法律》说："色者，神之旗也，神旺则色旺，神衰则色衰，神藏则色藏，神露则色露。"皮肤的色泽荣润或枯槁，是脏腑精气盛衰的重要表现。

（3）神情　指人的精神意识和面部表情，是心神和脏腑精气盛衰的外在表现。心神为人体的主宰，在人体生命活动中具有重要的作用。心神正常，则人神志清晰，思维有序，表情自然，反应灵敏；反之如心神失常，则神识昏蒙，思维混乱，表情淡漠，反应迟钝。

（4）体态　指人的形体动态。形体丰满还是消瘦，动作自如还是艰难，也是机体功能强弱的外征，是反映神之好坏的主要标志。

望神时除重点观察上述几方面外，还要结合神在其他方面的表现，如语言、呼吸、舌象、脉象等，进行综合判断。

131. 临床如何通过望神诊断脾胃病？

（1）得神　《素问·六节藏象论》指出："五味入口，藏于肠胃，味有所藏，以养五脏气,气和而生,津液相成,神乃自生。"脾胃为后天之本,气血生化之源,脾胃强健,五脏充盛,则神气充足,表现为精神充沛,目光明亮,呼吸平稳,肌肉丰满,体态自如,此谓得神,即使在病中,也属于正气未伤,病情轻浅,预后较好。

(2)少神　若脾胃虚衰,化源不充,气血亏乏,则出现精神不振,目无光彩,声低懒言,怠惰健忘,困倦思睡等症象,是为神气不足,治疗宜急补之。

(3)失神　若重病至精神衰惫,两目深陷无光,面色晦暗无泽,表情淡漠呆滞,言语重复不清,呼吸气微喘促,周身大肉脱去,则为失神;或临床又出现神昏谵语,循衣摸床,撮空理线等神气散失征象。精衰、气夺、神失,病属危重,预后不好。

(4)假神　久病重病之人,本已失神,突然精神好转,目光明亮,言语清晰,欲见亲人;或本来面色晦暗,突然颧红如妆,表现出"有神"征象,此为假神,其暂时呈现的"好转"现象与整个病情不相符合。假神的出现是由于精气衰竭已极,阴不敛阳,虚阳无所依附而外越所造成,属阴阳即将离决的危候,古人譬之"回光返照"、"残灯复明"。又有久病垂危之人,毫无食欲,忽然想食东西,食不知饱,此为"除中"。《注解伤寒论》说:"除,去也;中,胃气也。言邪气太甚,除去胃气,胃欲饮食自救,故暴能食。"亦为假神表现,是临终前的预兆。

132. 什么是望色?

望色,又称"色诊",是通过观察人体皮肤的颜色和光泽变化来诊察病情的方法。望色实际上包括对体表黏膜、分泌物和排泄物颜色和光泽的观察,而重点是对面部色泽的望诊。

色诊具有悠久的历史,早在两千多年前的《内经》中就有望色诊病的详细记载,如《素问·阴阳应象大论》说:"善诊者,察色按脉,先别阴阳。"《素问·五脏生成》中描述了五脏常色、病色、死色的具体表现,《灵枢·五色》详细记述了面部分候脏腑的部位。由于色诊在临床诊病中具有重要的价值,故受到历代医家的普遍重视。

133. 色、泽的意义与关系如何?

望"色",实际包括望皮肤的颜色和光泽。

(1)皮肤的颜色　一般分成赤、白、黄、青、黑五种色调,简称为五色。皮肤的颜色可反映气血的盛衰和运行情况,并在一定程度上反映疾病的不同性质和不同脏腑的病证。五脏之气外发,五脏之色可隐现于皮肤之中,当脏腑有病时,则可显露出相应的异常颜色。

(2)皮肤的光泽 指肤色的荣润或枯槁。可反映脏腑精气的盛衰，对判断病情的轻重和预后有重要的意义。凡面色荣润光泽者，为脏腑精气未衰，属无病或病轻；凡面色晦暗枯槁者，为脏腑精气已衰，属病重。《四诊抉微》说："夫气由脏发，色随气华。"说明人体的肤色随着精气的充养而光彩于外，而精气是由脏腑的功能活动所产生，因此皮肤的光泽是脏腑精气盛衰的表现。临床所见不论何色，凡有色有气，表示脏腑精气内藏未衰；若有色无气，表示脏腑精气泄露衰败。气与色相比较，气的盛衰有无，对判断病情轻重和预后比色更为重要。五色之中，凡明润含蓄为气至，晦暗暴露为气不至，正如《望诊遵经》所说："有气不患五色，有色不可无气也。"

但临床诊病时，还必须将泽与色两者综合起来，才能作出正确的判断。

134. 面部分候脏腑如何划分？

面部分候脏腑，是将面部不同部位分候不同的脏腑，通过观察面部不同部位色泽的变化，以诊察相应脏腑的病变。根据《内经》的有关论述，具体分候方法有两种：

《灵枢·五色》分候法（略）。

《素问·刺热》分候法：以额部候心，鼻部候脾，左颊候肝，右颊候肺，颏部候肾。

以上两种面部分候脏腑的方法，可作为临床诊病的参考。应用时，应以观察病人面部整体色泽变化为主，以分部色诊为辅。一般内伤杂病多应用《灵枢·五色》面部分候脏腑，而外感热病则多按《素问·刺热》面部分候脏腑。

135. 常色的特点及分类如何？

健康人面部皮肤的色泽，谓之常色。

常色特点是明润、含蓄。明润，即面部皮肤光明润泽，是有神气的表现，显示人体精充神旺、气血津液充足、脏腑功能正常。正如《望诊遵经》所说："光明者，神气之著；润泽者，精血之充。"含蓄，即面色红黄隐隐，见于皮肤之内，而不特别显露，是胃气充足、精气内含而不外泄的表现。正如《四诊抉微》所说："内含则气藏，外露则气泄。"

常色由于体质禀赋、季节、气候、环境等的不同而有差异，常色又可分为主色和客色两种。

（1）主色 人之种族皮肤的正常色泽是为主色，又称正色。主色为人生来就有的基本肤色，属个体素质，终生基本不变。但由于种族、禀赋的原因，主色也有偏赤、白、青、黄、黑的差异。正如《医宗金鉴·四诊心法要诀》说："五脏之色，随五形之人而见，百岁不变，故为主色也。"我国多数民族属于黄色人种，其主色的特点是红黄隐隐，明润含蓄。

（2）客色 因外界因素（如季节、昼夜、阴晴气候等）的不同，或生活条件的差别，而微有相应变化的正常肤色（特别是面色），谓之客色。客色属于常色范围，因此仍具有常色的明润、含蓄等基本特征。其变化不如主色明显，并且是暂时的，易于恢复成主色。如春季可面色稍青，夏季可面色稍赤，长夏可面色稍黄，秋季可面色稍白，冬季可面色稍黑。正如《医宗金鉴·四诊心法要诀》所说："四时之色，随四时加临，推迁不常，故为客色也。"又如天热则脉络扩张，气血充盈，面色可稍赤；天寒则脉络收缩，血行减少而迟滞，面色可稍白或稍青。这些变化均属正常范围，临床须仔细观察，才能发现和领会。

除上述变化外，人的面色也可因情绪、运动、饮酒、水土、职业、日晒等影响而发生变化，但只要不失明润含蓄的特征，仍属常色的范畴。

136. 病色的特点及分类如何？

人体在疾病状态时面部显示的色泽，称为病色。

病色的特点是晦暗、暴露。晦暗，即面部皮肤枯槁晦暗而无光泽，是脏腑精气已衰，胃气不能上荣的表现。暴露，即某种面色异常明显地显露于外，是病色外现或真脏色外露的表现。如实热证见满面通红，即为病色外现；肾病患者出现面黑暴露，枯槁无华，即为真脏色外露。故病色可反映不同性质、不同脏腑的病变。

一般而言，新病、轻病、阳证病人的面色鲜明显露但尚有光泽，而久病、重病、阴证则面色暴露与晦暗并见。观察病色的关键，在于分辨面色的善色与恶色。

（1）善色 指病人面色虽有异常，但仍光明润泽。这说明病变尚轻，脏腑精气未衰，胃气尚能上荣于面，多见于新病、轻病、阳证，其病易治，预后较好，故称善色。如黄疸病人面色黄而鲜明如橘皮色，即为善色。

（2）恶色 指病人面色异常，且枯槁晦暗。这说明病变深重，脏腑精气已衰，胃气不能上荣于面，多见于久病、重病、阴证，其病难治，预后较差，故称恶色。如鼓胀病人面色黄黑晦暗枯槁，即为恶色。

望面色即通过望面部气色了解五脏精气。望面色包括两个方面，一是望面部颜色，二是望面部光泽。

137. 五色与脾胃病的关系如何？

（1）黄色 黄为脾土之色，面部色黄，常为脾虚失运，化源不足，或久病气血失荣的征象。又主湿蕴。

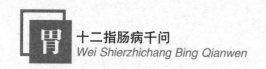

若面色萎黄，兼有食少腹胀，便溏体倦，舌淡，脉弱者，属于脾胃气虚，气血失荣所致，治疗应当益气健脾。

若面色黄而光亮，兼有面部虚浮，肢体肿胀，脘闷体倦，舌质淡、舌体胖大等症状，属脾虚湿蕴，治疗应当健脾利湿。

若面目黄染，身黄，小便黄者，是为黄疸，为脾胃蕴湿酿热，湿热熏蒸肝胆，或脾虚中寒，寒湿阻滞肝胆所导致。黄疸若黄色鲜明如金黄色者，为湿热蕴蒸，属热属实，治疗应当清利湿热，黄疸若黄色晦暗，面如烟熏者，为寒湿内阻，属寒属虚，治疗应当温化寒湿。

（2）赤色　面赤属热。面部呈现红色，常是脾胃病内有蕴热的象征。

若面色正赤，兼有高热恶热，烦渴脉数等症状，是阳明胃热炽盛，蒸腾于外所致，治疗宜清解阳明胃热。

若午后身热，两颧潮红，兼有口干不食，心烦，手足心热，舌红苔净等症状，又属脾胃阴虚内热，治疗宜健脾益胃，滋阴清热。

临床又有面红如醉，眩晕欲仆，口苦呕逆，泛泛欲吐者，属肝逆犯胃，由于肝火风阳上扰，影响于胃所致，治疗宜镇潜息风，清肝和胃。

脾胃病临床危重患者，若出现颧红如妆，兼有肢冷汗出，脉微欲绝等症象，属阴盛格阳，虚阳浮越所致，治疗急宜扶阳抑阴。

（3）白色　面白为寒。面现白色常为脾胃病虚寒的征象，由于脾失健运，中气虚寒，气血不能上荣于面，则面色白白。

若面色淡白，兼有食少倦怠，眩晕心悸，舌淡脉细而弱者，为脾虚不运，气血生化乏源，面失荣养所致，治疗宜健脾益气补血。

若面色㿠白，兼有四末不温，精神疲惫，口淡不渴等症状，属脾胃之气虚寒，中阳不足之证，治疗宜健脾益气，温中助阳。

若面色㿠白，虚浮光亮，兼有尿少身肿，或腹部胀大，或下肢肿甚者，属脾肾阳虚，水湿停蓄不化，多由中阳不足进一步发展而成，治疗应当健脾益肾，温阳利水。

临床若出现面色苍白，同时兼有大汗淋漓，肢厥脉微症状者，属于阳气暴脱之证，治疗急宜益气固脱，回阳救逆。

（4）青色　青为肝色，脾胃病面见青色多属寒凝气滞。

若面色淡青甚或青黑，腹痛暴作，手足逆冷，脉沉紧，为感受寒邪或过食生冷损伤中阳，阴寒内盛所致，治疗应当温中助阳散寒。

脾胃在五行属土，肝属木，若久病脾虚之人而面见青色，为木来乘土，治疗应当疏肝健脾，培土抑木。

（5）黑色　黑为肾色，面色黧黑常为肾虚精耗之象。

脾胃病面见黑色，又多属胃肠内有久瘀之征。临床出现面色黧黑，兼有肌肤甲错，毛发不荣，时或吐血紫黑，或便血如墨，或胁下胀痛，舌质暗有瘀点或瘀斑，脉沉涩，治疗应当健脾益胃，活血祛瘀。

138. 何谓脾气虚证？

概念：是指脾失健运以及元气不足而形成的证候。脾气虚证或称脾气不足证、中气不足证。

成因：多因饮食不节，劳倦过度，忧思日久，损伤脾土，或禀赋不足，素体虚弱，或年老体衰，或大病初愈，调养失慎而致。

临床表现：食欲不振，食少，腹胀，饥时胀甚或食后脘腹胀满，口不知味，大便溏薄，少气懒言，神疲，肢体倦怠，面色萎黄，消瘦，舌淡，脉弱无力。

常见病："泄泻"、"胃脘痛"、"腹痛"、"水肿"、"痰饮"、"哮喘"、"痿证"、"虚劳"、"小儿疳积"等。

139. 何谓脾气下陷证？

概念：脾居中焦，脾气又称中气。脾气下陷证又称气虚下陷证、中气下陷证。脾气主升，若脾气虚亏不能升散，甚至陷而不举，造成脏气下陷而出现久泄、崩漏、脏器下垂等症状，即为脾气下陷证。

成因：劳伤过度，或妇女孕产过多，产后失于调护等原因损伤脾气所造成。

临床表现：消瘦，面白，短气，语声低怯，倦怠乏力，头晕目眩，或自汗，少食，腹胀，便溏，久泄，久痢，脱肛，崩漏，子宫脱垂，自感脐腹以下垂坠等。舌淡或有齿痕，脉细弱无力。

常见病："久泄"、"久痢"、"崩漏"、"脱肛"、"子宫脱垂"等疾病中。

140. 何谓脾不统血证？

概念：脾不统血证是指由于脾气虚、中气下陷而不摄血，或由于脾阳虚而不摄血，所造成的以出血症状为主的一种复合证候。

成因：多因劳倦内伤损及脾气所致。

临床表现：脾不统血证的临床表现分为两组症状，一是出血，或便血，或衄血，或月经过多、崩漏等；二是同时兼有脾气虚、脾阳虚、中气下陷的症状。若脾气虚，则有食少、脘胀、便溏、倦怠、气短、面白、消瘦、脉弱等症状；若脾阳虚，则有畏寒肢冷、脘腹疼痛、泄泻、肢体浮肿，或妇女带下清稀等症状；若中气下陷则有脘腹重坠、久泄或久痢、脱肛或子宫脱垂、或其他脏器下垂等临床表现。

常见病："便血"、"崩漏"以及其他出血病证中。

141. 何谓脾阴虚证？

概念：脾之阳气即脾气、脾阳；而脾之阴气乃为脾血、脾之津液。脾阴虚证即是脾脏阴血、津液不足的脾阴气不足证。而临床上所称的脾阴虚证，有时是指脾之津液不足而言，也有是指脾血不足的。《脉因证治》说："脾虚有阴阳之分，脾阴虚者，脾血消耗，脾火上炎，脾虽虚而仍热，若服温补，则火愈盛而阴愈消，必得滋补脾阴，则阳退而无偏胜矣"，所以，脾阴虚证实际上是脾脏的"阴虚阳亢"证。

成因：多由劳倦内伤所致。

临床表现：不思饮食，食入不化，干呕呃逆，嘈杂胃痛，口干而渴，大便干结，肌肉消瘦，舌红少津，苔黄或无苔，脉细数。

常见病："胃痛"、"便秘"、"吐衄"、"便血"等病证中。

142. 何谓脾阳虚证？

概念：脾阳虚又称脾阳不足、脾阳不振、中阳不振。因阳虚而生寒，故又称脾虚寒证。

成因：多由于病程迁延日久，内伤脾阳所致，或由暴伐脾阳而得。

临床表现：畏寒肢冷，食欲减退，脘腹冷痛而喜温喜按，大便清稀，或水泻完谷不化，或久泻久痢，面色虚白，倦怠神疲，口淡，喜热饮，或泛吐清涎，或浮肿，小便不利，或妇女白带量多而清稀，舌质淡胖或有齿痕，舌苔白滑，脉沉细迟弱。

常见于"泄泻"、"痢疾"、"脘腹痛"、"痰饮"、"水肿"、"臌胀"等疾病中。

143. 何谓脾虚湿困证？

概念：脾虚湿困又称脾胃湿困、寒湿困脾、湿困脾阳。

成因：本证或由脾气先虚而水湿不运，形成湿邪困脾；或因为脾阳不振而寒湿停聚中焦，造成湿困脾阳。皆因脾虚在先，湿生在后所致。也可因外湿内袭，浸渍脾土，损伤脾气或戕伐脾阳而致。脾虚湿困证包括两方面，一为脾虚（脾气虚、脾阳虚），一为水湿停聚。

主要临床表现：脘胃痞闷、脘腹隐痛、饮食减少或不思饮食，口中黏腻，恶心呕吐，大便溏薄，肢困身重，头重如裹，面色萎黄晦滞，甚者肢体浮肿，妇女白带增多，舌淡或胖，苔白滑或白腻，脉濡缓。

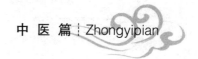

常见于"痰饮"、"呕吐"、"泄泻"、"霍乱"、"黄疸"、"水肿"等病证中。

144. 何谓脾虚气滞证？

概念：脾虚气滞证是因脾气虚弱，气机阻滞，而出现的以脾虚和气滞同时并见的证候。

主要临床表现：脘痞腹胀，隐痛绵绵，喜温喜按，不思饮食，呃逆嗳气，恶心呕吐，体倦乏力，大便溏薄不爽，舌淡，苔薄白，脉弦细。

常见于"痞证"、"胃缓"、"腹痛"、"肠痹"、"腹水"等病证中。

145. 何谓脾虚水停证？

概念：脾虚水停证是因脾气虚弱，运化失职，水液内停，或聚于胸腹，或积于胃肠，或阻于四肢而出现的证候。

主要临床表现：面浮肢肿，神疲乏力，下肢为甚，按之凹陷，不易恢复，食少、腹胀、便溏，或有腹水，面白，舌淡胖，苔白滑，脉濡或弱。

本证见于"臌胀"、"水肿"、"饮证"等病证中。

146. 何谓脾虚湿热证？

概念：脾虚湿热证是指因脾气虚弱，运化失司，水湿停滞，蕴久化热，湿热内蕴而出现的证候。

主要临床表现：身体困重，身热不扬，食少腹胀，便溏，舌红胖齿痕，苔黄厚腻，脉细濡数。

常见于"痢疾"、"口疮"、"消渴"、"黄疸"、"痞满"等疾病中。

147. 何谓脾虚痰湿证？

概念：脾虚痰湿证是由于脾气虚弱，运化失职，湿邪内聚成痰，痰浊或阻遏清阳，或蒙蔽清窍，或流注下焦而出现的证候。

主要临床表现：倦怠乏力，少气懒言，头晕头重，食少纳呆，恶心欲呕，痰多易咳，质或稀或稠，胸脘痞闷，腹胀便溏，口干不欲饮，舌质淡，舌苔白腻，脉濡滑。

常见于"咳嗽"、"眩晕"、"癫证"、"多寐"病中。

148. 何谓脾虚食积证？

概念：脾虚食积因脾失健运，食积胃肠，而出现以脾胃虚弱，食积难化为主的证候。

主要临床表现：平素食少腹胀，经常腹泻，饮食稍有不慎，即脘腹胀痛，嗳腐吞酸，腹泻不爽，大便腐臭，舌淡苔腻，脉细滑。

常见于"伤食"、"厌食"、"腹痛"、"多寐"、"呕吐"、"泄泻"等疾病中。

149. 何谓脾经湿热证？

概念：脾经湿热证是指湿热蕴结于脾经而形成的证候，是因脾失健运，水湿停滞，湿蕴生热，湿热蕴蒸而致，亦可因感受湿热，交阻于中焦而致病。

主要临床表现：脘痞腹胀，纳呆呕恶，肢体困重，大便不爽，尿黄，甚则身目俱黄，舌苔黄腻，脉濡数，或见皮肤湿疹，脓疱疮等。

常见于"口糜"、"腹胀"、"黄疸"、"汗证"、"泄泻"等疾病中。

150. 何谓寒湿困脾证？

概念：寒湿困脾证又称湿困脾阳证、太阴寒湿证、寒湿中阻证，本证是因过食生冷，饮食所伤，或冒风寒，涉寒水，居湿冷，致寒湿内盛，损伤脾阳，脾胃受困，气机阻滞，脾失运化而出现的证候。

主要临床表现：脘腹胀闷，胸闷欲吐，头身困重，口淡纳呆，大便溏泄，四肢不温，舌淡，苔白腻，脉濡缓或细缓。

常见于"泄泻"、"霍乱"、"痢疾"、"黄疸"、"臌胀"等疾病中。

151. 何谓胃气虚证？

概念：胃气虚证，是胃气不足，受纳和腐熟水谷功能减弱，以致胃失和降所出现的临床症状的概括。

成因：多因饮食失节，劳倦虚损，或吐泻太过伤及胃气所致。

主要临床表现：胃脘隐痛，按之痛减，不思饮食，或食后不易消化，或食入则吐，常兼见少气懒言，语声低微，面色萎黄等症状，舌质淡苔白，脉虚弱。

见于"胃脘痛"、"嘈杂"、"呃逆"、"嗳气"、"呕吐"、"虚劳"、"妊娠恶阻"等疾病中。

152. 何谓胃阴虚证？

概念：胃阴虚证又称胃阴不足证，是多种慢性病引起阴液耗损，胃失滋荣、濡润的一系列症状的概称。

成因：多由胃热病日久，热邪伤阴；木郁克土，肝热灼伤胃津；母病及子，心火过盛，胃阴受损等导致。

主要临床表现：不思饮食或饮食减少，饥而不食，口咽干燥，大便燥，心烦

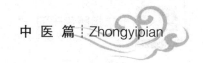

低热，舌红少苔，脉细数。

常见于温热病后期、"胃脘痛"、"消渴病"、"噎膈"等疾病中。

153. 何谓胃阳虚证？

概念：指阳气不足，胃失温煦，以胃脘冷痛、喜温喜按、畏冷肢凉为主要表现的虚寒证候。又名胃虚寒证。

成因：多因饮食失调，嗜食生冷，或过用苦寒、泻下之品，或脾胃素弱，阳气自衰，或久病失养，其他脏腑病变的影响，伤及胃阳所致。

主要临床表现：胃脘冷痛，绵绵不已，时发时止，喜温喜按，食后缓解，泛吐清水或夹有不消化食物，食少脘痞，口淡不渴，倦怠乏力，畏寒肢冷，舌淡胖嫩，脉沉迟无力。

常见于"胃脘痛"、"呃逆"、"嗳气"、"呕吐"等疾病中。

脾气虚与胃气虚、脾阳虚与胃阳虚，均有食少、脘腹隐痛及气虚或阳虚的共同症状，但脾阳、气虚以脾失运化为主，胀或痛的部位在大腹，腹胀腹痛、便溏、水肿等症突出；胃阳、气虚以受纳腐熟功能减弱，胃失和降为主，胀或痛的部位在胃脘，脘痞隐痛，嗳气等症明显。

154. 何谓胃气上逆证？

概念：胃气以降为顺，胃失和降，反而上逆，称为胃气上逆证。叶天士说："脾宜升则健，胃宜降则和"，朱肱说："足阳明之气下行，今厥而上行，故为气逆。"

成因：本证多因外感六淫，内伤七情，饮食不节，脾胃虚弱导致胃气通降失常而成。

主要临床表现：不思饮食，脘部胀痛，恶心呕吐，嗳气，呃逆，舌苔薄白，或白腻，脉弦滑。

常见于"呕吐"、"反胃"、"呃逆"、"嗳气"等疾病中。

155. 何谓胃气痞塞证？

概念：胃气痞塞证是指胃气不降，壅塞胃脘，导致胃脘胸膈满闷，触之无形不痛的证候。

成因：多因起居失调、饮食不化、气郁痰凝、脾胃虚弱，导致脾失健运，胃失和降而成。

主要临床表现：胸脘满闷，痞塞不舒，嗳腐吞酸，或恶心呕吐，或心烦易怒，舌胖淡，苔白，脉沉或弦。

主要见于"痞证"、"噎膈"、"浊证"等疾病中。

156. 何谓胃热证？

概念：胃热证又称胃火证。

成因：系指因恣食辛辣、厚味，或五志过极，化火生热，或外邪化热、犯胃而致胃热过盛，腐熟杀谷，胃气熏蒸所出现的以消谷善饥，口渴口臭为主症的一系列证候。

主要临床表现：多食善饥，渴喜冷饮，胃脘疼痛或有灼热感，口秽便秘，牙龈肿痛，舌红苔黄，脉象数而有力。

常见于"胃脘痛"、"消渴"、"牙龈肿痛"、"呕吐"等疾病中。

157. 何谓大肠湿热证？

概念：大肠湿热证系指湿热蕴结于大肠，下焦气机壅滞，传导失常，而引起的一系列症状之概称。

成因：本证多由饮食不节，恣食厚味醇酒，或暑湿热毒侵犯肠道所致。

主要临床表现：下利黏液或便脓血，里急后重，或便物如酱，或便如黄水而肛门灼热，并见腹痛，发热汗出，午后热盛，胸脘满闷，肢体沉重，纳呆呕恶，舌苔黄腻，脉象滑数。

常见于"腹痛"、"泄泻"、"痢疾"、"湿温"、"肠痈"、"痔疮"等疾病中。

158. 何谓大肠热结证？

概念：大肠结热证指燥热实火结于大肠，使大肠传导闭塞所引起的一系列症状之概称。通常称做大肠实热证。

成因：本证多为素体阳盛火旺，或因过食辛辣厚味，或肺热移于大肠而引起。

主要临床表现：大便干燥秘结，肛门灼热，口干烦渴，小便短赤，腹胀硬满，甚则腹痛拒按，身热面赤，舌苔黄燥，甚则黑褐起芒刺，脉象洪数有力。

在"便秘"、"腹痛"、"伤寒阳明病"、"温病"等疾病中，常见大肠结热证。

159. 何谓大肠津亏证？

概念：大肠津亏证是指外感热病后，耗损肠液，或老年津亏，产后血虚以致肠液亏损而出现的大便干结、排便困难为主症的证候。

主要临床表现：大便干结，排便困难，努责难下，甚则便秘，口干口臭，或见头晕目眩，面色无华，小便短数，舌红少津，苔黄，脉细或兼数。

常见于"便秘"及"产后便秘"等疾病中。

160. 何谓大肠虚寒证？

概念：大肠虚寒证乃指阳气衰弱，寒浊内聚大肠，致使传导失常所生诸症之概称，俗称大肠虚冷。

成因：本证多因素体阳虚，或过食生冷，久病伤阳，导致大肠气虚，寒邪内留而起。

主要临床表现：隐隐腹痛，喜暖喜按，四肢不温，肠鸣溏泻，便物色浅，或反秘而不干，舌淡，苔白滑，脉象沉迟。

"泄泻"、"久痢"、"腹痛"、"便秘"等疾病中常见本证。

161. 何谓大肠不固证？

概念：大肠不固证是指大肠传化物的功能失常，导致粪便糟粕从大肠直泻而出的证候。

成因：大肠不固证多由于先天不足，或久病大病之后，中气不足而致。

主要临床表现：大便呈水样，便频量多，精神衰惫，四肢困倦，不思饮食，舌淡苔白，脉沉细无力。

常见于"中暑"、"霍乱"、"泄泻"等病中。

162. 何谓小肠虚寒证？

概念：小肠虚寒证是指脾阳不足，阴寒内盛而致小肠不能分清别浊，出现以腹痛、泄泻为主症的证候。

成因：多因脾胃素虚，饮食生冷或劳倦内伤所致。

主要临床表现：腹中绵绵作痛，喜按，肠鸣溏泄，小便频数不爽或清长，舌淡，苔薄白，脉细而缓。

常见于"泄泻"、"腹痛"等病中。

163. 何谓小肠气滞证？

概念：小肠气滞证又称小肠气痛。本证是因外感寒邪，阴寒凝滞小肠，气机不畅而出现少腹绞痛，或小肠从腹腔下入阴囊而致气痛胀坠等临床表现的概称。

成因：多由外感寒邪，或情志抑郁，忿怒号哭所致。

主要临床表现：少腹绞痛，腹胀肠鸣，阴囊疝痛，苔薄白，脉沉弦或弦滑。

常见于"寒疝"、"气疝"、"腹痛"等病中。

164. 何谓心胃火盛证？

概念：心胃火盛证是指心胃火热炽盛而出现的运化失常，胃气不降、火邪上攻的一类症状的概称。

成因：本证多由于过食辛热，或六淫郁而化火，或情志之火内发与胃中火热相并所致。

主要临床表现：胃脘灼痛、心烦懊恼、呕血或吐血、口舌生疮、牙龈肿痛或齿衄、口臭、面赤、口渴饮冷、便秘尿黄、舌红、苔黄、脉滑数。

常见于"吐血"、"口疮"等疾病中。

165. 何谓肝胃不和证？

概念：肝胃不和证是指因情志不舒、肝郁胃弱、肝气横逆犯胃而出现的一系列症状的概称。

成因：多由情志不舒所致。

主要临床表现：胃脘胀满疼痛、引及两胁窜痛、呃逆嗳气、吞酸嘈杂、食入不化、烦躁易怒、舌苔薄白或薄黄、脉弦。

常见于"胃脘痛"、"呕吐"、"呃逆"等疾病中。

166. 何谓食伤脾胃证？

食伤脾胃证是指饮食不节而出现食滞中阻，脾胃纳化失常，升降失司等临床表现的概称。

成因：多由饥饱失常或过食生冷、油腻不洁之物损伤脾胃所致。

主要临床表现：胃脘胀满疼痛、拒按、呕吐酸腐、嗳气厌食，或肠鸣腹痛，泻下粪便臭如败卵，或大便秘结，舌苔厚腻，脉滑或弦滑。

常见于"胃痛"、"呕吐"、"泄泻"等疾病中。

167. 何谓脾胃湿热证？

概念：脾胃湿热证是指湿热蕴结脾胃，脾失健运，胃失纳降而形成的证候。

成因：可因饮食不调，高粱厚味，酿成湿热，内蕴脾胃而引起，亦可因感受湿热，交阻于中焦而致病。

主要临床表现：脘腹痞闷、呕恶厌食、肢体困重、大便溏泄而恶臭、小便短赤、面目或肌肤发黄、身热而汗出不解、舌质红、舌苔黄腻、脉濡数。

常见于"湿阻"、"黄疸"、"水肿"、"鼓胀"等疾病。

168. 何谓胃强脾弱证？

概念：胃强脾弱证是指胃腐熟水谷功能过亢，脾运化功能减弱而出现的证候，又称胃热脾虚证。

成因：多因恣食肥甘，虫积或中焦热结所致。

主要临床表现：消谷善饥，形体消瘦，嘈杂腹胀，大便溏泄，或心烦，头晕，或发为黄疸，或嗜食异物，毛发干枯，苔黄，舌质红，脉细弦数。

常见于"黄疸"、"小儿疳积"等病中。

169. 何谓脾胃阳虚证？

概念：脾胃阳虚证又称中焦阳虚证、或脾胃虚寒证。是指中焦阳虚，纳运无权而出现的水谷不化，水湿内停，阳气不能温煦脏腑四末等临床表现的概称。

成因：多因过食生冷，或投药过寒，以及久病失养，或肾阳不足，脾失温煦所致。

主要临床表现：脘腹冷痛，泛吐清水或痰涎，纳少，肠鸣腹痛，下利清谷，或四肢清冷，倦怠，面色萎黄，头晕，唇淡，舌质胖嫩，苔白或滑，脉虚弱或沉细。

常见于"虚劳"、"胃脘痛"、"腹痛"、"呃逆"、"呕吐"、"反胃"、"泄泻"、"痢疾"、"便血"、"水肿"、"饮证"等疾病中。

170. 何谓脾胃气虚证？

概念：脾胃气虚证是指脾失健运，胃失摄纳而出现的中焦运化失司，中气不足的证候。

成因：多由于思虑过度，或劳倦内伤，或饮食失节所致。

主要临床表现：面色白或萎黄，神疲乏力，少语懒言，纳呆腹胀，食后不易消化或食后即吐等症状，舌质淡红或胖大边有齿痕，脉虚弱。

常见于"痿证"、"消渴"、"耳鸣"、"眩晕"、"血证"、"头痛"等证。

171. 何谓热结胃肠证？

概念：热结胃肠证是指感受六淫及疫疠之气，内传阳明，邪热结于胃肠，或挟积滞，或热灼便燥，而致的以发热、腹胀满或疼痛、大便不爽或闭结不通等症状为主要表现的证候。

主要临床表现：身热，汗出而热不退，日晡益甚，面目俱赤，语声重浊，烦渴引饮，腹满痛拒按，大便秘结不通，或便溏不爽，或下稀粪水（热结旁流），或有呕吐，舌苔黄燥或黄腻，或焦黑起刺，脉沉数有力，或小或沉实，小便黄赤或自利，或短赤而痛。

常见于"风温"、"春温"、"暑温"、"湿温"、"瘟疫"等病中。

172. 何谓阳明腑实证？

概念：阳明腑实证是邪热伤津，燥实内结，以致府气不通的里热实证。它以痞、满、燥、实为主要特点。

主要临床表现：潮热，谵语，腹满痛拒按，手足濈然汗出，大便硬，舌苔黄燥，脉沉实有力。或仅见腹胀满，大便秘结，苔薄黄燥，脉滑数，或仅见心下急而痛，烦闷欲吐，蒸蒸发热，大便难，苔薄黄燥，脉数。

常见于"春温"、"伏暑"、"冬温"、"肠痈"、"狂证"等疾病中。

173. 何谓上热下寒证？

概念：上热下寒证是由热邪在上，寒邪在下，致使阴阳不交，升降失常，出现以腹痛、欲呕为主要表现的证候。

主要临床表现：欲呕吐，腹中痛，或痞满不适，胸中烦热，舌淡苔白，脉细弱，或舌红苔薄黄，脉数。

上热下寒证主要见于"呕吐"、"腹痛"等病中。

174. 何谓脾约证？

概念：脾约证即大便干硬。乃因阳明胃气亢盛，脾阴不足，使脾不能为胃行其津液，大肠失却濡润而致的证候。

主要临床表现：大便干硬，数日不大便无所苦，小便反数，或有腹满，舌质嫩红，舌苔偏干，趺阳脉浮而涩。

常见于"便秘"及热病愈后的杂病中。

175. 何谓寒热错杂痞证？

概念：寒热错杂痞证，是指伤寒误下，损伤脾胃，寒热互结于中焦，以痞满而呕为主要表现的证候。

主要临床症状：胃脘部痞满，呕吐，吐出胃内容物或黄浊苦水，肠鸣泄泻，多为溏泄，可兼见纳减，或发热，口苦微渴，渴不多饮，舌色稍淡，舌薄白微黄，脉弦细数。

常见于"伤寒少阳病"，还可见于"呕吐"、"泄泻"、"霍乱"、"痢疾"等疾病中。

176. 何谓水停食滞痞证？

概念：水停食滞痞证是指太阳表实证汗解后，脾胃损伤，胃虚不和，水饮与食滞内停，而出现以心下痞硬，干噫食臭，下利为主要表现的太阳变证。

主要临床表现：心下痞硬，嗳气酸腐食臭，肠鸣泄泻，泻下稀薄甚如水样，不甚臭秽，可兼见纳减，口腻微苦不渴，或渴不欲饮，或见呕吐，吐出物为酸馊腐臭未完全消化的饮食物，或见腹胀，或见微热，舌淡，苔白厚腻或白腐，脉弦滑关弱稍沉，或濡数。

水停食滞痞证常见于"伤寒太阳病"。此外，还可见于"泄泻"、"呕吐"等疾病中。

177. 何谓胃虚气逆痞证？

概念：胃虚气逆痞证是指太阳表证误下，损伤脾胃，升降失常。以致痞利俱甚的太阳变证。

主要临床表现：胃脘部痞硬满闷，肠鸣、泄泻日数十次，泻下稀溏甚水样，带有不完全消化的食物，但不甚臭秽，并伴干呕，心烦不安，口微渴，唯渴不饮，不欲食，肢倦乏力，舌淡，苔薄白稍干，脉细弱稍数，关稍沉。

胃虚气逆痞证常见于伤寒"太阳病"，还可见于"泄泻"、"痢疾"等疾病中。

178. 常见脾胃病治疗原则有哪些？

脾胃病的治疗原则可归纳为升降结合、润燥相宜、温清并举、消补并施和调治他脏。

179. 临床如何"升降结合"治疗脾胃病？

脾胃为人体气机升降出入运动之枢纽。治脾之法，以升为主；调胃之法，以降为要；清浊相干者，当升清降浊；阻碍心肾交通者，当调脾胃，以沟通上下。阳升阴降是对立的统一，清阳的升发，有助于浊阴的下降；浊阴的下降，亦有利于清阳的升发。而脾胃升降失常，通常以脾阳不升为矛盾的主要方面。调治脾胃升降失常诸证，当权衡两者孰重孰轻，而抉择"升"、"降"之主从。

①若脾虚气陷，致久泻、脱肛、便血、虚坐努责、尿浊、癃闭、崩漏、胃缓、阴挺等，治当补气升阳，俾清升浊自降；

②脾胃内伤，升降失司，清浊相干，浊阴不降而呕吐、嗳气、呃逆，或津液不布，大肠燥结而便秘，脘腹胀满，当以降浊为主，稍佐升阳，以升助其降；

③气滞中焦，清浊壅塞，不得上下而胃痛、脘痞、眩晕、失眠、呕吐、泄泻等，治当和胃通腑，降气泻浊，俾浊降清自升；

④脾胃气虚，升降失常而心肾不交，阴阳失济，致惊悸、不得卧、卧不得安、梦遗等症者，治当补以甘温，调以升降，升阳为主，降泄为辅，以复其心肾相交、阴阳相济之常。

180. 临床如何"润燥相宜"治疗脾胃病？

脾与胃同处中焦，脾气主升而喜燥恶湿，胃主降浊而喜润。临床所见脾病多湿而治重温燥，胃病多燥而治重柔润。《医经余论》谓："脾之湿，每赖胃阳以运之；胃之燥，又借脾阴以和之，是二者有相需之用。"并进一步提出了"健脾宜升，通胃宜降。故治脾以燥药升之，所谓阳光照之也；治胃以润药降之，所谓雨露滋之也"的治疗法则。

①治疗湿盛困脾，总宜燥湿健脾，并结合湿邪阻滞部位之不同，随证治之。如湿蒙于上，而眩晕、头痛、首重如裹、胸闷者，宜合风药胜湿、透窍；湿滞于中，而脘闷、纳呆、呕逆、涎涌者，宜伍芳香化湿、理气行湿；湿注于下，而溺短、带下、濡泻、鹜溏者，宜配淡渗之品以渗利；湿泛肌表，而身重肢肿者，宜佐解表之品以宣散。

②治疗情志、六淫之火耗伤胃阴或他脏腑累及胃阴者，总宜"甘寒"、"甘平"以润养胃阴，而通降得和。

③如胃虚肝风振起，眩晕呕吐者，不用刚燥制肝降逆之药，而"议养胃汁以息风"，俾"胃壮则肝犯自少"；

④失血伤阴之证，用药并非滋腻补血养血，而以"胃药从中填补，使生气自充"；

⑤肝阴不足，肝用太过，胃阴因之受伤者，则治用酸甘，取酸能制肝敛津，甘能令津还，以济阴益胃。

⑥胃主纳食，胃虚则重味难支，故用药剂量宜轻。叶氏还倡用食物中药（粳米、山药、扁豆、南枣、湘莲子、大麦仁、梨、蔗、蜜等），借谷气甘平益阴，醒脾开胃。

⑦阳明胃腑，以通为用，得降则和，故选药要有走有守，有动有静，达到润不腻滞，通不伤正。

181. 临床如何"温清并举"治疗脾胃病？

脾胃脏腑相连，湿土同气。阳旺之躯，湿邪多从热化，归于阳明，阳明阳土，易伤阴津，往往积热、化火；阴盛之体，湿邪多从寒化，聚于太阴，太阴阴土，每见寒凝、浊滞。伤寒误下损伤脾胃，邪热乘虚内陷，水谷不化，气机升降失常，亦可致寒热互结于中，而见脘腹痞满、呕吐、心烦、肠鸣、下利等症。再者，由于脾胃为一身气机升降之枢纽，心火之下降，肾水之上升，皆赖脾胃从中斡旋。肝升胆降之理亦然，黄坤载说："肝气宜升，胆火宜降，然非脾气之上行则肝气不升，非胃气之下降则胆火不降。"因此，脾胃失和则既可见肝火上炎之心烦不寐，口苦咽干等热证，又可见下焦失于温煦之腹痛、泄泻等寒证。

治疗脾胃寒热错杂证，不若单纯的寒证温之可除、单纯的热证清之可去，必温清兼用，寒温并调，方切病机。应针对病证寒、热之轻重，或寓清于温，或寓温于清，不可偏执一端。即使治疗单纯的热证或寒证，在清热或温阳方中，伍用少量性味相反的药物，可有反佐补偏，提高疗效之妙。仲景所创泻心汤类方，温清并用，甘苦兼施，是治疗脾胃寒热错杂的典型代表方。其组方法度，足资临床效仿。一是姜、夏辛开散痞，以温燥脾湿；一是芩、连苦降泄热，以清泻胃热；一是参、草、枣甘温益气，以补脾胃之虚。三者相合，使泻心汤类方具有寒热并调，虚实兼顾，脾胃同治之功。用治脾胃寒热互结诸证，功专力宏。

182. 临床如何"消补兼顾"治疗脾胃病？

脾胃虚弱，极易虚中挟滞，而成虚实错杂之证。因胃为传化之腑，以通为顺，以降为和。故李东垣制方倡以升清阳为主，降浊阴为辅。胃气通降，自能纳食传导。若胃虚失和，通降失常，则气、食壅滞为病。胃之不纳，可致脾虚不化；若脾虚运化无权，胃中水谷难化，亦可致其停积为患。诚如《诸病源候论》所云："胃受谷，而脾磨之，二气平调，则谷化而能食。若虚实不等，水谷不消，故令腹内虚胀，或泄不能饮食。"脾虚宜补，食滞宜消。倘徒健脾而不消滞，则已积之滞难除；若徒消滞而不健脾，则脾气益伤，即使积滞暂去，犹有复积之虞。故当健脾消导，双管齐下，始能两全。脾胃同治，消补合施，关键在于掌握消补之分寸。若虚多实少，当补脾重于消导；实多虚少，则消导重于补脾卑。

消法的范围较广，此专指消食导滞。食积为有形之邪，气、血、痰、火等易随之相继郁滞，故当配合相应治法。"补"有补气、补阴等之别。

183. 临床如何通过调治五脏治疗脾胃病？

脾胃有病虽可波及他脏，而他脏有病鲜有不波及脾胃者。肝肾心肺的病理变化皆可影响脾胃而酿成疾病，其中尤其是肝肾最易损伤脾胃。

张景岳则强调："脾胃有病，自宜治脾。然脾为土脏，灌溉四旁，是以五脏中皆有脾气，而脾胃中亦有五脏之气，此其互为相使，有可分而不可分在焉。故善治脾者能调五脏，即所以治脾胃也；能治脾胃而使食进胃强，即所以安五脏也。"张景岳还例示了调五脏以治脾胃的具体运用，"如肝邪之犯脾者，肝脾俱实，单平肝气可也；肝强脾弱，舍肝而救脾可也。心邪之犯脾者，心火炽盛，清火可也；心火不足，补火以生脾可也。肺邪之犯脾者，肺气壅塞，当泄肺以苏脾之滞；肺气不足，当补肺以防脾之虚。肾邪之犯脾者，脾虚则水能反克，救脾为主；肾虚则启闭无权，壮肾为先。"这种整体调治的原则，对后世论治脾胃病产生了广泛而深远的影响。其不仅适用于治疗脾胃病，他脏之病的治疗亦应本此精神。

184. 脾胃病常用治法有哪些？

脾胃病常用治法有补气健脾法、温中健脾法、升阳举陷法、滋阴养胃法、温中固涩法、理气降逆法、活血化瘀法、祛湿利水法、温化痰饮法、清热泻火法、通腑泻热法、辛开苦降法、消食导滞法。

185. 临床怎样使用补气健脾法治疗脾胃病？

适应证：本法适用于脾气虚弱，运化失常证。

证候表现：面色萎黄、倦怠乏力、气短懒言、形体消瘦、脘腹胀满、食后不化、大便溏薄、或肢体浮肿、舌淡苔白、脉弱者。重在补虚助运，对邪盛伤脾，而运化失常者不宜使用。

代表方剂：本法多选人参、党参、黄芪、白术、山药、白扁豆、炙甘草、大枣等药补气健脾。代表方四君子汤、保元汤、参苓白术散等。

分析及运用：补气之药多壅滞碍胃，而脾主气，气贵流通，故常需配伍少量醒脾行气的砂仁、木香、陈皮等，以调畅气机，使之补而不滞，收到更好的补气效果。如异功散、参苓白术散、香砂六君子汤分别伍用陈皮、砂仁、木香等即达到补中有通，补而勿滞的效果。

脾虚不运，易于生湿，以致蓄积为患者，故本法尚需配薏苡仁、茯苓、猪苓、泽泻等渗湿利水之品，使水湿下渗而脾运得健，以加强补益之功。

脾虚食滞者，宜稍佐焦三仙、鸡内金、炒莱菔子等消导之品，俾补中寓消，相得益彰。

脾虚血少者，应在健脾生血的前提下，配用少量补而不腻的养血药，如当归、川芎、夜交藤、炒枣仁等。

186. 临床怎样使用温中健脾法治疗脾胃病？

适应证：脾胃虚寒证。

证候表现：脘腹冷痛、腹满时减、畏寒喜暖、手足不温、恶心呕吐、不思饮食、形瘦神疲、倦怠乏力、舌淡苔白、脉沉迟或沉等。

代表方剂：本法宜选用干姜、良姜、吴茱萸、蜀椒等温中散寒药，与党参、黄芪、白术等补气健脾药同用，组成温中健脾法。代表方如理中丸、小建中汤、大建中汤等。

分析及运用：由于阳虚往往是气虚的进一步发展，故温阳必伍补气之品。

脾虚及肺，卫外不固，而易感外寒者，可酌用桂枝、细辛、白芷等以解表散寒。

阳虚阴盛，水湿难化，聚而成饮者，又当合半夏、茯苓、桂枝等以温阳化饮。

各种慢性失血，但见脾胃虚寒之象者，则宜加炮姜、阿胶、白及、紫珠草等，组成温阳摄血止血法。

病程久延，脾虚及肾，脾肾虚寒者，可与附子、巴戟天、仙灵脾、补骨脂等相伍，培补下焦真阳，而中焦阳气易复。

由于本类药物性多温燥而易于助火、伤阴耗血，故阳虚而阴血又不足者，或阳事易举，梦遗失精之证当慎用，或酌加固阴之品。

187. 临床怎样使用升阳举陷法治疗脾胃病？

适应证：中气虚弱，升降失常甚则清气下陷之证。

证候表现：头晕目眩、少气懒言、脘痛腹胀、卧之则舒、小腹坠胀、站立更甚、呼吸短促、甚则清阳下陷、而致胃下垂、脱肛、便血，或久泻不愈，或子宫脱垂、崩漏、带下，或遗溺、癃闭；胃不降浊，则嗳气、呃逆、呕吐、脘胀纳差等。

代表方剂：当补以甘温，调以升降，即在补气健脾的基础上，配伍柴胡、升麻、葛根、蔓荆子等升阳药物，以达升阳举陷之图。主要代表方有益气聪明汤、补中益气汤等。

分析及运用：补中益气汤方中黄芪补气兼能升阳，尤当重用。

气不化水，小便不利者，加冬葵子、王不留行、小茴香，助膀胱气化。

气虚及阳，兼虚寒之象者，加干姜、肉桂，以温中扶阳。

食停中焦，脘胀厌食、嗳气酸腐者，加焦三仙、槟榔、连翘，以消积清热。

久泻不愈，或脱肛者，加诃子、乌梅肉、煨肉蔻，以收涩固脱。

188. 临床怎样使用滋阴养胃法治疗脾胃病？

适应证：胃阴亏虚证。

证候表现：不饥少纳、渴思凉饮、口干咽燥、胃脘灼痛、时作干呕、肌燥煸热、溺少便结、舌质红少苔或无苔、脉细数等。

代表方剂：多选北沙参、玉竹、石斛、天花粉、玄参、麦冬、天冬、生地、梨汁等。代表方有益胃汤、五汁安中饮、一贯煎等。

分析及运用：本类药物味甘阴柔，易呆滞脾胃，故宜少佐乌药、枳壳、萝卜种等理气和胃而不辛燥伤阴的药物。如此"刚柔相济"，则滋阴而不腻胃，理气而不损阴。

余热未尽者，加竹茹、花粉、知母以清之。

阴虚而生内热，兼见低热心烦等症者，伍丹皮、白薇、青蒿清其虚火。

阴损及气，兼神疲食减，音低气馁，便秘或便溏者，选补气而不温热，益阴而不凉滞的黄精、山药、莲子肉、白扁豆、太子参等，以甘缓益胃。

胃阴虚肝失所养，肝气偏盛，证兼胁痛、心烦、眩晕、脉弦者，配白芍、炙甘草、五味子、乌梅、木瓜等，以酸甘化阴。

189. 临床怎样使用温中固涩法治疗脾胃病？

适应证：脾肾虚寒证。

证候表现：泻下稀薄、夹杂黏冻、或夹暗紫血色，每逢疲劳、饮食不当、或受寒凉则发作加重，甚或滑泄难禁、脱肛不收、或虚坐努责、或五更泄泻、神疲乏力、脐腹隐隐冷痛、喜暖喜按、形寒畏冷、面黄少华、舌淡苔白、脉沉细弱无力等。

代表方剂：本法除用固涩收敛的诃子、五味子、肉豆蔻、赤石脂、罂粟壳、五倍子、禹余粮、莲子肉、芡实等药外，还配伍党参、黄芪、白术、干姜、肉桂、附子、补骨脂等温补脾肾药。代表方剂如真人养脏汤、桃花汤等。

分析及运用：倘久泻而脾虚气陷，脱肛少气者，配柴胡、升麻，升阳举陷。

若积滞未尽者，可稍佐焦山楂、神曲、莱菔子等消积导滞之品。

面色萎黄，心悸失眠者，加当归、阿胶、炒枣仁，以养血安神。

妇女带下清稀，无臭味，日久不止，而身体日见瘦弱者，当以温中健脾药与金樱子、芡实、白果、煅牡蛎、煅乌贼骨等收涩止带药同用。

190. 临床怎样使用理气降逆法治疗脾胃病？

适应证：中焦气滞，胃气上逆之证。

证候表现：脘腹胀满或疼痛、心下痞硬、嗳气频频、不欲饮食、恶心呕吐、呃逆、大便不畅、舌苔薄白、脉弦等。

代表方剂：本法宜选用厚朴、木香、砂仁、枳壳、枳实、苏梗、大腹皮、竹茹、旋覆花、代赭石、柿蒂等药，代表方如半夏厚朴汤、橘皮竹茹汤、厚朴温中汤等。

分析及运用：临床所见，寒、湿、痰、食诸邪为导致脾胃气滞的主因，故本法的运用，既要考虑病性的寒热虚实，又要兼顾兼夹之邪。如属中焦寒凝气滞者，配干姜、良姜、丁香、吴茱萸；湿阻气机者，伍藿香、白蔻仁、薏苡仁；痰气互滞者，加陈皮、半夏、茯苓、莱菔子；食滞气逆者，加焦三仙、鸡内金、槟榔等；脾虚气滞者，配白术、白扁豆、党参；热壅气滞者，伍大黄、黄连、石膏；气滞甚而体质壮实者，可暂配三棱、莪术等疏理药。

脾胃虚弱与肝气郁滞每多相兼，即"木郁乘土"，"土壅木郁"之意，故本法常与疏肝理气法同用。

本类方药多辛温香燥，走窜破泻，易伤津耗气，故当适可而止，勿使过剂。

191. 临床怎样使用活血化瘀法治疗脾胃病？

适应证：脾胃疾病兼有血瘀者。

证候表现：如瘀血所致的胃痛、腹痛、吐血、便血、肌肤斑块紫黯、腹内积块、阴黄色晦、形体羸弱、肌肤甲错、或舌黯有瘀点及舌下络脉怒张等。

代表方剂：本法多以大黄、蒲黄、五灵脂、丹参、元胡、乳香、没药、当归、桃仁、红花等活血化瘀药为主组方，代表方如丹参饮、失笑散、桃仁承气汤、膈下逐瘀汤、少腹逐瘀汤等。

分析及运用：瘀阻则气滞，气滞则血瘀，故本法常配伍理气药以提高疗效。

若属寒凝血瘀者，配桂枝、麻黄、细辛、乌头；

属热壅血瘀者，伍生地、紫草、丹皮、赤芍；

属痰阻血瘀者，加陈皮、半夏、胆南星、白芥子；

属气虚血瘀者，加党参、黄芪、白术、炙甘草；

属阳虚血瘀者，加附子、肉桂、干姜、仙灵脾；

瘀血内结，新血不生，而兼见血虚之象者，加枸杞子、熟首乌、当归、鸡血藤、白芍；

痛久入络，顽固难愈者，加穿山甲、水蛭、地龙。

活血化瘀药性多破泄，有耗气伤血之弊，故凡病程较长，或体质虚弱而需久用本法者，皆当配伍益气养血之品，俾祛瘀而不伤正，以提高疗效。

192. 临床怎样使用祛湿利水法治疗脾胃病？

适应证：湿浊阻滞、脾胃失和证。

证候表现：脘腹胀满、口淡乏味、不思饮食、泛恶欲吐、肠鸣泄泻、带下量多、肢体沉重或水肿、怠惰嗜卧、脚气湿烂、小便不利、苔腻而厚、脉缓等。

分析及运用：湿分内、外，中焦阳气有强弱之殊，且湿邪常与他邪相合或转化，而为寒湿、湿热、风湿、暑湿等，故治法不尽相同。外湿犯表者，宜用羌活、防风、蔓荆子，祛风胜湿、宣散湿邪。内湿中阻者，以藿香、香薷、佩兰，芳香悦脾、辟秽化湿，寒化者配伍苍术、厚朴、白蔻仁苦温燥湿，热化者配伍黄芩、黄连、苦参苦寒燥湿。

由于湿为阴邪，重浊黏腻，易于阻滞气机，遏伤阳气，故祛湿常需伍用理气,俾"气化则湿亦化也"。

湿盛阳虚者,合用干姜、白术温阳化湿。

湿与水异名同类,湿为水之渐,水为湿之积,故水湿壅盛,溺短水肿等症明显者,宜重用薏苡仁、茯苓、猪苓、泽泻渗湿利水。

193. 临床怎样使用温化痰饮法治疗脾胃病?

适应证:痰饮证。

证候表现:胸腹满或胸胁支满、少气身重、呕吐、下利、口淡不渴、心下痞、或小便不利、或肠间沥沥有声、或头眩心悸、或背寒冷如掌大、舌质淡、苔白滑、脉象弦等。

选方及分析:"病痰饮者,当以温药和之"(《金匮要略》),故虽痰饮的表现不一,变化多端,皆当据其标本虚实,表里寒热之别运用温化痰饮法治之。

如脾虚饮停,胸胁胀满,或泄泻,头眩心悸者,用苓桂术甘汤健脾化饮;

饮邪犯胃,呕吐,心下痞满,眩悸者,用小半夏加茯苓汤和胃降逆蠲饮;

饮遏清阳,头晕目眩,或胸闷呕吐者,用泽泻汤健脾利水;

饮停肠胃,脘腹坚满,或腹中痛者,用甘遂半夏汤攻逐水饮,散结除满;

支饮胃家实,胸满气喘,大便秘结者,用厚朴大黄汤下水祛实,行气泻满;

饮蓄膀胱,脐下悸,小便不利,头眩,吐涎沫者,用五苓散健脾渗湿,化气利水。

194. 临床怎样使用清热泻火法治疗脾胃病?

适应证:热积阳明者。

证候表现:壮热、汗出、烦渴、恶热、脉洪大,或牙痛、齿龈红肿溃烂、口疮口臭、口燥舌干、烦渴易饥、喜凉畏热、舌红苔黄、脉滑数等。

代表方剂:治当清泻阳明实热,用药多选石膏、知母、升麻、竹叶、栀子、黄连、黄芩,代表方如白虎汤、清胃散等。

分析及运用:热积阳明,津液易伤,病程较短者,一经清热即可热去津回,无需养阴;病程久延,津伤明显者,宜与玄参、生地、麦冬等养阴增液之品合用。

若复感外邪者,宜与汗法同用,以清热透邪;

气血两燔者,合用清营凉血法,以气血两清;

兼高热神昏,大便秘结等腑实征象者,加大黄、芒硝通腑泻热,软坚润燥;

胃气上逆,心下痞满者,加半夏、竹茹清热除逆;

口疮,或牙龈肿痛者,亦可加大黄、芒硝釜底抽薪,引热下行。

清热泻火药,易寒中败胃,其用量的大小需根据平素体质的强弱及证情的轻重而定，不可孟浪从事。

195. 临床怎样使用通腑泻热法治疗脾胃病？

适应证：里热与积滞互结的阳明腑实证。

证候表现：症见大便秘结、脘腹痞满、或腹痛拒按、按之硬、口渴心烦、甚或潮热谵语、苔黄、脉实等。

代表方剂：本法通腑泻热，荡涤积滞，宜选用大黄、芒硝、牵牛子等为主药，以泻热荡结；枳实、厚朴等为辅药，以行气除满。代表方如大承气汤、小承气汤、调胃承气汤及凉膈散等。

分析及运用：肺与大肠相表里，腑结则肺痹，燥热不得下泄，反致上迫，而咳喘息促者，可伍杏仁、瓜蒌、桑白皮宣上通下；

血热妄行的上部诸窍出血，用凉血止血不效者，当用本法"上病下取"，佐茜草、栀子、小蓟止血；

湿热黄疸卒发，酌以本法与清热利湿法同用，使湿热毒邪从二便而解，以提高疗效；

瘀热蕴结肠间，化脓成痈者，加桃仁、丹皮、冬瓜仁以泻热化瘀消痈；

水热互结心下者，当仿大陷胸汤意，伍用甘遂等，以泻热逐水；

腑实兼外感者，当权衡表、里的轻重，采取先表后里或表里双解之法；

正虚邪实者，又当识别正虚、邪实的主次，或先攻后补，或攻补兼施；

对老年体弱，新产血虚，或病后津亏的大便秘结，不可徒用攻下；

孕妇在一般情况下禁用本法，免致流产。本法易耗损胃气，应中病即止，转予调理。

196. 临床怎样使用辛开苦降法治疗脾胃病？

适应证：脾胃湿热证。

证候表现：脘痞、胃痛、呕吐、泄泻、低热等证，或兼胸脘闷胀，纳呆恶心，口苦而黏，渴不多饮，或吐酸嘈杂，心烦，身热不扬，汗出不畅，大便或溏或秘，溺短色黄，脉濡数或滑数等。

若舌苔白腻，虽脘痞或痛，则属湿阻，宜辛开，不宜苦泻；若舌苔黄腻，为湿热互结，宜辛开苦降法治之。

代表方剂：代表方剂如《伤寒论》中除大黄黄连泻心汤外的诸泻心汤、小陷胸汤、王氏连朴饮、苏叶黄连汤、左金丸、连理汤等。

分析及运用：脾胃湿热为患，治法徒用苦寒清热则更伤脾阳，致邪恋不解；徒用温燥除湿则反易助热。只宜辛开苦降合用，取其味辛能通能开，味苦能泻能降，又免辛开劫阴、苦降损阳之害。常选用苦寒之黄连、黄芩、栀子等；辛温之干姜、半夏、吴茱萸、厚朴、紫苏等。其中连、朴同用，长于消痞；连、姜相配，善于止泻定痛；连、萸相伍，偏于止酸；连、夏相合，重在止呕；连、苏相配，长于开郁退烧。

热重于湿而见发热口渴、心烦懊侬、小便短黄、大便秘结、舌苔黄腻者，当以苦降泻胃为主，辛开升脾为辅；湿重于热而见胸脘痞满、纳呆便溏、恶心呕吐、头身困重、舌苔厚腻微黄者，当以辛开悦脾为主，苦降泻胃为辅。

本法的具体运用，要根据不同证情有所侧重，或配伍化痰、导滞、理气、补虚等法。

197. 临床怎样使用消食导滞法治疗脾胃病？

适应证：饮食积滞证。

证候表现：脘腹胀满或胀痛、嗳气酸腐、厌食、呕吐不消化食物、大便不爽、或泻下臭如败卵、舌苔厚腻或垢浊、脉滑实有力为要。

代表方剂：本法选药多以神曲、山楂、麦芽、谷芽、鸡内金、莱菔子等为主，代表方如保和丸、枳实导滞丸等。

分析及运用：有形之食积内停，每使气机不畅，而气机阻滞，则积滞难除，故本法常需配行气的枳实、砂仁、陈皮等，俾气行而积消；

气滞湿阻者，可配半夏、茯苓、白蔻仁，以祛湿和胃；

脾胃素虚，或食积日久，损伤脾胃者，若单投消导，则不堪克伐，正气更损，故当与补气健脾法同用，消补兼施，"消"与"补"孰重孰轻，应视其虚、实的主次而定。

食积化热者，宜用黄连、竹茹、连翘以清之；

若燥热结实，腑气不通者，可配苦寒泻热之品下之；

若寒食相结者，又当与温阳散寒药同用。同时应针对所伤之食物，选用相应的消导药，若伤诸肉食，用草果、山楂；挟外感风寒，山楂须用姜汁炒黑，则不酸寒收敛，兼能破血和胃，消导食积更速；伤面食，炒莱菔子；伤生冷菜果，宜木香、砂仁、炮姜、肉桂；伤蟹腹痛者，丁香、紫苏、生姜；伤蛋满闷，姜汁、蒜泥。

198. 何谓饮食疗法？

选用具有药物特性的食品，经过合理的烹调，制成药膳，以治疗疾病的方法，称为饮食疗法。其具有扶正祛邪，调整阴阳，延年益寿等多种功效，为中医的传统疗法之一。

199. 食疗法有哪些作用？

饮食疗法能够防病治病、病后或产后调养、养生保健及延年益寿诸方面均有着重要的作用。

(1)预防疾病方面　古书早有记载，且方法颇多，如用米皮糠预防脚气病；用桑枝茶常饮预防中风发作；用绿豆粥预防中暑；近代提出常服薏苡仁粥可预防消化系统肿瘤等，寓预防于饮食之中，效果显著。

(2)治疗病证方面　食疗不仅可以治疗老年病、慢性病，而且对危急重症也有较好疗效。如用薤白为主的食疗方治疗心绞痛；以白鹅血为主的食疗方治疗胃部肿瘤；以狗骨、蛇肉为主的食疗方治疗顽固性风湿性关节炎；以乌龟、冰糖为主的食疗方治疗中风等。此外，一些疑难重症配合饮食疗法也取得了满意效果。

(3)病后调养方面　人体脏腑功能失调，阴阳失去平衡，是导致疾病发生的主要原因。饮食疗法与药物治疗一样，也是根据人体阴阳的偏盛偏衰，辨证施膳，以调整脏腑功能的平衡，促进机体的康复。特别是病后或产后，脾胃功能减弱、消化吸收能力不足，往往造成营养物质的缺乏而导致疾病长期不愈或加重病情。运用饮食疗法，既可调整脾胃功能，又可补充营养物质，达到病后调养的目的。例如《寿世保元》中的阳春白雪糕，以白茯苓、怀山药、芡实、莲肉共研细末，加入陈仓米、糯米、白砂糖等作成小饼，晒干收贮，身体虚弱者，任意取食，大有健脾益胃补肾之功；以黄鳝、生姜制剂，调理病后血虚；取野鸭肉、白木耳、鲜牛乳，治疗病后气虚；用猪蹄、花生米炖服，治疗产后虚弱、乳汁不下等。这些方法，既可使食物变得美味可口，又不失其药效，常服无副作用，对疾病恢复，强身健体大有裨益。

(4)养生延年方面　随着社会的发展和人民生活水平的不断提高，人们强烈期望通过食品达到营养健身、防病延年的目的。饮食疗法能够根据老年人脏腑功能逐渐虚损的生理特点，选择运用某些食物，补益脏腑功能，从而养生延年。如怀山药、枸杞子、黑芝麻、核桃仁、山楂等，均有较好的抗衰老作用，针对个人体质制定适当食谱长期服用，可以收到保健益寿的效果。

200. 食疗法有哪些特点？

(1)简单方便　食疗选材多为瓜果蔬菜肉食米面等饮食物品作为主要原料，平时易取易得，制作方便，节省时间，可根据身体状况，口味爱好，选择不同品种使用。

(2)安全有效　食疗方主要来源于历代医家的临床经验，经过反复实践验证，有着可靠的临床效果，所选食品既可营养机体，又可治疗疾病，安全有效，无毒副作用,深受患者欢迎。

(3)味美可口 食疗方以饮食物品为主,配合使用味甘性平少渣或无渣的中药做原料,经过特殊炮制,除去中药异味,烹调加工成饮食菜肴,因此成品美味可口,病人乐于接受且易于坚持服用。

201. 饮食调理的主要内容有哪些?

调摄饮食是人体健康的重要环节,饮食调理的原则包括饮食调配、烹调加工、饮食卫生、饮食前后的保养、饮食的节制等等。

202. 如何进行饮食调配以预防脾胃病?

包括调营养(食品的多样化即营养均衡)、调五味、调寒热。

(1)调营养 《内经》云:"五谷为养,五果为助,五畜为益,五菜为充,气味合而服之,以补精益气。"提出粮谷、肉类、蔬菜、果品等是构成饮食的主要内容,它们对人体具有补益精气的作用,但必须兼而取之,主食与副食合理调配,使营养成分更加充分,才能有益于人体健康。可见,合理的饮食调配首先要做到食品的多样化与合理的配伍,如果长期偏食,就会导致气血阴阳的平衡失调而发病。

(2)调五味 所谓五味是指酸、苦、甘、辛、咸五种不同味型的食物,不仅是人体不可缺少的营养物质和饮食调味品,而且可以促进食欲,帮助消化,五味调和得当有利于健康。《素问·至真要大论》说:"五味入胃,各归所喜,故酸先入肝,苦先入心,甘先入脾,辛先入肺,咸先入肾,久而增气,物化之常也,气增而久,夭之由也。"《素问·生气通天论》所说:"味过于酸,肝气以津,脾气乃绝;味过于咸,大骨气劳,短肌心气抑;味过于甘,心气喘满,色黑,肾气不衡;味过于苦,脾气不濡,胃气乃厚;味过于辛,筋脉沮弛,精神乃央。"说明五味入五脏,五味调和则滋养五脏,如果五味过于偏嗜,可致五脏之气偏盛或偏衰,诱发多种疾病。五味有阴阳两种属性,其"辛甘发散为阳,酸苦涌泄为阴,咸味涌泄为阴",它们"或收或散、或缓或急、或燥或润、或软或坚",对人体具有不同的作用。在选用阴阳两种不同性质的食品时,制作中需注意阴阳相调,既不过于阴凝腻滞,又不过于辛热燥烈。如在养阴食物中加入花椒、茴香、肉桂、干姜等辛燥的调味品,可调和或克制养阴晶滋腻太过之偏;在温阳食物中,加入青茶、青笋、嫩芦根、鲜果汁以及瓜类甘润之品,则能中和或柔缓温阳食物辛辣温燥太过之弊。

(3)调寒热 寒为阴,热为阳,所以食物又有寒热的不同特点。一般认为辛甘味食品多具热性,酸苦味食品多具寒性,咸味食品也以寒凉为多。体质偏寒的人，烹调食物宜用姜、椒、葱、蒜等调味；体质偏热的人，则应少用或不用辛燥物品调味，宜进食清淡、寒凉的食品，如素菜、羹汤、水果、瓜类等。

203. 合理的饮食烹调原则是什么？

合理的烹调可以使食品色、香、味俱佳，既能够增加食欲，又有益健康。除烹调技术外，中医学还特别强调在食物的制作过程中要注意保护营养成分和调和阴阳、寒热、五味等。

204. 什么是饮食有节？饮食有节与脾胃病的关系如何？

饮食有节是指饮食应有节度与节制。食物是供给人体营养的来源，脾胃是人体运化、吸收营养的重要器官。故须顾护脾胃，须做到定时定量饮食，不饥饱无度，则对人体健康大有益处。如《素问·上古天真论》说："饮食有节……故能形与神俱，而尽终其天年，度百岁乃去。"若饮食不节，饥饱失宜，就会影响脏腑的正常机能，尤其易致脾胃病发生。《脾胃论》亦说："饮食自倍，则脾胃之气既伤，而元气亦不能充，而诸病之所由生也。"这些均说明了饮食不节，可损伤脾胃，导致诸病丛生。

此外，饮食还宜清淡，我国古代医家即认识到素食、淡食对人体健康具有重要意义。《素问·生气通天论》曰："高粱之变，足生大丁"。指出嗜食肥美厚味之品易导致痈疮。《吕氏春秋》也有"肥肉美酒，务以自强，命曰烂肠之食"的记载，告诫人们以清淡食物为主，少食荤食，不要贪味，尤其是年老之人，脾胃功能较弱，更应注意。

205. 怎样认识饮食有方？

一年四季气候有温热寒凉之不同，因此饮食亦当因时而异。《周礼·天官》云："春发散宜食酸以收敛，夏解缓宜食苦以坚硬，秋收敛吃辛以发散，冬坚实吃咸以和软。"这种因时择味的主张，对四季饮膳的合理调配具有重要的指导意义。此外，一日三餐的饮食调理也有所不同，白天阳气盛，活动量大，饮食量可稍多；夜晚阴盛阳衰，活动量亦小，以少食为宜，故有"早餐好，午餐饱，晚餐少"之说。再者食宜熟软，切忌生硬，特别是老年人，胃肠功能低下，若食生硬之品，伤脾碍胃，不易消化，虚损成疾。除以上环节外，进食时还应注意专心致志、心情舒畅、细嚼慢咽三点，对于促进食物的消化吸收，具有重要的作用。

206. 饮食卫生与脾胃病的关系如何？

饮食不洁，病从口入，是导致疾病发生的重要因素之一，腐败变质及不洁的食品，食后必伤人，应忌食。

207. 常用食物属性是如何划分的?
(1)性温

亦药亦食类：龙眼肉、荔枝、饴糖、扁豆、山楂、胡桃。

谷食类：面、酒曲、蚕豆、豆油、酒、醋。

蔬菜类：姜、蒜、葱、韭、芥子、胡萝卜、薤白。

果品类：李子、橄榄、木瓜、栗子、葡萄。

禽兽类：鸡肉、鸭肉、雉肉、狗肉、羊肉、牛肉、鹿肉、猫肉。

鳞介类：鲫鱼、海虾、鳝鱼、鲢鱼、鲥鱼。

(2)性寒

亦药亦食类：薏苡仁、绿豆、荸荠、菊花、桑椹、百合、柿霜。

谷食类：荞麦、豆腐、豆豉、豆浆。

瓜菜类：油菜、苋菜、白菜、黄瓜、甜瓜、竹笋、芋头、茄子。

果品类：菱、藕、甘蔗、白果、柿饼、梨、西瓜。

禽兽类：兔肉、麋肉。

鳞介类：黑鱼、鳗鱼、田鸡、螃蟹、鳖、龟、蛤子、牡蛎。

(3)性平

亦药亦食类：莲子、芡实、黑芝麻、小麦、山药、红枣。

谷食类：糯米、粳米、黑豆、黄豆、豌豆、豇豆。

瓜菜类：葫芦、南瓜。

果品类：枇杷、青梅、花生。

禽兽类：猪肉、雁肉、凫肉。

鳞介类：鲤鱼、银鱼、乌贼。

208. 常见食疗方法有哪些?
常见食疗法有饮疗法、粥疗法、汤疗法、糕疗法、羹疗法、饼疗法、胶疗法、粉疗法等。

209. 何谓饮疗法?
饮疗法是指选用合适的药性食品，经过加工制成饮料，用于治疗疾病的方法，称为饮疗法。因其所选原料的性味不同而分别具有疏风散寒、清热利湿、疏肝理气、健脾益胃、止咳化痰等多种功能。如治感冒的"姜糖苏叶饮"（《本草汇言》）；治头痛的"菊槐绿茶饮"（《药膳食谱集锦》）；治咳嗽的"沙参百合饮,

《百病饮食自疗》）；治哮喘的"丝瓜花蜜饮"（《大众药膳》）；治咳血的"五汁饮"（《温病条辨》）；治吐血的"生姜饴糖饮"（《常见病的饮食疗法》）；治呕吐的"柿蒂芦根饮"（《实用食疗方精选》）；治胁痛的"佛手柑饮"（《食物中药与便方》）；治月经不调的"姜艾红糖饮"（《百病饮食自疗》）等。

210. 何谓粥疗法？

粥疗法是以粥代药治疗疾病的一种饮食疗法。一般采用米谷配适当的药物，或采用药食两用之品，加入一定的调味配料，共煮为粥。本疗法具有益气健脾、化痰和胃、利湿清热、补益精血等多种功效，对慢性病患者非常适宜。如治发热的"荆芥粥"（《养老奉亲书》）；治咳嗽的"橘皮粥"（《饮食辨录》）；治头痛的"决明子粥"（《粥谱》）；治痢疾的"马齿苋粥"（《太平圣惠方》）；治腹痛的"高良姜粥"（《食医心鉴》）；治便秘的"柏子仁粥"（《粥谱》）；治消渴的"天花粉粥"（《千金方》）；治水肿的"冬瓜粥"（《粥谱》）；治阳痿的"韭菜粥"（《本草纲目》）；治小儿蛔虫的"乌梅粥"（《圣济总录》）；治小儿伤食的"山楂粥"（《粥谱》）等。

211. 何谓汤疗法？

汤疗法是用水做溶剂来煎煮药食原料，取汁服之以治疗疾病的方法。随选用原料的不同而有补益气血，调理阴阳等多种功能。如治感冒的"葱豉黄酒汤"（《大众药膳》）；治内伤发热的"百合绿豆汤"（《百病饮食自疗》）；治咳喘的"鸡蛋萝卜汤"（《常见病的饮食疗法》）；治虚劳的"葱枣汤"（《千金方》）；治血证的"双荷汤"（《太平圣惠方》）；治胃脘痛的"胡米汤"（《百病饮食自疗》）；治呃逆的"柿蒂汤"（《百病饮食自疗》）；治产后缺乳的"山甲通乳汤"（《百病饮食自疗》）；治头痛的"月季花汤"（《本草纲目》）；治淋证的"莲子六一汤"（《仁斋直指方》）等。

212. 何谓糕疗法？

糕疗法是用亦药亦食之品做成糕点食用以治疗疾病的方法。本疗法多具有补益培本，滋养气血的功能，主要适用于慢性疾患。如治眩晕的"桑椹蛋糕"（《中国药膳大全》）；治水肿的"蚕豆糕"（《指南方》）；治泄泻的"淮药金糕"（《民间食谱》）；治虚劳的"莲肉糕"（《士材三书》）；治血证的"藕米糕"（《本草纲目拾遗》）；治遗精尿浊的"白雪糕"（《中国药膳大全》）等。

213. 何谓羹疗法？

羹指五味调和的浓汤，亦泛指煮成浓液的食品，多以肉、蛋、奶、海味等为主体原料，或加入药食兼用之品而制成。通过服用羹类食品以治疗疾病的方法，称为羹疗法。本疗法具有益心安神、宣肺止咳、滋阴柔肝、健脾和胃、温肾壮阳、补益气血、活血化瘀、凉血止血等功效，适应范围广，对虚证尤具有较好疗效。如治咳嗽的"冰糖鸭蛋羹"（《药膳食谱集锦》）；治肺痨的"白及蛋羹"（《食物疗法》）；治阳痿的"白羊肾羹"（《饮膳正要》）；治血证的"白糖蛋清羹"（《食物疗法》）；治胁痛的"猪肝羹"（《太平圣惠方》）；治呕吐的"百合蛋羹"（《常见药用食物》）；治胃痛的"椒面羹"（《饮膳正要》）；治缺乳的"猪蹄通乳羹"（《食补与食疗》）；治带下的"马齿蛋羹"（《常见药用食物》）等。

214. 何谓饼疗法？

饼指蒸烤而成的扁圆形面食。通过服用饼类食品以治疗疾病的方法，称为饼疗法。本疗法具有温中健脾、和胃降逆、消食化积、理气止痛、养心安神等功效，临床上对虚证或虚实夹杂证均有较好疗效。如治疗泄泻的"益脾饼"（《医学衷中参西录》）；治疗胃痛的"梅枣杏仁饼"（《北京卫生职工学院资料》）；治疗呕吐的"参姜饼"（《卫生易简方》）；治疗胁痛的"期颐饼"（《医学衷中参西录》）；治水肿的"茯苓饼"（《民间食谱》）；治遗尿的"鸡肠内金饼"（《常见病的饮食疗法》）；治疳积的"锅粑饼"（《饮食治疗指南》）等。

215. 何谓胶疗法？

胶多选用动物的皮角所制成，如牛皮胶、鱼肚胶；或制成胶质的药品，如阿胶、龟板胶、鹿角胶等。服用胶质食品以治疗疾病的方法，称为胶疗法。本疗法具有活血化瘀、补血止血、滋阴清热、养心安神等功效。如治疗不寐的"黄连鸡子炖阿胶"（《中国医学疗法大全》）；治疗血证的"红枣龟胶冻"（《药膳食谱集锦》）等。

216. 何谓粉疗法？

服用粉剂食物以治疗疾病的方法，称为粉疗法。本法具有理气止痛、健脾和胃、补肾益精等功效。如治秋燥的"荸荠粉"（《实用中医营养学》）；治咳嗽的"百合粉"（《实用中医营养学》）；治泄泻的"莲子粉"（《中国医学疗法大全》）；治胃痛的"砂仁藕粉"（《中国医学疗法大全》）；治眩晕的"茯苓粉"（《实用中医营养学》）；治消渴的"猪胰粉"（《中医食疗营养学》）等。

217. 饮食宜忌与脾胃病的关系如何？

宜忌就是适宜和禁忌，适宜是指有利于健康，对治疗有帮助的食物，可食或可多食之；禁忌就是忌口，这类食物对健康有害或对治疗疾病不利，应少吃或不吃。特别是患病以后，脾胃功能虚弱，饮食宜忌更为重要。现分类介绍如下：

（1）辛辣类　姜、蒜、葱、辣椒、胡椒、川椒等，性味温热，能温中健脾，适宜于脾胃虚寒所致呕吐、泄泻、胃痛患者。血证、痰喘、目疾、疮疡等属于肝肾阴虚，肝阳上亢之证者均属禁忌。

（2）生冷类　冷饮及各种瓜果、生食蔬菜，性多寒凉，能清热生津，适宜于热证口渴、咽痛、便秘、尿短赤等。对脾胃虚寒之腹痛、呕吐、泄泻等属禁忌。

（3）油腻类　动物脂肪及煎炸食物，味厚腻滞，能助湿生热损伤脾胃。对泄泻、中风、消渴及肝胆、胃肠疾患，皆不适宜。

（4）海腥发物类　鲤鱼、虾、蟹、带鱼、狗肉、猪头肉、公鸡、牛羊肉以及蔬菜中的蘑菇、黄花菜、香椿、南瓜、芫荽等，均属动风生痰、助火之品，高血压、冠心病、动脉硬化患者不宜多食，多食能助火动风；对疮疡、风疹等，食后易复发；对肺痨、血证患者易升火动血。

218. 脾胃病防护要点有哪些？

脾胃病防护要点主要有调畅情志、调节饮食（饮食有节、饮食清洁、食不偏嗜）、调适寒温、调理起居劳逸等。

219. 如何调畅情志防护脾胃病？

由于肝与脾胃生理功能上紧密联系，故脾胃疾患与情志的关系非常密切。长期的情志不遂是形成脾胃疾病的重要因素已是诸多医家的共识。如暴怒伤肝，肝气横逆犯土；忧思伤脾，使脾气结而不升等等，皆能导致脾胃病变。临床证实：精神因素在脾胃病因中往往起着先导作用，无病时可因情志过激而致病，既病后又可因情志刺激而加重病情。如思虑过度，情志抑郁，损伤脾气，可致食欲不振、食后脘闷腹胀；情志不畅，肝气郁结，疏泄失职，横逆犯胃，可致胃痛；忧郁恼怒，肝气横乘及脾，使脾运失常，可致泄泻等。因此预防、治疗脾胃疾患时，调畅气机为其常用治则之一，并认为保持开朗的性格，乐观的情绪，是防治脾胃疾病的重要条件。若一旦罹患脾胃疾病，则应设法消除其紧张、恐惧、忧虑、烦恼、忿怒等情志因素的刺激，务使神志宁静，心气调和，性情舒畅，积极治疗，保持良好的精神状态，可使脏腑气血功能旺盛，促使疾病早日痊愈。

220. 如何调节饮食防护脾胃病？

（1）饮食有节　避免饥饱失常，过饥则致气血生化之源缺乏，久之气血衰少而为病；过饱则会损伤脾胃，使食物不能及时腐熟运化，出现脘腹胀满疼痛、

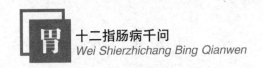

嗳腐吞酸、泻下臭秽等食伤脾胃之症，还可使气血流通失常，筋脉郁滞，而发生众多病证。因此，饮食有节，总宜适量，是预防与调护脾胃疾患的重要条件。

(2)饮食清洁　避免饮食不洁。不洁饮食可引起胃肠疾病，如吐泻、腹痛、痢下脓血等证，并可产生肠道寄生虫病，症见腹痛、嗜食异物、面黄肌瘦、肛门瘙痒等。误食有毒食物可致中毒，导致剧烈腹痛、吐泻，甚至昏迷等严重危及生命的病变。所以，必须保证食物的新鲜清洁，注意饮食卫生，防止病从口入。

(3)食不偏嗜　食物具有寒热及五味，若食物的性味与疾病的性质相适应，就能起到预防疾病和辅助治疗的作用。反之，饮食偏嗜则易引起部分营养物质的缺乏或机体阴阳的偏盛偏衰，从而促使疾病发生与发展，或诱发其他疾病。如过食生冷则易损脾阳，使寒湿内生，而发生腹痛、泄泻、痞满等证；过食辛辣或嗜酒无度，可使胃肠积热，而致牙龈肿痛、便秘、痔疮下血等证；过食肥甘厚味或煎炸之物，可致湿热痰浊内生，气血壅滞，发生呕吐、反胃、痈疽等证。故饮食要"谨和五味"，调配合理，不可偏嗜，以"五谷为养，五果为助，五畜为益，五菜为充，气味合而服之，以补益精气"，而获防病疗疾之效。

221. 如何调适寒温防护脾胃病？

风、寒、暑、湿、燥、火六气的太过或不及，即为"六淫"，常常是疾病发生的重要原因。中医学非常重视人与自然的关系，认为时令气候的变化与人体的生理、病理有着密切的关系，而疾病的发生往往与气候的变化有关，脾胃疾病的发生与发展亦无时不受四时气候变化影响。如长夏为暑湿之邪所干、秋冬为风寒之邪所犯，致使胃失和降，水谷随气逆而上，可致呕吐；外感寒邪风冷，侵袭于中，中阳受戕，气机升降失常，阴寒内盛，而为腹痛；外感湿邪，内困脾土，脾失健运，清浊不分，水谷混杂而下，引起泄泻；寒温不调，外邪乘虚袭人，损伤肠胃，气机失调，经络瘀滞，而成肠痈。《外台秘要》曰："将养之法，须寒温得所，先热而脱，先寒而著。"即言人们要掌握春温、夏热、秋凉、冬寒四时气候的变化规律，春防风、夏防暑、长夏防湿、秋防燥、冬防寒，随气候的变化，及时增减衣着，注意卧室通风及温度、湿度，使寒温适宜，六淫不犯，预防脾胃疾患的发生或促使病情趋于好的转归而向愈。

222. 如何调理起居劳逸防护脾胃？

起居主要指作息。

脾胃病患者的起居应适应四时气候变化，在春夏之季，气候由寒转暖，由暖而暑，万物新生繁茂，所以应"夜卧早起"，在室外适当活动，使人之阳气更加充沛；秋冬之季则气候逐渐转凉，万物处于收藏状态，此时应防寒保暖，调整作息时间，"早卧早起"与"早卧晚起"，使阴精潜藏于内，阳气不致妄泄。这即是要掌握春生、夏长、秋收、冬藏的四季变化规律，遵循"春夏养阳，秋冬养阴"的原则，以免患病或使病情加重。

此外，还应劳逸结合。若过劳过逸，起居无节，则为致病因素。如过度安逸，完全不参加劳动或体育锻炼，会使脾胃功能呆滞，气血运行不畅，导致饮食停滞，食少乏力，肢体软弱，精神不振等，并进而还可继发痞满、胃痛等脾胃病证。反之劳力过度则耗气，劳心太过则伤血，也导致诸多病证。因此，脾胃病者要起居有节，切忌过逸与疲劳，保证足够的睡眠，做一些力所能及的体力劳动及适当的体育运动，以使经络通畅，营卫气血调和，加快机体的康复。

附：常用方剂

大承气汤（《伤寒论》）

［组成］大黄酒洗 12 克，厚朴 24 克，枳实 12 克，芒硝 9 克。

［用法］现代用法：水煎，先煎厚朴、枳实，后下大黄，芒硝溶服。

［功用］峻下热结。

［主治］

1. 阳明腑实证。大便不通，频转矢气，脘腹痞满，腹痛拒按，按之则硬，甚或潮热谵语，手足濈然汗出，舌苔黄燥起刺，或焦黑燥裂，脉沉实。

2. 热结旁流证。下利清水，色纯青，其气臭秽，脐腹疼痛，按之坚硬有块，口舌干燥，脉滑实。

3. 里热实证之热厥、痉病或发狂等。

［运用］

1. 辨证要点：本方为治疗阳明腑实证的基础方，又是寒下法的代表方。临床应用以痞、满、燥、实四症，及舌红苔黄，脉沉实为辨证要点。

2. 加减变化：若兼气虚者，宜加人参以补气，以防泻下气脱；兼阴津不足者，宜加玄参、生地等以滋阴润燥。

3. 现代运用：本方常用于急性单纯性肠梗阻、粘连性肠梗阻、蛔虫性肠梗阻、急性胆囊炎、急性胰腺炎、幽门梗阻，以及某些热性病过程中出现高热、神昏谵语、惊厥、发狂而见大便不通、苔黄脉实者。

4. 使用注意：本方为泻下峻剂，凡气虚阴亏、燥结不甚者，以及年老、体弱等均应慎用；孕妇禁用；注意中病即止，以免耗损正气。

［附方］

1. 小承气汤（《伤寒论》）

［组成］大黄酒洗 12 克，厚朴 6～10 克，枳实 10 克

［用法］水煎服。

［功用］轻下热结。

［主治］阳明腑实轻证。谵语潮热，大便秘结，胸腹痞满，舌苔老黄，脉滑

而疾；或痢疾初起，腹中胀痛，里急后重者。

2. 调胃承气汤（《伤寒论》）

［组成］大黄12克，甘草炙6克，芒硝9克

［用法］以水三升，煮二物至一升，去滓，内芒硝，更上微火一二沸，温顿服之，以调胃气。

［功用］缓下热结。

［主治］阳明病胃肠燥热证。大便不通，口渴心烦，蒸蒸发热，或腹中胀满，或为谵语，舌苔正黄，脉滑数；以及胃肠热盛而致发斑吐衄，口齿咽喉肿痛等。

3. 复方大承气汤（《中西医结合治疗急腹症》）

［组成］厚朴15~20克，炒莱菔子15~30克，枳壳15克，桃仁9克，赤芍15克，大黄后下9~15克，芒硝冲服9~15克

［用法］水煎服。

［功用］通里攻下，行气活血。

［主治］单纯性肠梗阻属于阳明腑实而气胀较明显者。

上述三方皆为大承气汤类方。四个承气汤均用大黄以荡涤胃肠积热。大承气汤硝、黄并用，大黄后下，且加枳、朴，故攻下之力颇峻，为"峻下剂"，主治痞、满、燥、实四症俱全之阳明热结重证；小承气汤不用芒硝，且三味同煎，枳、朴用量亦减，故攻下之力较轻，称为"轻下剂"，主治痞、满、实而燥不明显之阳明热结轻证；调胃承气汤不用枳、朴，虽后纳芒硝，但大黄与甘草同煎，故泻下之力较前二方缓和，称为"缓下剂"，主治阳明燥热内结，有燥、实而无痞、满之证；复方大承气汤由大承气汤（枳壳易枳实）加炒莱菔子、桃仁、赤芍而成，故行气导滞、活血祛瘀作用增强，适用于单纯性肠梗阻而气胀较重者，并可预防梗阻导致局部血瘀气滞引起的组织坏死。

大黄附子汤（《金匮要略》）

［组成］大黄9克，附子炮12克，细辛3克

［用法］水煎服。

［功用］温里散寒，通便止痛。

［主治］寒积里实证。腹痛便秘，胁下偏痛，发热，手足厥冷，舌苔白腻，脉弦紧。

［运用］

1. 辨证要点：本方为温下法的代表方，又是治疗冷积便秘实证的常用方。

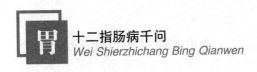

临床应用以腹痛便秘，手足厥冷，苔白腻，脉弦紧为辨证要点。

2. 加减变化：腹痛甚，喜温，加肉桂温里祛寒止痛；腹胀满，可加厚朴、木香以行气导滞；体虚或积滞较轻，可用制大黄，以减缓泻下之功；如体虚较甚，加党参、当归以益气养血。

3. 现代运用：本方常用于急性阑尾炎、急性肠梗阻、睾丸肿痛、胆绞痛、胆囊术后综合征、慢性痢疾等属寒积里实者。

4. 使用注意：使用时大黄用量一般不超过附子。

温脾汤（《备急千金要方》）

[组成] 大黄15克，当归9克，干姜9克，附子6克，人参6克，芒硝6克，甘草6克

[用法] 水煎服。

[功用] 攻下冷积，温补脾阳。

[主治] 阳虚寒积证。腹痛便秘，脐下绞结，绕脐不止，手足不温，苔白不渴，脉沉紧而迟。

[运用]

1. 辨证要点：本方为治疗脾阳不足，寒积中阻的常用方。临床应用以腹痛，手足不温，苔白，脉沉弦为辨证要点。

2. 加减变化：若腹中胀痛者，加厚朴、木香以行气止痛；腹中冷痛，加肉桂、吴茱萸以增强温中祛寒之力。

3. 现代运用：本方常用于急性单纯性肠梗阻或不全梗阻等属中阳虚寒，冷积内阻者。

麻子仁丸（脾约丸）（《伤寒论》）

[组成] 麻子仁500克，芍药200克，枳实250克，大黄500克，厚朴250克，杏仁250克

[用法] 上药为末，炼蜜为丸，每次9克，每日1～2次，温开水送服。亦可按原方用量比例酌减，改汤剂煎服。

[功用] 润肠泄热，行气通便。

[主治] 胃肠燥热，脾约便秘证。大便干结，小便频数。

[运用]

1. 辨证要点：本方为治疗胃肠燥热，脾津不足之"脾约"证的常用方，又是

润下法的代表方。临床应用以大便秘结，小便频数，舌苔微黄少津为辨证要点。

2. 加减变化：痔疮便秘者，可加桃仁、当归以养血和血，润肠通便；痔疮出血属胃肠燥热者，可酌加槐花、地榆以凉血止血；燥热伤津较甚者，可加生地、玄参、石斛以增液通便。

3. 现代运用：本方常用于虚人及老人肠燥便秘、习惯性便秘、产后便秘、痔疮术后便秘等属胃肠燥热者。

4. 使用注意：本方虽为润肠缓下之剂，但含有攻下破滞之品，故年老体虚，津亏血少者，不宜常服，孕妇慎用。

［附方］

五仁丸（《世医得效方》）

［组成］桃仁、杏仁各30克，松子仁5克，柏子仁15克，郁李仁3克，陈皮120克

［用法］五仁研为膏，陈皮为末，炼蜜为丸，每服9克，每日1~2次温开水送下

［功用］润肠通便。

［主治］津枯肠燥证。

济川煎（《景岳全书》）

［组成］当归9~15克，牛膝6克，肉苁蓉6~9克，泽泻4.5克，升麻1.5~3克，枳壳3克

［用法］作汤剂，水煎服。

［功用］温肾益精，润肠通便。

［主治］肾阳虚弱，精津不足证。大便秘结，小便清长，腰膝酸软，头目眩晕，舌淡苔白，脉沉迟。

［运用］

1. 辨证要点：本方为温润通便，治疗肾虚便秘的常用方。临床应用以大便秘结，小便清长，腰膝酸软，舌淡苔白，脉沉迟为辨证要点。

2. 加减变化：《景岳全书》方后加减法提出："如气虚者，但加人参无碍；如有火加黄芩；若肾虚加熟地"；"虚甚者，枳壳不必用"，皆可供临床参考。

3. 现代运用：本方常用于习惯性便秘、老年便秘、产后便秘等属于肾虚精亏肠燥者。

4. 使用注意：凡热邪伤津及阴虚者忌用。

小柴胡汤（《伤寒论》）

[组成] 柴胡24克，黄芩9克，人参9克，甘草9克，半夏9克，生姜9克，大枣4枚

[用法] 水煎服。

[功用] 和解少阳。

[主治]

1. 伤寒少阳证。往来寒热，胸胁苦满，默默不欲饮食，心烦喜呕，口苦，咽干，目眩，舌苔薄白，脉弦者。
2. 热入血室证。妇人伤寒，经水适断，寒热发作有时。
3. 黄疸、疟疾以及内伤杂病而见少阳证者。

[运用]

1. 辨证要点：本方为治疗伤寒少阳证的基础方，又是和解少阳法的代表方。临床应用以往来寒热，胸胁苦满，默默不欲饮食，心烦喜呕，口苦，咽干，苔白，脉弦为辨证要点。临床上只要抓住前四者中的一二主证，便可用本方治疗，不必待其证候悉具。正如《伤寒论》所说："伤寒中风，有柴胡证，但见一证便是，不必悉具。"
2. 加减变化：若胸中烦而不呕，为热聚于胸，去半夏、人参，加瓜蒌清热理气宽胸；渴者，是热伤津液，去半夏，加天花粉止渴生津；腹中痛，是肝气乘脾，宜去黄芩，加芍药柔肝缓急止痛；胁下痞硬，是气滞痰郁，去大枣，加牡蛎软坚散结；心下悸，小便不利，是水气凌心，宜去黄芩，加茯苓利水宁心；不渴，外有微热，是表邪仍在，宜去人参，加桂枝解表；咳者，是素有肺寒留饮，宜去人参、大枣、生姜，加五味子、干姜温肺止咳。
3. 现代运用：本方常用于慢性肝炎、肝硬化、急慢性胆囊炎、胆结石、急性胰腺炎、胆汁返流性胃炎、胃溃疡等属邪踞少阳，胆胃不和者。
4. 使用注意：因方中柴胡升散，芩、夏性燥，故对阴虚血少者禁用。

大柴胡汤（《金匮要略》）

[组方] 柴胡15克，黄芩9克，芍药9克，半夏9克，生姜15克，枳实9克，大枣4枚，大黄6克

[用法] 水煎2次，去滓，再煎，分2次温服。

[功用] 和解少阳，内泻热结。

［主治］少阳阳明合病。往来寒热，胸胁苦满，呕不止，郁郁微烦，心下痞硬，或心下满痛，大便不解或协热下利，舌苔黄，脉弦数有力。

［运用］

1. 辨证要点：本方为治疗少阳阳明合病的常用方。临床应用以往来寒热，胸胁苦满，心下满痛，呕吐，便秘，苔黄，脉弦数有力为辨证要点。

2. 加减变化：兼黄疸者，可加茵陈、栀子以清热利湿退黄；胁痛剧烈者，可加川楝子、延胡索以行气活血止痛；胆结石者，可加金钱草、海金沙、郁金、鸡内金以化石。

3. 现代运用：本方常用于急性胰腺炎、急性胆囊炎、胆石症、胃及十二指肠溃疡等属少阳阳明合病者。

［附方］

厚朴七物汤（《金匮要略》）

［组方］厚朴24克，甘草9克，大黄9克，大枣4枚，枳实12克，桂枝6克，生姜15克

［用法］水煎服。

［功用］解肌发表，行气通便。

［主治］外感表证未罢，里实已成。腹满，大便不通，发热，脉浮而数。

蒿芩清胆汤（《重订通俗伤寒论》）

［组成］青蒿4.5～6克，淡竹茹9克，半夏4.5克，赤茯苓9克，青子芩4.5～9克，枳壳4.5克，陈广皮4.5克，碧玉散（滑石、甘草、青黛）包9克

［用法］水煎服。

［功用］清胆利湿，和胃化痰。

［主治］少阳湿热证。寒热如疟，寒轻热重，口苦膈闷，吐酸苦水，或呕黄涎而粘，甚则干呕呃逆，胸胁胀疼，小便黄少，舌红苔白腻，间现杂色，脉数而右滑左弦者。

［运用］

1. 辨证要点：本方为治疗少阳湿热证的代表方。临床应用以寒热如疟，寒轻热重，胸胁胀疼，吐酸苦水，舌红苔腻，脉弦滑数为辨证要点。

2. 加减变化：若呕多，加黄连、苏叶清热止呕；湿重，加藿香、薏苡仁、白蔻仁以化湿浊；小便不利，加车前子、泽泻、通草以利小便。

3. 现代运用：本方常用于肠伤寒、急性胆囊炎、急性黄疸型肝炎、胆汁返流性胃炎、疟疾属少阳湿热痰浊内阻者。

四逆散（《伤寒论》）

[组成] 炙甘草、枳实、柴胡、芍药各6克
[用法] 水煎服。
[功用] 透邪解郁，疏肝理脾。
[主治]
1. 阳郁厥逆证。手足不温，或腹痛，或泄利下重，脉弦。
2. 肝脾气郁证。胁肋胀闷，脘腹疼痛，脉弦。

[运用]
1. 辨证要点：本方原治阳郁厥逆证，后世多用作疏肝理脾的基础方。临床应用以手足不温，或胁肋、脘腹疼痛，脉弦为辨证要点。
2. 加减变化：若咳者，加五味子、干姜以温肺散寒止咳；悸者，加桂枝以温心阳；小便不利者，加茯苓以利小便；腹中痛者，加炮附子以散里寒；泄利下重者，加薤白以通阳散结；气郁甚者，加香附、郁金以理气解郁；有热者，加栀子以清内热。
3. 现代运用：本方常用于慢性肝炎、胆囊炎、胆石症、胆道蛔虫症、胃溃疡、胃炎、胃肠神经官能症等属肝胆气郁，肝脾（或胆胃）不和者。

逍遥散（《太平惠民和剂局方》）

[组成] 炙甘草15克，当归、茯苓、芍药、白术、柴胡各30克
[用法] 共为散，每服6~9克，煨姜、薄荷少许，共煎汤温服，日3次。亦可作汤剂，水煎服，用量按原方比例酌减。亦有丸剂，每服6~9克，日服2次。
[功用] 疏肝解郁，养血健脾。
[主治] 肝郁血虚脾弱证。两胁作痛，头痛目眩，口燥咽干，神疲食少，或月经不调，乳房胀痛，脉弦而虚者。

[运用]
1. 辨证要点：本方为疏肝健脾的代表方，又是妇科调经的常用方。临床应用以两胁作痛，神疲食少，月经不调，脉弦而虚为辨证要点。
2. 加减变化：肝郁气滞较甚，加香附、郁金、陈皮以疏肝解郁；血虚甚者，加熟地以养血；肝郁化火者，加丹皮、栀子以清热凉血。
3. 现代运用：本方常用于慢性肝炎、肝硬化、胆石症、胃及十二指肠溃疡、慢性胃炎、胃肠神经官能症等属肝郁血虚脾弱者。

痛泻要方（《丹溪心法》）

［组成］白术炒 90 克，白芍药炒 60 克，陈皮炒 45 克，防风 30 克
［用法］作汤剂，水煎服，用量按原方比例酌减。
［功用］补脾柔肝，祛湿止泻。
［主治］脾虚肝旺之痛泻。肠鸣腹痛，大便泄泻，泻必腹痛，泻后痛缓，舌苔薄白，脉两关不调，左弦而右缓者。
［运用］
1. 辨证要点：本方为治肝脾不和之痛泻的常用方。临床应用以肠鸣腹痛，大便泄泻，泻必腹痛，泻后痛缓，脉左弦而右缓为辨证要点。
2. 加减变化：久泻者，加炒升麻以升阳止泻；舌苔黄腻者，加黄连、煨木香以清热燥湿，理气止泻。
3. 现代运用：本方常用于急性肠炎、慢性结肠炎、肠道易激综合征等属肝旺脾虚者。

半夏泻心汤（《伤寒论》）

［组成］半夏 12 克，黄芩、干姜、人参各 9 克，黄连 3 克，大枣 4 枚，炙甘草 9 克
［用法］水煎服。
［功用］寒热平调，消痞散结。
［主治］寒热错杂之痞证。心下痞，但满而不痛，或呕吐，肠鸣下利，舌苔腻而微黄。
［运用］
1. 辨证要点：本方为治疗中气虚弱，寒热错杂，升降失常而致肠胃不和的常用方；又是体现调和寒热，辛开苦降治法的代表方。临床应用以心下痞满，呕吐泻利，苔腻微黄为辨证要点。
2. 加减变化：湿热蕴积中焦，呕甚而痞，中气不虚，或舌苔厚腻者，可去人参、甘草、大枣、干姜，加枳实、生姜以下气消痞止呕。
3. 现代运用：本方常用于急慢性胃肠炎、慢性结肠炎、慢性肝炎、早期肝硬化等属中气虚弱，寒热互结者。
4. 使用注意：本方主治虚实互见之证，若因气滞或食积所致的心下痞满，不宜使用。

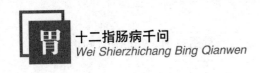

[附方]

1. 生姜泻心汤（《伤寒论》）

[组成] 生姜12克，炙甘草9克，人参9克，干姜3克，黄芩9克，半夏9克，黄连3克，大枣4枚

[用法] 水煎服。

[功用] 和胃消痞，宣散水气。

[主治] 水热互结痞证。心下痞硬，干噫食臭，腹中雷鸣下利者。

2. 甘草泻心汤（《伤寒论》）

[组成] 甘草12克，黄芩、人参、干姜各9克，黄连3克，大枣4枚，半夏9克

[用法] 水煎服。

[功用] 和胃补中，降逆消痞。

[主治] 胃气虚弱痞证。下利日数十行，谷不化，腹中雷鸣，心下痞硬而满，干呕，心烦不得安。

3. 黄连汤（《伤寒论》）

[组成] 黄连、甘草炙、干姜、桂枝各9克，人参6克，半夏9克，大枣4枚

[用法] 水煎服。

[功用] 寒热并调，和胃降逆。

[主治] 上热下寒证。胸脘痞闷，烦热，气逆欲呕，腹中痛，或肠鸣泄泻，舌苔白滑，脉弦者。

左金丸（《丹溪心法》）

[组成] 黄连180克，吴茱萸30克

[用法] 为末，水泛为丸，每服2~3克，温开水送服。亦可作汤剂，用量参考原方比例酌定。

[功用] 清泻肝火，降逆止呕。

[主治] 肝火犯胃证。胁肋疼痛，嘈杂吞酸，呕吐口苦，舌红苔黄，脉弦数。

[运用]

1. 辨证要点：本方是治疗肝火犯胃，肝胃不和证的常用方。临床应用以呕吐吞酸，胁痛口苦，舌红苔黄，脉弦数为辨证要点。

2. 加减变化：黄连与吴茱萸用量比例为6：1。吞酸重者，加乌贼骨、煅瓦楞以制止痛；胁肋疼甚者，可合四逆散以加强疏肝和胃之功。

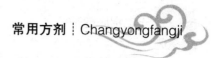

3. 现代运用：本方常用于胃炎、食道炎、胃溃疡等属肝火犯胃者。
［附方］

1. 戊己丸（《太平惠民和剂局方》）
［组成］黄连、吴茱萸、白芍各 10 克
［用法］为末，面糊为丸，如梧桐子大。每服二十丸（6 克），浓煎米饮下，空心日三服。现代用法，亦可作汤剂，水煎服。
［功用］疏肝理脾，清热和胃。
［主治］肝脾不和证。胃痛吞酸，腹痛泄泻。

2. 香连丸（《太平惠民和剂局方》）
［组成］黄连、吴茱萸，二味同炒，去吴茱萸，加木香。
［功用］清热化湿，行气化滞。
［主治］湿热痢疾。下痢赤白相兼，腹痛，里急后重。

清胃散（《脾胃论》）

［组成］生地黄、当归身各 6 克，牡丹皮 9 克，黄连 6 克，升麻 9 克
［用法］水煎服。
［功用］清胃凉血。
［主治］胃火牙痛。牙痛牵引头疼，面颊发热，其齿喜冷恶热，或牙宣出血，或牙龈红肿溃烂，或唇舌腮颊肿痛，口气热臭，口干舌燥，舌红苔黄，脉滑数。
［运用］

1. 辨证要点：本方为治胃火牙痛的常用方，凡胃热证或血热火郁者均可使用。临床应用以牙痛牵引头痛，口气热臭，舌红苔黄，脉滑数为辨证要点。
2. 加减变化：若兼肠燥便秘者，可加大黄以导热下行；口渴饮冷者，加重石膏用量，再加玄参、花粉以清热生津；胃火炽盛之牙衄，可加牛膝导血热下行。
3. 现代运用：本方常用于口腔炎、牙周炎、三叉神经痛等属胃火上攻者。
4. 使用注意：牙痛属风寒及肾虚火炎者不宜。

玉女煎（《景岳全书》）

［组成］石膏 9～15 克，熟地 9～30 克，麦冬 6 克，知母、牛膝各 5 克
［用法］水煎服。
［功用］清胃热，滋肾阴。
［主治］胃热阴虚证。头痛，牙痛，齿松牙衄，烦热干渴，舌红苔黄而干。

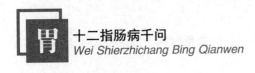

亦治消渴，消谷善饥等。

［运用］

1. 辨证要点：本方是治疗胃热阴虚牙痛的常用方，凡胃火炽盛，肾水不足之牙痛、牙衄、消渴等皆可用本方加减治疗。临床应用以牙痛齿松，烦热干渴，舌红苔黄而干为辨证要点。

2. 加减变化：火盛者，可加山栀子、地骨皮以清热泻火；血分热盛，齿衄出血量多者，去熟地，加生地、玄参以增强清热凉血之功。

3. 现代运用：本方常用于牙龈炎、糖尿病、急性口腔炎、舌炎等属胃热阴虚者。

4. 使用注意：脾虚便溏者，不宜使用本方。

葛根黄芩黄连汤（《伤寒论》）

［组成］葛根15克，炙甘草6克，黄芩9克，黄连9克

［用法］水煎服。

［功用］解表清里。

［主治］胁热下利。身热下利，胸脘烦热，口干作渴，喘而汗出，舌红苔黄，脉数或促。

［运用］

1. 辨证要点：本方简称葛根芩连汤，是治疗热泻、热痢的常用方。临床应用以身热下利，苔黄脉数为辨证要点。

2. 加减变化：腹痛者，加炒白芍以柔肝止痛；热痢里急后重者，加木香、槟榔以行气而除后重；兼呕吐者，加半夏以降逆止呕；夹食滞者，加山楂以消食。

3. 现代运用：本方常用于急性肠炎、细菌性痢疾、肠伤寒、胃肠型感冒等属表证未解，里热甚者。

4. 使用注意：若虚寒下利者忌用。

芍药汤（《素问·病机气宜保命集》）

［组成］芍药30克，当归15克，黄连15克，槟榔、木香、甘草炒各6克，大黄9克，黄芩15克，官桂5克

［用法］水煎服。

［功用］清热燥湿，调气和血。

［主治］湿热痢疾。腹痛，便脓血，赤白相兼，里急后重，肛门灼热，小便

短赤，舌苔黄腻，脉弦数。

［运用］

1. 辨证要点：本方为治疗湿热痢疾的常用方。临床应用以痢下赤白，腹痛里急，苔腻微黄为辨证要点。

2. 加减变化：原方后有"如血痢则渐加大黄；汗后脏毒加黄柏半两"，可资临床参考。本方在运用时，如苔黄而干，热甚伤津者，可去肉桂，加乌梅，避温就凉；如苔腻脉滑，兼有食积，加山楂、神曲以消导；如热毒重者，加白头翁、银花增强解毒之力；如痢下赤多白少，或纯下血痢，加丹皮、地榆凉血止血。

3. 现代运用：本方常用于细菌性痢疾、阿米巴痢疾、过敏性结肠炎、急性肠炎等属湿热为患者。

4. 使用注意：痢疾初起有表证者忌用。

白头翁汤（《伤寒论》）

［组成］白头翁15克，黄柏12克，黄连6克，秦皮12克

［用法］水煎服。

［功用］清热解毒，凉血止痢。

［主治］热毒痢疾。腹痛，里急后重，肛门灼热，下痢脓血，赤多白少，渴欲饮水，舌红苔黄，脉弦数。

［运用］

1. 辨证要点：本方为治疗热毒血痢之常用方。临床应用以下痢赤多白少，腹痛，里急后重，舌红苔黄，脉弦数为辨证要点。

2. 加减变化：若外有表邪，恶寒发热者，加葛根、连翘、银花以透表解热；里急后重较甚，加木香、槟榔、枳壳以调气；脓血多者，加赤芍、丹皮、地榆以凉血和血；夹有食滞者，加焦山楂、枳实以消食导滞；用于阿米巴痢疾，配合吞服鸦胆子（桂圆肉包裹），疗效更佳。

3. 现代运用：本方常用于阿米巴痢疾、细菌性痢疾属热毒偏盛者。

理中丸（《伤寒论》）

［组成］人参、干姜、甘草炙、白术各90克

［用法］上药共研细末，炼蜜为丸，重9克，每次1丸，温开水送服，每日2～3次。或作汤剂，水煎服，用量按原方比例酌减）。

［功用］温中祛寒，补气健脾。

[运用]

1. 辨证要点：本方是治疗中焦脾胃虚寒证的基础方。临床应用以脘腹绵绵作痛，呕吐便溏，畏寒肢冷，舌淡，苔白，脉沉细为辨证要点。

2. 加减变化：若虚寒甚者，可加附子、肉桂以增强温阳祛寒之力；呕吐甚者，可加生姜、半夏降逆和胃止呕；下利甚者，可加茯苓、白扁豆健脾渗湿止泻；阳虚失血者，可将干姜易为炮姜，加艾叶、灶心土温涩止血；胸痹，可加薤白、桂枝、枳实振奋胸阳，舒畅气机。

3. 现代运用：本方常用于急慢性胃肠炎、胃及十二指肠溃疡、胃痉挛、胃下垂、胃扩张、慢性结肠炎等属脾胃虚寒者。

4. 使用注意：湿热内蕴中焦或脾胃阴虚者禁用。

[附方]

1. 附子理中丸（《太平惠民和剂局方》）

[组成] 附子炮、人参、干姜炮、甘草炙、白术各90克

[用法] 为细末，炼蜜为丸，每服6克，饭前服。

[功用] 温阳祛寒，补气健脾。

[主治] 脾胃虚寒较甚，或脾肾阳虚证。脘腹疼痛，下利清谷，恶心呕吐，畏寒肢冷，或霍乱吐利转筋等。

2. 桂枝人参汤（《伤寒论》）

[组成] 桂枝12克，炙甘草9克，白术9克，人参9克，干姜9克

[用法] 水煎服。

[功用] 温阳健脾，解表散寒。

[主治] 脾胃虚寒，复感风寒。恶寒发热，头身疼痛，腹痛，下利便溏，口不渴，舌淡苔白滑，脉浮虚者。

小建中汤（《伤寒论》）

[组成] 桂枝9克，炙甘草6克，大枣6枚，芍药18克，生姜9克，胶饴30克

[用法] 水煎取汁，兑入饴糖，文火加热溶化，分两次温服。

[功用] 温中补虚，和里缓急。

[主治] 中焦虚寒，肝脾不和证。腹中拘急疼痛，喜温喜按，神疲乏力，虚怯少气；或心中悸动，虚烦不宁，面色无华；或伴四肢酸楚，手足烦热，咽干口燥。舌淡苔白，脉细弦。

[运用]

1. 辨证要点：本方既是温中补虚，缓急止痛之剂；又为调和阴阳，柔肝理

脾之常用方。临床应用以腹中拘急疼痛，喜温喜按，舌淡，脉细弦为辨证要点。

2. 加减变化：若中焦寒重者，可加干姜以增强温中散寒之力；兼有气滞者，可加木香行气止痛；便溏者，可加白术健脾燥湿止泻；面色萎黄、短气神疲者，可加人参、黄芪、当归以补养气血。

3. 现代运用：本方常用于胃及十二指肠溃疡、慢性肝炎、慢性胃炎等属中焦虚寒，肝脾不和者。

4. 使用注意：呕吐或中满者不宜使用；阴虚火旺之胃脘疼痛忌用。

[附方]

1. 黄芪建中汤（《金匮要略》）

［组成］桂枝9克，炙甘草6克，大枣6枚，芍药18克，生姜9克，胶饴30克，黄芪5克

［用法］水煎取汁，兑入饴糖，文火加热溶化，分两次温服。

［功用］温中补气，和里缓急。

［主治］阴阳气血俱虚证。里急腹痛，喜温喜按，形体羸瘦，面色无华，心悸气短，自汗盗汗。

2. 当归建中汤（《千金翼方》）

［组成］当归12克，桂心9克，炙甘草6克，芍药18克，生姜9克，大枣6枚

［用法］水煎取汁，兑入饴糖，文火加热溶化，分两次温服。

［功用］温补气血，缓急止痛。

［主治］产后虚羸不足，腹中疼痛不已，吸吸少气，或小腹拘急挛痛引腰背，不能饮食者。

3. 大建中汤（《金匮要略》）

［组成］蜀椒6克，干姜12克，人参6克，胶饴30克

［用法］水煎取汁，兑入饴糖，文火加热溶化，分两次温服。

［功用］温中补虚，降逆止痛。

［主治］中阳衰弱，阴寒内盛之脘腹剧痛证。腹痛连及胸脘，痛势剧烈，其痛上下走窜无定处，或腹部时见块状物上下攻撑作痛，呕吐剧烈，不能饮食，手足厥冷，舌质淡，苔白滑，脉沉伏而迟。

吴茱萸汤（《伤寒论》）

［组成］吴茱萸9克，人参9克，生姜18克，大枣4枚

［用法］水煎。

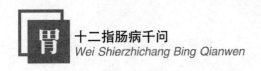

[功用] 温中补虚，降逆止呕。

[主治] 肝胃虚寒，浊阴上逆证。食后泛泛欲呕，或呕吐酸水，或干呕，或吐清涎冷沫，胸满脘痛，巅顶头痛，畏寒肢凉，甚则伴手足逆冷，大便泄泻，烦躁不宁，舌淡苔白滑，脉沉弦或迟。

[运用]

1. 辨证要点：本方是治疗肝胃虚寒，浊阴上逆的常用方。临床应用以食后欲吐，或巅顶头痛，干呕吐涎沫，畏寒肢凉，舌淡苔白滑，脉弦细而迟为辨证要点。

2. 加减变化：若呕吐较甚者，可加半夏、陈皮、砂仁等以增强和胃止呕之力；头痛较甚者，可加川芎以加强止痛之功。肝胃虚寒重证，可加干姜、小茴香等温里祛寒。

3. 现代运用：本方适用于慢性胃炎、妊娠呕吐、神经性呕吐、神经性头痛、耳源性眩晕等属肝胃虚寒者。

4. 使用注意：胃热呕吐，阴虚呕吐，或肝阳上亢之头痛均禁用本方。

四君子汤（《太平惠民和剂局方》）

[组成] 人参、白术、茯苓各9克，炙甘草6克

[用法] 水煎服。

[功用] 益气健脾。

[主治] 脾胃气虚证。面色萎白，语声低微，气短乏力，食少便溏，舌淡苔白，脉虚弱。

[运用]

1. 辨证要点：本方为治疗脾胃气虚证的基础方，后世众多补脾益气方剂多从此方衍化而来。临床应用以面白食少，气短乏力，舌淡苔白，脉虚弱为辨证要点。

2. 加减变化：若呕吐者，加半夏以降逆止呕；胸膈痞满者，加枳壳、陈皮以行气宽胸；心悸失眠者，加酸枣仁以宁心安神；兼畏寒肢冷、脘腹疼痛者，加干姜、附子以温中祛寒。

3. 现代运用：本方常用于慢性胃炎、胃及十二指肠溃疡等属脾气虚者。

[附方]

1. 异功散（《小儿药证直诀》）

[组成] 人参、茯苓、白术、陈皮、甘草各6克

[用法] 水煎服。

[功用] 益气健脾，行气化滞。

[主治] 脾胃气虚兼气滞证。饮食减少，大便溏薄，胸脘痞闷不舒，或呕吐

泄泻等。

2. 六君子汤（《医学正传》）

［组成］即四君子汤加陈皮3克，半夏4.5克

［用法］水煎服。

［功用］益气健脾，燥湿化痰。

［主治］脾胃气虚兼痰湿证。食少便溏，胸脘痞闷，呕逆等。

3. 香砂六君子汤（《古今名医方论》）

［组成］人参3克，白术6克，甘草4克，茯苓6克，陈皮2.5克，半夏3克，砂仁2.5克，木香2克，生姜6克

［用法］水煎服。

［功用］益气健脾，行气化痰。

［主治］脾胃气虚，痰阻气滞证。呕吐痞闷，不思饮食，脘腹胀痛，消瘦倦怠，或气虚肿满。

参苓白术散（《太平惠民和剂局方》）

［组成］莲子肉500克，薏苡仁500克，缩砂仁500克，桔梗500克，白扁豆750克，白茯苓1000克，人参1000克，甘草1000克，白术1000克，山药1000克

［用法］作汤剂，水煎服，用量按原方比例酌减。

［功用］益气健脾，渗湿止泻。

［主治］脾虚湿盛证。饮食不化，胸脘痞闷，肠鸣泄泻，四肢乏力，形体消瘦，面色萎黄，舌淡苔白腻，脉虚缓。

［运用］

1. 辨证要点：本方药性平和，温而不燥，是治疗脾虚湿盛泄泻的常用方。临床应用以泄泻，舌苔白腻，脉虚缓为辨证要点。

2. 加减变化：若兼里寒而腹痛者，加干姜、肉桂以温中祛寒止痛。

3. 现代运用：本方常用于慢性胃肠炎、贫血、慢性支气管炎、慢性肾炎以及妇女带下病等属脾虚湿盛者。

［附方］

七味白术散（《小儿药证直诀》）

［组成］人参6克，茯苓、炒白术12克，甘草3克，藿香叶12克，木香6克，葛根15克

［用法］水煎服。

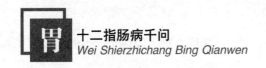

[功用] 健脾益气，和胃生津。

[主治] 脾胃虚弱，津虚内热证。呕吐泄泻，肌热烦渴。

补中益气汤（《内外伤辨惑论》）

[组成] 黄芪18克，炙甘草9克，人参6克，当归3克，橘皮6克，升麻6克，柴胡6克，白术9克

[用法] 水煎服。或作丸剂，每服10~15克，日2~3次，温开水或姜汤下。

[功用] 补中益气，升阳举陷。

[主治]

1. 脾虚气陷证。饮食减少，体倦肢软，少气懒言，面色萎黄，大便稀溏，舌淡脉虚；以及脱肛，子宫脱垂，久泻久痢，崩漏等。

2. 气虚发热证。身热自汗，渴喜热饮，气短乏力，舌淡，脉虚大无力。

[运用]

1. 辨证要点：本方为补气升阳，甘温除热的代表方。临床应用以体倦乏力，少气懒言，面色萎黄，脉虚软无力为辨证要点。

2. 加减变化：若兼腹中痛者，加白芍以柔肝止痛；头痛者，加蔓荆子、川芎；头顶痛者，加藁本、细辛以疏风止痛；咳嗽者，加五味子、麦冬以敛肺止咳；兼气滞者，加木香、枳壳以理气解郁。本方亦可用于虚人感冒，加苏叶少许以增辛散之力。

3. 现代运用：本方常用于内脏下垂、久泻、久痢、脱肛、重症肌无力、乳糜尿、慢性肝炎等属脾胃气虚或中气下陷者。

4. 使用注意：阴虚发热及内热炽盛者忌用。

归脾汤（《正体类要》）

[组成] 白术、当归、白茯苓、黄芪6克，远志、龙眼肉、酸枣仁各3克，人参6克，木香1.5克，炙甘草1克

[用法] 加生姜、大枣，水煎服。

[功用] 益气补血，健脾养心。

[主治]

1. 心脾气血两虚证。心悸怔忡，健忘失眠，盗汗，体倦食少，面色萎黄，舌淡，苔薄白，脉细弱。

2. 脾不统血证。便血，皮下紫癜，妇女崩漏，月经超前，量多色淡，或淋

漓不止，舌淡，脉细弱。

［运用］

1. 辨症要点：本方是治疗心脾气血两虚证的常用方。临床应用以心悸失眠，体倦食少，便血或崩漏，舌淡，脉细弱为辨证要点。

2. 加减变化：崩漏下血偏寒者，可加艾叶炭、炮姜炭，以温经止血；偏热者，加生地炭、阿胶珠、棕榈炭，以清热止血。

3. 现代运用：本方常用于胃及十二指肠溃疡出血等属心脾气血两虚及脾不统血者。

一贯煎 （《续名医类案》）

［组成］北沙参、麦冬、当归身各9克，生地黄18～30克，枸杞子9～18克，川楝子4.5克。

［用法］水煎服。

［功用］滋阴疏肝。

［主治］肝肾阴虚，肝气郁滞证。胸脘胁痛，吞酸吐苦，咽干口燥，舌红少津，脉细弱或虚弦。亦治疝气瘕聚。

［运用］

1. 辨证要点：本方是治疗阴虚肝郁，肝胃不和所致脘胁疼痛的常用方。临床应用以脘胁疼痛，吞酸吐苦，舌红少津，脉虚弦为辨证要点。

2. 加减变化：若大便秘结，加瓜蒌仁；有虚热或汗多，加地骨皮；痰多，加川贝母；舌红而干，阴亏过甚，加石斛；胁胀痛，按之硬，加鳖甲；烦热而渴，加知母、石膏；腹痛，加芍药、甘草；两足痿软，加牛膝、薏仁；不寐，加酸枣仁；口苦燥，少加黄连。

3. 现代运用：本方常用于慢性肝炎、慢性胃炎、胃及十二指肠溃疡等属阴虚肝郁者。

4. 使用注意：因制方重在滋补，虽可行无形之气，但不能祛有形之邪，且药多甘腻，故有停痰积饮而舌苔白腻、脉沉弦者，不宜使用。

真人养脏汤 （纯阳真人养脏汤）（《太平惠民和剂局方》）

［组成］人参、当归去芦、白术各18克，肉豆蔻15克，肉桂、炙甘草各24克，白芍48克，木香42克，诃子36克，罂粟壳108克。

［用法］共为粗末，每服6克，水煎去滓，饭前温服；亦作汤剂，水煎去

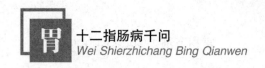

滓，饭前温服，用量按原方比例酌减。

[功用] 涩肠固脱，温补脾肾。

[主治] 久泻久痢，脾肾虚寒证。泻痢无度，滑脱不禁，甚至脱肛坠下，脐腹疼痛，喜温喜按，倦怠食少，舌淡苔白，脉迟细。

[运用]

1. 辨证要点：本方为治泻痢日久，脾肾虚寒的常用方。临床应用以大便滑脱不禁，腹痛喜温喜按，食少神疲，舌淡苔白，脉迟细为辨证要点。

2. 加减变化：脾肾虚寒、手足不温者，可加附子以温肾暖脾；脱肛坠下者，加升麻、黄芪以益气升陷。

3. 现代运用：本方常用于慢性肠炎、慢性结肠炎、肠结核、慢性痢疾、痢疾综合征等日久不愈属脾肾虚寒者。

4. 使用注意：若泻痢虽久，但湿热积滞未去者，忌用本方。

四神丸（《内科摘要》）

[组成] 肉豆蔻60克，补骨脂120克，五味子60克，吴茱萸30克

[用法] 以上5味，粉碎成细粉，过筛，混匀。另取生姜200克，捣碎，加水适量压榨取汁，与上述粉末泛丸，干燥即得。每服9克，每日1~2次，临睡用淡盐汤或温开水送服；亦作汤剂，加姜、枣水煎，临睡温服，用量按原方比例酌减。

[功用] 温肾暖脾，固肠止泻。

[主治] 脾肾阳虚之肾泄证。五更泄泻，不思饮食，食不消化，或久泻不愈，腹痛喜温，腰酸肢冷，神疲乏力，舌淡，苔薄白，脉沉迟无力。

[运用]

1. 辨证要点：本方为治命门火衰，火不暖土所致五更泄泻或久泻的常用方。临床应用以五更泄泻，不思饮食，舌淡苔白，脉沉迟无力为辨证要点。

2. 加减变化：本方合理中丸，可增强温中止泻之力。若腰酸肢冷较甚者，加附子、肉桂以增强温阳补肾之功。

3. 现代运用：本方常用于慢性结肠炎、肠结核、肠道易激综合征等属脾肾虚寒者。

越鞠丸（芎术丸）（《丹溪心法》）

[组成] 香附、川芎、苍术、栀子、神曲各等分(各6~10克)

［用法］水丸，每服6~9克，温开水送服。亦可按参考用量比例作汤剂煎服。

［功用］行气解郁。

［主治］六郁证。胸膈痞闷，脘腹胀痛，嗳腐吞酸，恶心呕吐，饮食不消。

［运用］

1. 辨证要点：本方是主治气血痰火湿食"六郁"的代表方。临床应用以胸膈痞闷，脘腹胀痛，饮食不消等为辨证要点。

2. 加减变化：若气郁偏重者，可重用香附，酌加木香、枳壳、厚朴等以助行气解郁；血郁偏重者，重用川芎，酌加桃仁、赤芍、红花等以助活血祛瘀；湿郁偏重者，重用苍术，酌加茯苓、泽泻以助利湿；食郁偏重者，重用神曲，酌加山楂、麦芽以助消食；火郁偏重者，重用山栀，酌加黄芩、黄连以助清热泻火；痰郁偏重者，酌加半夏、瓜蒌以助祛痰。

3. 现代运用：本方常用于胃神经官能症、胃及十二指肠溃疡、慢性胃炎、胆石症、胆囊炎、肝炎等辨证属"六郁"者。

半夏厚朴汤（《金匮要略》）

［组成］半夏12克，厚朴9克，茯苓12克，生姜15克，苏叶6克

［用法］水煎服。

［功用］行气散结，降逆化痰。

［主治］梅核气。咽中如有物阻，咯吐不出，吞咽不下，胸膈满闷，或咳或呕，舌苔润或白滑，脉弦缓或弦滑。

［运用］

1. 辨证要点：本方为治疗情志不畅，痰气互结所致的梅核气之常用方。临床应用以咽中如有物阻，吞吐不得，胸膈满闷，苔白腻，脉弦滑为辨证要点。

2. 加减变化：若气郁较甚者，可酌加香附、郁金助行气解郁之功；胁肋疼痛者，酌加川楝子、玄胡索以疏肝理气止痛；咽痛者，酌加玄参、桔梗以解毒散结，宣肺利咽。

3. 现代运用：本方常用于癔病、胃神经官能症、慢性咽炎、慢性支气管炎、食道痉挛等属气滞痰阻者。

4. 使用注意：方中多辛温苦燥之品，仅适宜于痰气互结而无热者。若见颧红口苦、舌红少苔属于气郁化火，阴伤津少者，虽具梅核气之特征，亦不宜使用本方。

金铃子散（《太平圣惠方》，录自《袖珍方》）

[组成] 金铃子、玄胡各一两（各30克）

[用法] 为末，每服6~9克，酒或开水送下；亦可作汤剂，水煎服，用量按原方比例酌定。

[功用] 疏肝泄热，活血止痛。

[主治] 肝郁化火证。胸腹胁肋诸痛，时发时止，口苦，或痛经，或疝气痛，舌红苔黄，脉弦数。

[运用]

1. 辨证要点：本方为治疗肝郁化火之胸腹胁肋疼痛的常用方，亦是治疗气郁血滞而致诸痛的基础方。临床应用以胸腹胁肋诸痛，口苦，苔黄，脉弦数为辨证要点。

2. 加减变化：本方所治疼痛范围甚广，可根据具体病位适当加味。如用于治疗胸胁疼痛，可酌加郁金、柴胡、香附等；脘腹疼痛，可酌加木香、陈皮、砂仁等；妇女痛经，可酌加当归、益母草、香附等；少腹疝气痛，可酌加乌药、橘核、荔枝核等。

3. 现代运用：本方常用于胃炎、胆囊炎、胃肠痉挛等属肝郁化火者。

4. 使用注意：若肝气郁滞属寒者，则不宜单独使用。

厚朴温中汤（《内外伤辨惑论》）

[组成] 厚朴、陈皮各30克，炙甘草、茯苓、草豆蔻仁、木香各15克，干姜2克

[用法] 按原方比例酌定用量，加姜三片，水煎。

[功用] 行气除满，温中燥湿。

[主治] 脾胃寒湿气滞证。脘腹胀满或疼痛，不思饮食，四肢倦怠，舌苔白腻，脉沉弦。

[运用]

1. 辨证要点：本方为治疗脾胃寒湿气滞的常用方。临床应用以脘腹胀痛，舌苔白腻为辨证要点。本方重点在于温中，对于客寒犯胃致脘痛呕吐者，亦可用之。

2. 加减变化：若痛甚者，可加肉桂、良姜以温中散寒止痛；兼身重肢肿者，可加大腹皮以下气利水消肿。

3. 现代运用：本方常用于慢性肠炎、慢性胃炎、胃溃疡等属寒湿气滞者。

天台乌药散（乌药散）（《圣济总录》）

[组成] 天台乌药、木香、小茴香、青皮、高良姜各 15 克，槟榔 9 克，川楝子 12 克，巴豆 12 克

[用法] 巴豆与川楝子同炒黑，去巴豆，水煎取汁，冲入适量黄酒服。

[功用] 行气疏肝，散寒止痛。

[主治] 肝经寒凝气滞证。小肠疝气，少腹引控睾丸而痛，偏坠肿胀，或少腹疼痛，苔白，脉弦。

[运用]

1. 辨证要点：本方为治寒滞肝脉所致疝痛之常用方。临床应用以少腹痛引睾丸，舌淡苔白，脉沉弦为辨证要点。

2. 加减变化：用于偏坠肿胀，可加荔枝核、橘核以增强行气止痛之功；寒甚者，可加肉桂、吴萸以加强散寒止痛之力。

3. 现代运用：本方常用于胃及十二指肠溃疡、慢性胃炎等属寒凝气滞者。

4. 使用注意：湿热下注之疝痛不宜使用本方。

暖肝煎（《景岳全书》）

[组成] 当归 6 克，枸杞子 9 克，小茴香 6 克，肉桂 3 克，乌药 6 克，沉香 3 克，茯苓 6 克

[用法] 水煎服。

[功用] 温补肝肾，行气止痛。

[主治] 肝肾不足，寒滞肝脉证。睾丸冷痛，或小腹疼痛，疝气痛，畏寒喜暖，舌淡苔白，脉沉迟。

[运用]

1. 辨证要点：本方为治疗肝肾不足，寒凝气滞之睾丸、疝气或少腹疼痛的常用方。临床应用以睾丸、疝气或少腹疼痛，畏寒喜温，舌淡苔白，脉沉迟为辨证要点。

2. 加减变化：原书于方后说："如寒甚者加吴茱萸、干姜，再甚者加附子。"说明寒有轻重，用药亦当相应增减，否则药不及病，疗效必差。若腹痛甚者，加香附行气止痛；睾丸痛甚者，加青皮、橘核疏肝理气。

3. 现代运用：本方常用于精索静脉曲张、睾丸炎、附睾炎、鞘膜积液、腹股沟疝等属肝肾不足，寒凝气滞者。

4. 使用注意：若因湿热下注，阴囊红肿热痛者，切不可误用。

旋覆代赭汤（《伤寒论》）

［组成］旋覆花9克，人参6克，生姜15克，代赭石6克，炙甘草9克，半夏9克，大枣4枚
［用法］水煎服。
［功用］降逆化痰，益气和胃。
［主治］胃虚痰阻气逆证。胃脘痞闷或胀满，按之不痛，频频嗳气，或见纳差、呃逆、恶心，甚或呕吐，舌苔白腻，脉缓或滑。
［运用］
1. 辨证要点：本方为治疗胃虚痰阻气逆证之常用方。临床应用以心下痞硬，嗳气频作，或呕吐、呃逆，苔白腻，脉缓或滑为辨证要点。
2. 加减变化：若胃气不虚者，可去人参、大枣，加重代赭石用量，以增重镇降逆之效；痰多者，可加茯苓、陈皮助化痰和胃之力。
3. 现代运用：本方常用于胃神经官能症、胃扩张、慢性胃炎、胃及十二指肠溃疡、幽门不完全性梗阻、神经性呃逆、膈肌痉挛等属胃虚痰阻者。

橘皮竹茹汤（《金匮要略》）

［组成］橘皮15克，竹茹15克，大枣5枚，生姜9克，甘草6克，人参3克
［用法］上六味，以水一斗，煮取三升，温服一升，日三服。
［功用］降逆止呃，益气清热。
［主治］胃虚有热之呃逆。呃逆或干呕，虚烦少气，口干，舌红嫩，脉虚数。
［运用］
1. 辨证要点：本方为治疗胃虚有热呕逆之常用方。临床应用以呃逆或呕吐，舌红嫩，脉虚数为辨证要点。
2. 加减变化：若胃热呕逆兼气阴两伤者，可加麦冬、茯苓、半夏、枇杷叶以养阴和胃；兼胃阴不足者，可加麦冬、石斛等养胃阴；胃热呃逆，气不虚者，可去人参、甘草、大枣，加柿蒂降逆止呃。
3. 现代运用：本方常用于妊娠呕吐、幽门不完全性梗阻、膈肌痉挛及术后呃逆不止等属胃虚有热者。
4. 使用注意：呃逆因实热或虚寒而致者，非本方所宜。

[附方]

丁香柿蒂汤（《症因脉治》）

[组成] 丁香6克，柿蒂9克，人参3克，生姜6克

[用法] 水煎服。

[功用] 温中益气，降逆止呃。

[主治] 胃气虚寒证。呃逆不已，胸痞脉迟者。

失笑散（《太平惠民和剂局方》）

[组成] 五灵脂酒研、蒲黄炒，各6克

[用法] 共为细末，每服6克，用黄酒或醋冲服，亦可每日取8～12克，用纱布包煎，作汤剂服。

[功用] 活血祛瘀，散结止痛。

[主治] 瘀血停滞证。心腹刺痛，或产后恶露不行，或月经不调，少腹急痛等。

[运用]

1. 辨证要点：本方是治疗瘀血所致多种疼痛的基础方，尤以肝经血瘀者为宜。临床应用以心腹刺痛，或妇人月经不调，少腹急痛等为辨证要点。

2. 加减变化：若瘀血甚者，可酌加当归、赤芍、川芎、桃仁、红花、丹参等以加强活血祛瘀之力；若兼见血虚者，可合四物汤同用，以增强养血调经之功；若疼痛较剧者，可加乳香、没药、元胡等以化瘀止痛；兼气滞者，可加香附、川楝子，或配合金铃子散以行气止痛；兼寒者，加炮姜、艾叶、小茴香等以温经散寒。

3. 现代运用：本方常用于慢性胃炎等属瘀血停滞者。

4. 本方孕妇禁用，脾胃虚弱及妇女月经期慎用。

十灰散（《十药神书》）

[组成] 大蓟、小蓟、荷叶、侧柏叶、茅根、茜根、山栀、大黄、牡丹皮、棕榈皮各等分（各9克）

[用法] 各药烧炭存性，为末，藕汁或萝卜汁磨京墨适量，调服9～15克；亦可作汤剂，水煎服，用量按原方比例酌定。

[功用] 凉血止血。

[主治] 血热妄行之上部出血。呕血、吐血、咯血、嗽血、衄血等，血色鲜

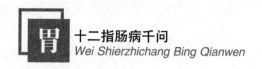

红，来势急暴，舌红，脉数。

[运用]

1. 辨证要点：本方为主治血热妄行所致的各种上部出血证的常用方。临床应用以血色鲜红，舌红苔黄，脉数为辨证要点。

2. 加减变化：若气火上逆、血热较盛者，可用本方改作汤剂使用，此时当加大大黄、栀子的用量，作为君药，并可配入牛膝、代赭石等镇降之品，引血下行。

3. 现代运用：本方常用于上消化道出血等属血热妄行者。

4. 使用注意：本方为急则治标之剂，血止之后，还当审因图本，方能巩固疗效；对虚寒性出血则不宜使用。本方为散剂，既可内服，也能外用，但应预先制备，使火气消退，方可使用。方中药物皆烧炭，但应注意"存性"，否则药效不确。

槐花散（《普济本事方》）

[组成] 槐花炒 12 克，柏叶焙 12 克，荆芥穗 6 克，枳壳麸炒 6 克

[用法] 为细末，每服 6 克，水或米汤调下；亦可作汤剂，水煎服，用量按原方比例酌定。

[功用] 清肠止血，疏风行气。

[主治] 风热湿毒，壅遏肠道，损伤血络证。便前出血，或便后出血，或粪中带血，及痔疮出血，血色鲜红或晦暗，舌红苔黄脉数。

[运用]

1. 辨证要点：本方是治疗肠风、脏毒下血的常用方。临床应用以便血，血色鲜红，舌红，脉数为辨证要点。

2. 加减变化：若便血较多，荆芥可改用荆芥炭，并加入黄芩炭、地榆炭、棕榈炭等，以加强止血之功；若大肠热甚，可加入黄连、黄芩等以清肠泄热；若脏毒下血紫暗，可加入苍术、茯苓等以祛湿毒；便血日久血虚，可加入熟地、当归等以养血和血。

3. 现代运用：本方常用于治疗痔疮、结肠炎或其他大便下血属风热或湿热邪毒，壅遏肠道，损伤脉络者。肠癌便血亦可应用。

4. 使用注意：本方药性寒凉，故只可暂用，不宜久服。便血日久属气虚或阴虚者，以及脾胃素虚者均不宜使用。

黄土汤（《金匮要略》）

[组成] 甘草、干地黄、白术、附子炮、阿胶、黄芩各 9 克，灶心黄土 30 克

[用法] 先将灶心土水煎过滤取汤，再煎余药，阿胶烊化冲服。

[功用] 温阳健脾，养血止血。

[主治] 脾阳不足，脾不统血证。大便下血，先便后血，以及吐血、衄血、妇人崩漏，血色暗淡，四肢不温，面色萎黄，舌淡苔白，脉沉细无力。

[运用]

1. 辨证要点：本方为治疗脾阳不足所致的便血或崩漏的常用方。临床应用以血色暗淡，舌淡苔白，脉沉细无力为辨证要点。

2. 加减变化：出血多者，酌加三七、白及等以止血；若气虚甚者，可加人参以益气摄血；胃纳较差者，阿胶可改为阿胶珠，以减其滋腻之性。脾胃虚寒较甚者，可加炮姜炭以温中止血。方中灶心黄土缺时，可以赤石脂代之。

3. 现代运用：本方常用于消化道出血及功能性子宫出血等属脾阳不足者。

4. 使用注意：凡热迫血妄行所致出血者忌用。

麦门冬汤（《金匮要略》）

[组成] 麦门冬42克，半夏6克，人参9克，甘草6克，粳米3克，大枣4枚

[用法] 水煎服。

[功用] 清养肺胃，降逆下气。

[主治]

1. 虚热肺痿。咳嗽气喘，咽喉不利，咯痰不爽，或咳唾涎沫，口干咽燥，手足心热，舌红少苔，脉虚数。

2. 胃阴不足证。呕吐，纳少，呃逆，口渴咽干，舌红少苔，脉虚数。

[运用]

1. 辨证要点：本方为治疗肺胃阴虚，气机上逆所致咳嗽或呕吐之常用方。临床应用以咳唾涎沫，短气喘促，或口干呕逆，舌干红少苔，脉虚数为辨证要点。

2. 加减变化：若津伤甚者，可加沙参、玉竹以养阴液；若阴虚胃痛、脘腹灼热者，可加石斛、白芍以增加养阴益胃止痛之功。

3. 现代运用：本方常用于胃及十二指肠溃疡、慢性萎缩性胃炎、妊娠呕吐等属胃阴不足，气逆呕吐者。

益胃汤（《温病条辨》）

[组成] 沙参9克，麦冬15克，冰糖3克，细生地15克，玉竹4.5克

［用法］水煎2次分服。

［功用］养阴益胃。

［主治］胃阴损伤证。胃脘灼热隐痛，饥不欲食，口干咽燥，大便干结，或干呕、呃逆，舌红少津，脉细数者。

［运用］

1. 辨证要点：本方为滋养胃阴的常用方。临床应用以饥不欲食，口干咽燥，舌红少津，脉细数为辨证要点。

2. 加减变化：若汗多、气短、兼有气虚者，加党参、五味子（与生脉散合用）以益气敛汗；食后脘胀者，加陈皮、神曲以理气消食。

3. 现代运用：本方常用于慢性胃炎、糖尿病、小儿厌食等证属胃阴亏损者。

平胃散（《简要济众方》）

［组成］苍术120克，厚朴90克，陈橘皮60克，炙甘草30克

［用法］共为细末，每服4~6克，姜枣煎汤送下；或作汤剂，水煎服，用量按原方比例酌减。

［功用］燥湿运脾，行气和胃。

［主治］湿滞脾胃证。脘腹胀满，不思饮食，口淡无味，恶心呕吐，嗳气吞酸，肢体沉重，怠惰嗜卧，常多自利，舌苔白腻而厚，脉缓。

［运用］

1. 辨证要点：本方为治疗湿滞脾胃证之基础方。临床应用以脘腹胀满，舌苔厚腻为辨证要点。

2. 加减变化：证属湿热者，宜加黄连、黄芩以清热燥湿；属寒湿者，宜加干姜、草豆蔻以温化寒湿；湿盛泄泻者，宜加茯苓、泽泻以利湿止泻。

3. 现代运用：本方常用于慢性胃炎、消化道功能紊乱、胃及十二指肠溃疡等属湿滞脾胃者。

4. 使用注意：因本方辛苦温燥，阴虚气滞，脾胃虚弱者，不宜使用。

藿香正气散（《太平惠民和剂局方》）

［组成］大腹皮、白芷、紫苏、茯苓去皮，各30克，半夏曲、白术、陈皮、厚朴、桔梗各60克，藿香90克，炙甘草75克

［用法］散剂，每服9克，生姜、大枣煎汤送服；或作汤剂，加生姜、大枣，水煎服，用量按原方比例酌定。

［功用］解表化湿，理气和中。

［主治］外感风寒，内伤湿滞证。恶寒发热，头痛，胸膈满闷，脘腹疼痛，恶心呕吐，肠鸣泄泻，舌苔白腻等。

［运用］

1. 辨证要点：藿香正气散主治外感风寒，内伤湿滞证。临床应用以恶寒发热，上吐下泻，舌苔白腻为辨证要点。

2. 加减变化：若表邪偏重，寒热无汗者，可加香薷以助解表；兼气滞脘腹胀痛者，加木香、延胡索以行气止痛。

3. 现代运用：本方常用于急性胃肠炎或四时感冒属湿滞脾胃，外感风寒者。

4. 使用注意：本方重在化湿和胃，解表散寒之力较弱，故服后宜温覆以助解表。湿热霍乱之吐泻，则非本方所宜。

三仁汤（《温病条辨》）

［组成］杏仁15克，飞滑石18克，白通草6克，白蔻仁6克，竹叶6克，厚朴6克，生薏苡仁18克，半夏15克

［用法］水煎服。

［功用］宣畅气机，清利湿热。

［主治］湿温初起及暑温夹湿之湿重于热证。头痛恶寒，身重疼痛，肢体倦怠，面色淡黄，胸闷不饥，午后身热，苔白不渴，脉弦细而濡。

［运用］

1. 辨证要点：本方主治属湿温初起，湿重于热之证。临床应用以头痛恶寒，身重疼痛，午后身热，苔白不渴。

2. 加减变化：若湿温初起，卫分症状较明显者，可加藿香、香薷以解表化湿；若寒热往来者，可加青蒿、草果以和解化湿。

3. 现代运用：本方常用于肠伤寒、胃肠炎等属湿重于热者。

4. 使用注意：舌苔黄腻，热重于湿者则不宜使用。

甘露消毒丹（《医效秘传》）

［组成］飞滑石450克，淡黄芩300克，绵茵陈330克，石菖蒲180克，川贝母、木通各150克，藿香、连翘、白蔻仁、薄荷、射干120克

［用法］散剂，每服6～9克；丸剂，每服9～12克；汤剂，水煎服，用量按原方比例酌定。

[功用] 利湿化浊，清热解毒。

[主治] 湿温时疫，邪在气分，湿热并重证。发热倦怠，胸闷腹胀，肢酸咽痛，身目发黄，颐肿口渴，小便短赤，泄泻淋浊，舌苔白或厚腻或干黄，脉濡数或滑数。

[运用]

1. 辨证要点：本方治疗湿温时疫，湿热并重之证，为夏令暑湿季节常用方，故王士雄誉之为"治湿温时疫之主方"。临床应用以身热肢酸，口渴尿赤，或咽痛身黄，舌苔白腻或微黄为辨证要点。

2. 加减变化：若黄疸明显者，宜加栀子、大黄清泄湿热；咽颐肿甚，可加山豆根、板蓝根等以解毒消肿利咽。

3. 现代运用：本方常用于肠伤寒、急性胃肠炎、黄疸型传染性肝炎、胆囊炎等证属湿热并重者。

4. 使用注意：若湿热入营、谵语舌绛者，则非本方所宜。

连朴饮（《霍乱论》）

[组成] 制厚朴6克，川连、石菖蒲、制半夏各3克，香豉炒、焦栀9克，芦根60克。

[用法] 水煎温服。

[功用] 清热化湿，理气和中。

[主治] 湿热霍乱。上吐下泻，胸脘痞闷，心烦躁扰，小便短赤，舌苔黄腻，脉滑数。

[运用]

1. 辨证要点：本方为治疗湿热并重之霍乱的常用方。临床应用以吐泻烦闷，小便短赤，舌苔黄腻，脉滑数为辨证要点。

2. 加减变化：本方主治湿热霍乱以吐为主者，若腹泻重者，可加白扁豆、薏苡仁以渗湿止泻。

3. 现代运用：本方常用于急性胃肠炎、肠伤寒、副伤寒等证属湿热并重者。

二陈汤（《太平惠民和剂局方》）

[组成] 半夏、橘红各15克，白茯苓9克，炙甘草4.5克。

[用法] 加生姜7片，乌梅1个，水煎温服。

[功用] 燥湿化痰，理气和中。

[主治] 湿痰证。咳嗽痰多，色白易咯，恶心呕吐，胸膈痞闷，肢体困重，或头眩心悸，舌苔白滑或腻，脉滑。

[运用]

1. 辨证要点：方为燥湿化痰的基础方。临床应用以咳嗽，呕恶，痰多色白易咯，舌苔白腻，脉滑为辨证要点。

2. 加减变化：本方加减化裁，可用于多种痰证。治湿痰，可加苍术、厚朴以增燥湿化痰之力；治热痰，可加胆星、瓜蒌以清热化痰；治寒痰，可加干姜、细辛以温化寒痰；治风痰眩晕，可加天麻、僵蚕以化痰熄风；治食痰，可加莱菔子、麦芽以消食化痰；治郁痰，可加香附、青皮、郁金以解郁化痰；治痰流经络之瘰疬、痰核，可加海藻、昆布、牡蛎以软坚化痰。

3. 现代运用：本方常用于慢性胃炎、梅尼埃病、神经性呕吐等属湿痰者。

4. 使用注意：因本方性燥，故燥痰者慎用；吐血、消渴、阴虚、血虚者忌用本方。

温胆汤（《三因极一病证方论》）

[组成] 半夏、竹茹、枳实各60克，陈皮90克，炙甘草30克，茯苓45克

[用法] 加生姜5片，大枣1枚，水煎服，用量按原方比例酌减。

[功用] 理气化痰，和胃利胆。

[主治] 胆郁痰扰证。胆怯易惊，头眩心悸，心烦不眠，夜多异梦；或呕恶呃逆，眩晕，癫痫。苔白腻，脉弦滑。

[运用]

1. 辨证要点：本方为治疗胆郁痰扰所致不眠、惊悸、呕吐以及眩晕、癫痫证的常用方。临床应用以心烦不寐，眩悸呕恶，苔白腻，脉弦滑为辨证要点。

2. 加减变化：若心热烦甚者，加黄连、山栀、豆豉以清热除烦；失眠者，加琥珀粉、远志以宁心安神；惊悸者，加珍珠母、生牡蛎、生龙齿以重镇定惊；呕吐呃逆者，酌加苏叶或梗、枇杷叶、旋覆花以降逆止呕；眩晕，可加天麻、钩藤以平肝熄风；癫痫抽搐，可加胆星、钩藤、全蝎以熄风止痉。

3. 现代运用：本方常用于神经官能症、急慢性胃炎、消化性溃疡等属胆郁痰扰者。

保和丸（《丹溪心法》）

[组成] 山楂180克，神曲60克，半夏、茯苓各90克，陈皮、连翘、莱菔

子各 30 克

[用法] 共为末，水泛为丸，每服 6~9 克，温开水送下。亦可水煎服，用量按原方比例酌减。

[功用] 消食和胃。

[主治] 食滞胃脘证。脘腹痞满胀痛，嗳腐吞酸，恶食呕逆，或大便泄泻，舌苔厚腻，脉滑。

[运用]

1. 辨证要点：本方为治疗一切食积之常用方。临床应用以脘腹胀满，嗳腐厌食，苔厚腻，脉滑为辨证要点。

2. 加减变化：本方药力较缓，若食积较重者，可加枳实、槟榔；苔黄脉数者，可加黄连、黄芩；大便秘结者，可加大黄；兼脾虚者，可加白术。

3. 现代运用：本方常用于急慢性胃炎、急慢性肠炎、消化不良、婴幼儿腹泻等属食积内停者。

4. 使用注意：本方属攻伐之剂，故不宜久服。

枳实导滞丸（《内外伤辨惑论》）

[组成] 大黄 30 克，枳实、神曲各 15 克，茯苓、黄芩、黄连、白术各 9 克，泽泻 6 克

[用法] 共为细末，水泛小丸，每服 6~9 克，温开水送下，每日 2 次。

[功用] 消导化积，清热利湿。

[主治] 湿热食积证。脘腹胀痛，下痢泄泻，或大便秘结，小便短赤，舌苔黄腻，脉沉有力。

[运用]

1. 辨证要点：本方为治疗湿热食积，内阻胃肠证的常用方。临床应用以脘腹胀满，大便失常，苔黄腻，脉沉有力为辨证要点。

2. 加减变化：腹胀满较甚，里急后重者，可加木香、槟榔等以助理气导滞之功。

3. 现代运用：本方常用于胃肠功能紊乱、慢性痢疾等属湿热积滞者。

4. 使用注意：泄泻无积滞及孕妇均不宜使用。

健脾丸（《证治准绳》）

[组成] 白术 75 克，木香、黄连、甘草各 22 克，白茯苓 60 克，人参 45

克，神曲炒、陈皮、砂仁、麦芽、山楂取肉、山药、肉豆蔻各 30 克

［用法］共为细末，糊丸或水泛小丸，每服 6～9 克，温开水送下，每日 2 次。

［功用］健脾和胃，消食止泻。

［主治］脾虚食积证。食少难消，脘腹痞闷，大便溏薄，倦怠乏力，苔腻微黄，脉虚弱。

［运用］

1. 辨证要点：本方为治疗脾虚食滞之常用方。临床应用以脘腹痞闷，食少难消，大便溏薄，苔腻微黄，脉虚弱为辨证要点。

2. 加减变化：湿甚者加车前子、泽泻以利水渗湿；兼寒者去黄连，加干姜以温中祛寒。本方为消补兼施之剂，但补益之药多壅滞，消克之品易伤脾，临床应用时应权衡轻重，配伍适宜。

3. 现代运用：本方常用于慢性胃肠炎、消化不良属脾虚食滞者。

枳实消痞丸（失笑丸）（《兰室秘藏》）

［组成］干生姜、炙甘草、麦芽曲、白茯苓、白术各 6 克，半夏曲、人参各 9 克，厚朴 12 克，枳实、黄连各 15 克

［用法］共为细末，水泛小丸或糊丸，每服 6～9 克，饭后温开水送下，日 2 次；亦可改为汤剂，水煎服。

［功用］消痞除满，健脾和胃。

［主治］脾虚气滞，寒热互结证。心下痞满，不欲饮食，倦怠乏力，大便不畅，苔腻而微黄，脉弦。

［运用］

1. 辨证要点：本方为治疗脾虚气滞，寒热互结之心下痞满证之常用方。临床应用以心下痞满，食少倦怠，苔腻微黄为辨证要点。

2. 加减变化：脾虚甚者，重用人参、白术以增益气健脾之功；偏寒者，减黄连，加重干姜用量，可再加高良姜、肉桂等以助温中散寒之力；胀满重者，可加陈皮、木香等以加强行气消胀之效。

3. 现代运用：本方常用于慢性胃炎、慢性支气管炎、胃肠神经官能症等属脾虚气滞，寒热互结者。

乌梅丸（《伤寒论》）

［组成］乌梅 480 克，细辛 180 克，干姜 300 克，黄连 480 克，当归 120

克，附子180克，蜀椒120克，桂枝180克，人参180克，黄柏180克

[用法] 乌梅用50%醋浸一宿，去核捣烂，和入余药捣匀，烘干或晒干，研末，加蜜制丸，每服9克，日服2~3次，空腹温开水送下；亦可作汤剂，水煎服，用量按原方比例酌减。

[功用] 温脏安蛔。

[主治] 脏寒蛔厥证。脘腹阵痛，烦闷呕吐，时发时止，得食则吐，甚则吐蛔，手足厥冷，或久泻久痢。

[运用]

1. 辨证要点：本方为治疗脏寒蛔厥证的常用方。临床应用以腹痛时作，烦闷呕吐，常自吐蛔，手足厥冷为辨证要点。

2. 加减变化：本方以安蛔为主，杀虫之力较弱，临床运用时可酌加使君子、苦楝根皮、榧子、槟榔等以增强驱虫作用。若热重者，可去附子、干姜；寒重者，可减黄连、黄柏；口苦，心下疼热甚者，重用乌梅、黄连，并加川楝子、白芍；无虚者，可去人参、当归；呕吐者，可加吴茱萸、半夏；大便不通者，可加大黄、槟榔。

3. 现代运用：本方常用于治疗胆道蛔虫症、慢性菌痢、慢性胃肠炎、结肠炎等证属寒热错杂，气血虚弱者。